结直肠肿瘤诊断治疗新进展

2021年

李彦良 编著

郑州大学出版社

图书在版编目(CIP)数据

结直肠肿瘤诊断治疗新进展. 2021年 / 李彦良编著. — 郑州 : 郑州大学出版社, 2022. 7

ISBN 978-7-5645-8719-2

Ⅰ. ①结… Ⅱ. ①李… Ⅲ. ①结肠疾病 - 肠肿瘤 - 诊疗②直肠肿瘤 - 诊疗 Ⅳ. ①R735.3

中国版本图书馆 CIP 数据核字(2022)第087053号

结直肠肿瘤诊断治疗新进展

JIEZHICHANG ZHONGLIU ZHENDUAN ZHILIAO XINJINZHAN

策划编辑	李龙传	封面设计	苏永生
责任编辑	李龙传	版式设计	苏永生
责任校对	张彦勤	责任监制	凌 青 李瑞卿

出版发行	郑州大学出版社	地 址	郑州市大学路40号(450052)
出 版 人	孙保营	网 址	http://www.zzup.cn
经 销	全国新华书店	发行电话	0371-66966070
印 刷	郑州宁昌印务有限公司		
开 本	787 mm×1 092 mm 1 / 16		
印 张	11.75	字 数	252千字
版 次	2022年7月第1版	印 次	2022年7月第1次印刷

书 号	ISBN 978-7-5645-8719-2	定 价	69.00元

前　言

结直肠癌是临床上常见的一种胃肠道恶性肿瘤,严重危害国民的身体健康。随着我国经济的发展,生活水平不断提高,饮食结构中肉类食品占的比重越来越高,同时结直肠癌的发病率也越来越高。据2018 年世界卫生组织的资料显示,我国结直肠癌的发病率和死亡率在整个癌症疾病中均居第 4 位。人类在与结直肠癌疾病斗争的探索和发展中,目前的共识就是:结直肠癌是一种全身性的慢性疾病,其治疗是以根治性切除手术为主的全身综合治疗。随着对结直肠癌生物学特性深入地研究和手术技术的不断提高,结直肠癌手术可切除的范围是越来越大、手术操作越来越精准。为了更好地将新理论、新技术、新知识进行归纳、总结和交流,我在多年临床经验基础上,编写了这本《结直肠肿瘤诊断治疗新进展(2021 年)》,以期能够给临床医师提供一些有益的帮助和借鉴。

本书主要内容是:结直肠癌概述、结直肠癌化疗、放疗和靶向治疗、直肠癌与保肛治疗、结直肠癌的传统开腹手术、隧道式直肠肛门切除联合侧切的低位直肠癌扩大根治术、腹腔镜右半结肠癌根治性切除手术、腹腔镜结肠癌其他手术、腹腔镜直肠癌根治术、结直肠癌的预防,详细介绍了结肠、直肠肿瘤的手术操作步骤,具有较强的可操作性和实用性。

本书内容较多,加之水平和经验有限,书中存在不妥之处,恳请广大同仁和读者批评和指正。

李彦良

目　录

第一章
结直肠癌概述

第一节　病因与预防

一、结直肠癌发病因素

结直肠癌与大多数肿瘤的发病原因相似，都是环境因素与遗传因素长期交互作用的结果。环境因素是个体所在的地域环境、环境污染物、药物接触、病原微生物、社会心理等体外暴露与作用因素的集合。非外界或非外来的个体因素在肿瘤的发病中也起到一定的作用。遗传因素是个体因素中重要的部分，它决定了个体的生物性状。除遗传因素，个体因素还包括年龄、性别、免疫状态、内分泌状态、营养状况、社会心理应激经历与状态、个体的运动情况、疾病情况等。目前已知，遗传因素导致的肿瘤占总肿瘤发病率的5%～10%，环境因素导致的肿瘤发病率占90%～95%，饮食因素导致的肿瘤发病占30%～35%。在结直肠癌中，与遗传相关的发病率约占结直肠癌总发病率的20%。

（一）家族遗传因素

研究显示，家族遗传因素引发的结直肠癌约占结直肠癌发病总数的6%。结直肠癌相关的家族遗传病主要有家族性腺瘤性息肉病（FAP）、加德纳综合征（Gardner 综合征）、胶质瘤息肉病综合征（Turcot 综合征）和遗传性非息肉病性结直肠癌（Lynch 综合征）、遗传性结直肠癌相关的遗传病大致分为两类，即息肉病性（多发息肉）和非息肉病性。此类结直肠癌相关的遗传病表现为常染色体显性遗传特性。流行病学调查显示，有结直肠癌家族遗传史的人群比一般人群患结直肠癌的风险高2～6倍，且发病年龄明显提前，中位发病年龄为45岁。除此之外，还有部分散发性结直肠癌也具有一定的遗传特征。

1. 遗传性结肠腺瘤性息肉病

遗传性结肠腺瘤性息肉病包括FAP、Gardner综合征、Turcot综合征等。其主要特征为结直肠黏膜长出数十到数百个大小不等的息肉，严重者从口腔一直到直肠肛管均可出现息肉，多者可达数千个。息肉病发病初期多无明显症状，随着息肉的增大、增多，患者可表现出腹部不适、腹痛、大便次数增多、黏液血便等。有结直肠息肉者，结直肠癌的发病率高出无结肠息肉者发病率约5倍。遗传性家族性息肉病与结直肠癌的发病关系密切，其中超过80%的遗传性家族性息肉病患者在50岁以后可能发展成为结点肠癌。多数结直肠癌是由腺瘤癌变而来，整个癌变过程需要10年左右，发病迅速者可在2年内发生癌变。腺瘤内一旦发生癌灶，可在1年内形成溃疡型癌。

FAP是一种常染色体显性遗传病，表现为整个结直肠布满大小不一的腺瘤性息肉。FAP患者多在15岁前后出现息肉，起初息肉数最稀少，随着年龄增长而逐渐增多。FAP患者可出现腹痛、腹部不适感、大便带血或带黏液、大便次数增多等症状。流行病学调查示，FAP患者如不及时治疗，随着年龄的增大，FAP患者大多数会发生癌变，可形成同时或异时多原发性肠癌。观察研究显示，FAP患者肠道内任何大小的息肉均可发生癌变，息肉越大癌变风险越高，与形态无明显相关。

Gardner综合征又称为魏纳-加德纳综合征、家族性结肠息肉症、家族性多发性结肠息肉—骨瘤—软组织瘤综合征。1905年，Gardner首度报道了结肠息肉病合并家族性骨瘤、软组织瘤病患者发生结肠癌的概率更高。1958年，Smith提出结肠息肉、软组织肿瘤和骨瘤三联症为Gardner综合征。时至今日，Gardner综合征发病机制尚不明确，而其与结肠息肉均为腺瘤性息肉，癌变率达50%，并发的骨瘤均为良性。此病男女均可罹患，有明显的家族遗传特征。

Turcot综合征又名胶质瘤息肉病综合征疾病特征为家族性多发性结肠腺瘤伴有中枢神经系统恶性肿瘤临床罕见，男女共患，可全年龄段发病（2～84岁），平均发病年龄为17岁，以青年多见。

2. 遗传性非息肉病性结直肠癌

Lynch综合征是常染色体显性遗传病，发病的遗传学基础是DNA错配修复基因发生种系突变。约70%的Lynch综合征患者是由MSH2和hMLH1突变诱发，约30%多由MSH6和PMS2突变诱发。Lynch综合征患者多在45岁以前出现结直肠癌，病位多为右半结肠，病理组织学上多为低分化黏液腺癌或印戒细胞癌，肿瘤组织内可见有大量淋巴细胞浸润。DNA错配修复基因种系突变患者往往有多器官癌变倾向，如胃、子宫、卵巢、胆道、胰腺等均易发生癌变，但癌变最常见的靶器官为结肠和子宫内膜。Lynch综合征诱发的结直肠癌发病率在年龄>70岁的结直肠癌患者中，女性约占35%，男性约占45%，而50%～80%的Lynch综合征患者会发生结直肠癌。子宫内膜是Lynch综合征的第2个癌变靶器官，40%～60%的Lynch综合征患者会发生子宫内膜癌。在女性Lynch综合征患者中，子宫内膜癌的发病率与结直肠癌发病率相当，甚至超过结直肠癌发病率。Lynch 综合征诱发的子宫内膜癌患者约占全部子宫内膜癌患者的 2% 。

3. 部分散发性结直肠癌

研究显示，部分散发性结直肠癌也具有一定的遗传特征。流行病学研究发现，若父母得过结直肠癌，其子女在一生中结直肠癌的发病风险比普通人群要高 8 倍。遗传背景和相同的生活环境可能在这种结直肠癌发生中共同发挥作用。

（二）膳食因素

尽管肿瘤受遗传因素影响，但大部分结直肠癌的发病都与包括膳食因素有关。流行病学研究表明，有 70% ~90% 的肿瘤发病与环境因素和生活方式有关，其中 40% ~60% 在一定程度上与饮食、营养相关。故在肿瘤发病中膳食因素是极为重要的诱发因素。

1. 蛋白质、脂肪

目前认为，高动物脂肪、高蛋白质、低食物纤维饮食是发生结直肠癌，尤其是结肠癌的主要高危因素。另有研究发现，结直肠癌的发病率与总蛋白摄入量，尤其是动物蛋白摄入量（主要是红肉类）呈正相关，与植物蛋白呈负相关。而一些动物实验则发现，大豆可以降低结直肠癌的发病风险。

2. 维生素

有研究发现，腺瘤患者经平均 31 个月内的补充多种维生素和钙，均能使新生腺瘤的癌变率降低 40% ~50% 。这一结果提示，通过简单地补充维生素和矿物质可预防结直肠腺瘤和癌的发生。前瞻性对照研究表明，胡萝卜素、维生素 B2、维生素 C、维生素 E 均与降低结肠癌发病相对危险度有关，且呈现剂量依赖关系。维生素 D 和钙也是保护性因素。

3. 食盐和腌制食品

对食盐摄入量与胃癌、结肠癌、直肠癌之间的关系进行研究发现，食盐摄入最多者 3 种癌症的相对危险度均增高。病例对照研究提示，每周摄取 3 次以上腌制食品者结肠癌的发生风险是每周摄入不足 1 次者的 2.2 倍，左半结肠癌的发生风险为 2.1 倍，右半结肠癌的发生风险为 1.8 倍。这可能与食品腌制过程所产生的致癌物有关，而食盐摄入量多可能是一种伴随状态。

4. 茶和咖啡

茶多酚能抑制致癌物的致癌作用。每周饮茶（绿茶或红茶）3 次以上者直肠癌发生风险为每周饮茶不足 1 次者的 75%，而与结肠癌发生风险关系报道不一。有研究提示，饮茶与结肠癌发生风险呈显著负相关性，但也有与此结果相反的报道。将饮茶作为结肠癌保护性因素的研究较少，目前还难以评价饮茶在结肠癌发病过程中所起的作用。咖啡与结肠癌之间的关系尚难以确定，但最新的报道认为，咖啡也是一种致癌物。

5. 糖

最新研究表明，高糖饮食亦是结直肠癌发病的一大诱因。实验研究发现，肿瘤干细胞或成体干细胞均要求高糖培养环境。肿瘤干细胞与成体干细胞多为静息状生长，糖利用与消耗少，高糖低氧高酸的环境有利于其生长。最新的前瞻性研究已证实高糖饮食与癌的相关性，高糖饮食易造成肥胖，体内脂肪过多，也是诱发肿瘤的强烈因素之一。

6. 其他

肉食的加工方式亦是结直肠癌发生的重要诱因，油炸、烧烤、腌肉或腌制的肉食和蔬菜均含有大世的致癌物质，现已明确长期食用增加患癌风险。

（三）体力活动、肥胖

流行病学认为，长年久坐办公室而很少从事体力活动，是发生结直肠癌的一种危险因素，体力活动或长期的体育运动可以降低结直肠癌的发生风险。因此，体力活动是结直肠癌最重要的保护性措施之一。既往研究发现，BMI 与结肠癌，尤其是男性结肠癌的发生风险增加相关，而在女性中这种关系则表现得较弱。但 BMI 与直肠癌的发生风险之间未发现明显相关性。

肥胖与肿瘤之间的关系，现在尚缺乏明确的数据。但一些器官发生肿瘤与肥胖有明确的相关性，如肾癌等。

（四）生活方式

早睡早起，顺应天时，是古人的养生之道。随着现代生活方式的改变，越来越多的人养成了晚睡晚起的不良生活习惯，长期熬夜导致人体天然的生物节律发生改变，造成神经系统和内分泌系统的紊乱，成为多种恶性肿瘤的一大诱发因素。

排便习惯与结直肠癌发病也有密切的相关性。规律的排便能够使肠道形成其固有生物节律，排便在特定的时间自然顺畅，可明显减少肠功能紊乱的发生。而排便不规律、生物节律紊乱的人群，则有更多包括结直肠癌在内的肠道疾病。

（五）药物因素

有越来越多的现代研究证据提示，激素替代疗法（HRT）与降低结直肠癌的发生风险有关，但仍需进一步研究明确 HRT 的作用。

（六）其他因素

1. 年龄因素

结直肠癌可以发生在任何年龄，但 90% 发生在 50 岁以上，而且年龄越大，结直肠癌的发生风险越高。高龄几乎是所有致癌因素中相关性最强的一个因素。现在有多种理论用以解释其中可能的发病机制：基因突变素、免疫功能下降和癌变概率等。甚至有人提出新的假说认为，随着年龄增加，人体的一些成体干细胞在经历过多的自我更新式分裂之后，逐渐获得更为原始化干细胞属性，具备了更强的自我复制能力，于是缺乏自我约束的癌细胞渐次出现。

2. 吸烟

吸烟导致人体摄入多种致癌物质，包括杂环胺、亚硝胺已经证实，吸烟是结直肠腺瘤的危险因素。目前研究认为，吸烟是结直肠癌基因突变产生的刺激因素，但需要经过约40年的时间才能发生作用，而吸烟所诱发的癌症更多地体现在肺癌上。总之，吸烟与结直肠癌的关系目前尚不十分明确。

3. 饮酒

许多队列研究和病例对照研究都认为，酒精的摄入与结直肠癌有关。此外，酒精的摄入与结直肠腺瘤发生风险增加有关。

4. 职业暴露

有研究发现，从事与石棉暴露相关职业的人易患结直肠癌。动物实验也证实，石棉在通过消化道时能够穿透肠黏膜。

二、结直肠癌的预防

肿瘤学界已普遍认可肿瘤的发生是多种因素共同作用的结果，当然结直肠癌也不例外。遗传因素在结直肠癌发病中所产生的影响仅占小部分，而结直肠癌作为一种与饮食密切相关的疾病，饮食因素在诱发结直肠癌中占据重要的地位。多数研究认为，高脂、高蛋白、高热量及低纤维素摄入的饮食模式占据结直肠癌发病诱因的主导地位。而其他一些致癌因素的作用相对较弱，如疾病因素、遗传因素、职业因素等。可以认为，结肠癌是以饮食因素作用为主，与其他因素长期共同作用的结果。因此，病因的确认，为结直肠癌预防提供了明确的技术手段与方法。

世界卫生组织认为，1/3 的癌症完全可以预防，1/3 的癌症可以通过早期发现得到根治，1/3 的癌症可以通过科学的治疗延长患者生存时间、改善其生存质量。结直肠癌发病因素较为明确，未发病之前可预防，早期病症或癌前病变又可早期发现，其早期治疗效果显著。

基于以上各危险因素，以结直肠癌发病为终点事件，肿瘤学界将社会人群划分为高危人群和一般危险人群。高危人群主要指存在结直肠癌高危因素的人群，如一级亲属有结直肠癌史，FAP，有遗传性非息肉病性结直肠癌家族史，发现有结直肠息肉（腺瘤性息肉），既往有结直肠癌的人群，有炎症性肠病、慢性腹泻、慢性便秘的人，经历较大精神创伤或痛苦的不良生活事件史的人群，有慢性胆囊炎史、胆囊切除术史、慢性阑尾炎、阑尾切除史的人群及那些无高危因素的人群则划归为一般危险人群。

我们改变不了个体的遗传特征，但可以根据有无高危因素，或根据具体的高危因素采取相应的预防性措施，在结直肠癌未发病之前进行有效的预防，以降低结直肠癌发病率。

（一）饮食管理

摄入过多的糖类可增加结直肠癌的发病率，因此在饮食中适当控制糖类和淀粉类的摄入，有助于降低结直肠癌的发病率。也有研究认为，高肉食饮食是结直肠癌的高危因素，因此，饮食中也应控制肉食的摄入量。膳食中多蔬菜水果与结直肠癌发生风险降低有明确的相关性，其中最为典型的一个证据是“地中海饮食”。地中海饮食以高纤维素、高维生素、低脂、低热量为特点，长期坚持地中海饮食的人，糖尿病、结直肠癌呈现明显的低发状态。

摄食过多，尤其是高糖、高肉食摄入过多，是明确的结直肠癌危险因素。因此，在平素进食中控制进食量尤为重要。中国早就有谚语告诫后人，如“早吃好，午吃饱，晚吃少”和“饭吃七分饱”。

饮食管理还包括对食物加工方式的管理。现在已有充足的证据表明，油炸和腌制食品、剩的饭菜及红烧、烧烤类食物中含有大量的致癌物质。禁食这类食物有利于预防结直肠癌。

（二）生活方式管理

起居有时，饮食有度，顺应天时。养成定时排便的习惯，形成良好的生活作息，坚持早睡早起，不抽烟，不酗酒，避免久坐，多运动。

（三）对家族遗传病进行早期干预

一般人群不具备识别家庭遗传病的能力，流行病学工作者、医务工作者有必要掌握各个结直肠癌遗传病的诊断标准，在调研与临床实践中，当遇到有遗传特征的疾病患者时，应当及时识别判断，当识别判断明确后，则应以适当的方式告知患者与亲代家属，并告知筛查预防措施。

结直肠息肉性腺瘤与结肠癌有密切关系。因此，一旦发生结直肠腺瘤应尽早切除。而这就需要相关的检查手段来早期发现结直肠息肉性腺瘤。目前主要应用手段有大便潜血检查、电子结肠镜检查等。结肠镜检查如发现多发腺瘤或 1 个直径>1 cm 的腺瘤，应在内镜下切除，并每 1 ~ 3 年查 1 次肠镜。遗传性非息肉病性结直肠癌家族成员应从 20 岁开始随访，每 1 ~ 2 年行全结肠镜检查 1 次，40 岁以后每年检查 1 次。观察结果表明，遗传性非息肉病性结直肠癌家族成员从 20 岁开始患结直肠癌的风险增加，而且小腺瘤可很快发展为癌。

家族性腺瘤性息肉病患者 50 岁以后的癌变率几乎为 100%，一般此类人群宜从40 岁开始筛查。

（四）早期筛查并积极治疗与结直肠癌发病相关的基础病变

结直肠癌患者术后第 1 年，进行 1 次全结肠镜检查，如检查结果正常，3 年后再复查，再次复查仍正常者，可每 5 年进行一次肠镜检查。一旦肠镜检查发现腺瘤，则应按腺瘤进行监视检查，炎症性肠病患者并发结直肠癌的概率明显高于正常人，约为 5%，病程超过 10 年者，则高达 20%。炎症性肠病患者应尽早治疗，在药物治疗失败或无效时，可求助外科手术治疗，切除病发部位，炎症性肠病患者应在患病 8 年后，每 1 ~ 2 年进行一次全结肠镜检查；如病变仅累及左半结肠，可以在患病 15 年后进行监视检查。

（五）一般危险人群的预防

一般危险人群发生结直肠癌，一般为散发性，其发病晚，多出现于 50 岁以后。因此，对此类人群，一般建议 50 岁起进行大便隐血筛查和肠镜筛查，早期发现病变，早期进行干预。

第二节　影像学检查与评估

一、结肠癌

与直肠癌不同的是，目前结肠癌新辅助治疗尚无官方指南。因此，结肠癌的 CT 评估主要用于判断肿瘤的侵犯范围、有无并发症及治疗后的随访和发现远处转移方面。

（一）治疗前评估（基线评估）

结肠癌的 TNM 分期是决定治疗策略和影响疾病预后的主要因素，也是 CT 评估的主要内容。

1. T 分期

结肠癌原发灶的主要 CT 征象包括肠壁的增厚、肿块、肠腔狭窄和局部肠壁的异常强化。目前很难鉴别 T1 和 T2 期，CT 主要还是用来判断浆膜及邻近脏器受侵的情况。通常将肠壁的浆膜而在 CT 上的表现分为以下几种情况。

(1)肠壁外缘光滑锐利,表明癌肿仍局限于肠壁内。

(2)肠壁浆膜面模糊不清或伴有浆膜外的索条状影,表明癌肿已穿透肠壁。

(3)邻近脏器间脂肪层消失,表示周围脏器受侵。采用此标准判断的准确率可达60% ~80%。对于判断穿透肠壁的癌肿准确率更高,最新研究表明其敏感性可达90%。

因此,相应的T分期的征象如下。

(1)T1、T2期:肠壁外缘光滑。

(2)T3期:肠周可见结节状或条索状凸出于肠壁之外。

(3)T4a期:浆膜面模糊、增厚。

(4)T4b期:与邻近脏器脂肪间隙消失或直接侵犯脏器。

按照以上的标准会有约1/3的病变存在过分期。出于将分期低估风险最小化的目的,通常将肠周的促纤维化反应所造成的肠周脂肪间隙的条状影认为是肿瘤浸润,这也是结肠癌CT分期的一个难点。在这里需要强调的是薄层CT(层厚<5 mm)较常规CT(层厚≥5 mm)的诊断敏感性更高,更易发现肿瘤的肠周微小浸润。根据肠周被的侵犯深度又将T3具体细分为T3a ~ T3d期(T3a期深度<1 mm,T3b期深度为1 ~5 mm,T3c期深度为5 ~15 mm,T3d期深度>15 mm)。在FOXTROT临床试验中,T4期的患者需要进行新辅助治疗,以改善患者的预后,提高生存率。事实上,在实际临床工作中有时很难用CT进行T3亚分期。原因可能有以下两点:第一,与欧美人不同,亚洲人结肠浆膜下纤维组织厚度很薄,很多甚至都不超过5 mm;第二,不规范的CT扫描方式也增加了判断的难度。

2. N分期

结直肠癌的淋巴结转移多为小淋巴结(31%的淋巴结直径<4 mm),而反应性和炎性肿大的淋巴结又常与转移淋巴结鉴别困难。如将淋巴结直径的异常标准定得过高,虽然可提高诊断的特异性,但敏感性也随之大大降低;反之,如将标准定得过低,虽确能提高敏感性,但却降低了特异性。因此,仅通过直径判断是否为转移淋巴结显然已经不能满足诊断的要求,还要结合淋巴结的数量、形态、密度和强化等。目前,大多数观点认为,在CT上显示的淋巴结的正常大小应小于1 cm,但也有学者将直径>8 mm作为判定淋巴结异常的一个指标。有文献将区域淋巴结数量不少于3个、形态不规则、显著强化、密度和强化不均匀或出现坏死等作为判断淋巴结转移的补充指标。薄层CT比常规CT敏感性高,薄层CT能发现更多常规CT不能发现的小淋巴结。

3. M分期

结直肠癌的远处转移以肝脏最为多见,其次为肺、肾上腺、卵巢、骨、脑等。肝转移主要为门静脉血行转移,常为多发,偶有钙化。CT还可示腹膜的转移。

(二)并发症的判断和治疗后的随访

CT可显示结肠癌造成的穿孔、腹腔脓肿、套叠、窦道及管腔狭窄所致的肠梗阻。治疗的随访包括新辅助治疗疗效的评估、术后复发和并发症的判断等。

(三)鉴别诊断

结肠癌目前主要依靠结肠镜进行确诊,但根据不同的影像学特点,CT 在结肠癌的鉴别诊断中仍具有一定的作用。结肠癌的 CT 鉴别诊断主要包括结肠来源的非肿瘤性病变和其他类型肿瘤两大类。

1. 结肠来源的非肿瘤性病变

(1)肠结核:好发部位为回盲部,早期在肠系膜缘对侧可见到溃疡性病灶,继而沿壁内淋巴管形成与肠管长轴相垂直的带状溃疡。病变反复发作引起纤维瘢痕性改变,导致肠管缩短和管腔狭窄与结肠癌分界明显不同,肠结核狭窄段与正常肠壁间常逐渐移行过度。两者的临床症状和实验室检查结果也是鉴别的重要依据。

(2)克罗恩病:发病部位以末段回肠、盲肠、升结肠为主,病变范围较结肠癌广泛,往往呈节段性分布,在 CT 表现主要为肠壁增厚,似通常浆膜或外膜面光整,管腔狭窄程度也较轻。

(3)溃疡性结肠炎:好发于直肠、乙状结肠和降结肠,病变范围较结肠癌广泛,呈连续性分布,外侵征象不明显。溃疡性结肠炎的癌变率较高,对病史较长的患者应当警惕癌变发生。

(4)急性缺血性肠炎:在临床上急性缺血性肠炎的发作症状通常有腹痛和便血,好发于左半结肠。通常表现为左半结肠的急性炎性水肿和溃疡。大多数急性缺血性肠炎患者在起病后数周或数月,可恢复正常,少数病例发展可为坏疽型缺血性结肠炎,出现肠壁内气体、腹腔内游离气体、门静脉内气体和门静脉血栓。

2. 结肠来源的其他类型肿瘤

(1)肠息肉和腺瘤:与结肠癌相似,三者均为起源于黏膜的病变肠息肉和腺瘤表现为突向腔内的结节状突起,边缘光滑或表现为局部肠壁的增厚,伴或不伴有肠腔狭窄,浆膜或外膜面光整。

(2)间质瘤和淋巴瘤等黏膜下来源的肿瘤:①典型的肠道间质瘤影像学表现为向肠壁外生长的结节或肿块,外膜面光整,可引起局部肠腔狭窄,病变密度均匀,可发生囊变、坏死和出血,局部破溃与肠腔相通,血供多丰富,增强扫描呈显著强化,肠周淋巴结肿大少见。②结肠淋巴瘤多为全身淋巴瘤的一部分,表现为肠壁增厚,范围多较广,与结肠癌外壁僵硬不同,淋巴瘤多外壁柔软,管腔狭窄少见,增强扫描呈轻中度强化,但不如结肠癌明显,肠周可见肿大淋巴结。结肠的神经内分泌肿瘤比较少见,但直肠的神经内分泌肿瘤相对多见,以类癌为主,影像学上也是表现为肠壁的富血供肿块,突向外壁,外膜面基本光整。

有时,以上结肠来源的肿瘤影像学鉴别诊断比较困难,需要依靠病理组织学确诊。

二、直肠癌

直肠癌的影像学评估最常用的是腔内超声和MRI。当肿瘤局限于肌层时，用腔内超声评估的准确率高。MRI主要用于评估肿瘤的外侵程度、周围淋巴结的受累、环周切缘和壁外血管的情况、新辅助治疗的疗效和术后的随访观察等。

（一）治疗前MRI评估（基线MRI评估）

目前治疗前的基线MRI评估主要采用“DISTANCE”系统评估。其中，DIS代表肿瘤的位置（即距肛门的距离），T代表T分期，A代表肛门括约肌复合体，N代表淋巴结转移的情况，C代表环周切缘受累的情况，E代表肠壁外血管侵犯的情况。

1.肿瘤位置（DIS）

正常成年人直肠的长度为12～16 cm，通常根据长度将直肠平均分成上、中、下三段。根据肿瘤距离肛缘的距离将直肠癌分为低位直肠癌（DIS≤5 cm）、中位直肠癌（5<DIS≤10 cm）和高位直肠癌（10<DIS≤15 cm）。在实际测量时，通常从外括约肌下缘连线向上折线进行测量。由于存在反折肠壁，MRI测量的长度一般大于内镜测量的长度。

2.分期（T）

上段直肠的前壁和两侧壁均有浆膜覆盖，中段直肠的前壁存在浆膜覆盖，下段直肠肠壁外缘无浆膜层的直接覆盖。以上解剖的差异以及腹膜反折的存在导致高、中、低位直肠癌的T分期有所不同。

不同T分期在MRI上的征象如下。T1期：固有肌层低信号线完整。T2期：固有肌层内见肿瘤信号，但未侵出。T3期：固有肌层连续性中断，系膜内见突起。T4期：直肠壁不完整，周围结构或器官受侵。高分辨率MRI对未行新辅助治疗的直肠癌术前T分期的准确率可达90%以上。研究表明，直肠癌的预后与肿瘤在直肠系膜内的浸润深度有密切关系，即便同为T3期肿瘤，其预后也有所不同。因此，根据浸润深度（<1 mm、1～5 mm、5～15 mm、>15 mm），将T3分为T3a～T3d。最大浸润深度（EMD），指T3期肿瘤最外缘与固有肌层最外缘的距离。EMD分期较TNM分期能够更加精确地描述肿瘤的累及范围，进而更加精确地判定肿瘤预后。2007年MERCURY研究小组发表在Radiology的一篇大样本、多中心的研究，通过比较311例直肠腺癌在MRI上与病理组织学上的EMD，对病变进行更加精细的再分期及切缘评估。研究认为，在评估EMO上，高分辨率MRI与病理组织学的误差在0.5 mm以内。

在判断T分期时，应注意以下几点。

（1）判断T分期最准确的层面是垂直于肿瘤长轴的横断位，若未按照垂直于长轴的方向扫描，便会产生夹角，从而影响判断的准确性。

(2)T2 期与 T3 期的鉴别是判断 T 分期的难点，这一点的核心在于区分肿瘤侵犯系膜和促结缔组织反应。在非脂肪抑制的 T2WI；侵犯系膜表现为宽基底与肠壁相连或系膜内结节状，常表现为中等信号，促结缔组织反应表现为毛刺状改变，表现为低信号。

(3)不要将肌层外的周围小血管误认为肿瘤侵犯。

3. 肛门括约肌复合体(A)

肛门括约肌复合体由肛门内括约肌、肛门外括约肌和耻骨直肠肌 3 部分组成。其中，肛门内括约肌是直肠远端肌层的增厚和延续，上缘平肛管直肠环平面，下缘达括约肌间沟，约包绕肛管上2/3，属于平滑肌(不随意肌)。肛门外括约肌是肛提肌的下部和耻骨直肠肌的延续，属于骨骼肌(随意肌)。外括约肌下缘连线即肛缘。肛管直肠环以下层面不存在直肠系膜，仅有几毫米厚的内外括约肌间隙，成人长约 4 cm。因此，下段直肠癌切缘阳性率高，局部复发率高，预后差。

下段直肠癌及肛管癌分期。

(1)LR1：肿瘤限于肠壁内但未侵犯肠壁全层。

(2)LR2：肿瘤侵犯肠壁全层，但未见侵至内外括约肌间隙。

(3)LR3：侵至内外括约肌间间隙或与肛提肌间距离<1 mm。

(4)LR4：肿瘤侵犯外括约肌，或与肛提肌间距离<1 mm，或侵犯肛提肌，或侵犯周围结构、器官。

4. 淋巴结情况(N)

美国癌症联合会(AJCC)将侵犯直肠周围、直肠上、肠系膜下、髂内、直肠下等区域之外淋巴结考虑为肿瘤转移(M1)，如腹股沟区淋巴结、主动脉旁淋巴结。

直肠癌淋巴结转移的特点如下。①最初转移位置为直肠系膜内淋巴结，以侧后方为主，位于肿瘤相同的层面或上方。②腹膜反折以上的直肠淋巴引流只向上方，反折以下的直肠淋巴主要向上和两侧。只有在向上的淋巴引流被阻塞时，才逆转向下。③下段直肠癌易发生腹股沟淋巴结转移，发生腹股沟区淋巴结转移者 5 年生存率低。

目前，MRI 不能够显示直径<3 mm 的淋巴结，仅根据大小判断是否为转移淋巴结，诊断效能不高。Brown G 等的研究表明，淋巴结大小对预测淋巴结是否转移意义不大，而将边界不清楚和信号混杂作为淋巴结转移的判断标准能够显著提高诊断的敏感性和特异性。

判定淋巴结转移存在的问题。①缺乏统一的淋巴结大小界定标准。②难以区分炎性增生淋巴结与转移淋巴结。③无法评定“小淋巴结”中的微转移。

因此，有指南推荐将淋巴结短径>8 mm、形状不规则、边界不清楚、信号不均匀作为转移淋巴结的判断标准。系膜外淋巴结是局部复发的原因之一，因为标准全直肠系膜切除手术不切除系膜外淋巴结。因此，若怀疑系膜外有淋巴结转移(如闭孔、骶前)，则要扩大手术清扫的区域。

5. 环周切缘情况(C)

环周切缘是指行标准全直肠系膜切除术后标本的侧切缘,即完全包绕直肠及其系膜的盆腔筋膜脏层。环周切缘受累是复发和预后不良的独立因素。高分辨 MRI 判断以肠癌环周切缘是否受累的准确率很高,阴性预测值更高。

测量方法:T3 期肿瘤测量肿瘤浸润肠壁最深处、癌结节、壁外血管侵犯或转移淋巴结至邻近直肠筋膜的最短距离,以上测量的最短距离<1 mm,则为环周切缘受累,即环周切缘(CRM)阳性。

6. 肠壁外血管情况(E)

在约一半患者中出现肠壁外血管侵犯。肠壁外血管侵犯是复发和预后不良的独立因素。最近研究表明,肠壁外血管侵犯(EMVI)评分与 DFS 相关,也是提示转移的不良因素。EMVI 指在肠周系膜脂肪内,肌层外的血管内发现肿瘤细胞。组织病理可以检测直肠癌标本壁内和壁外血管侵犯情况,MRI 只能发现肠壁外血管侵犯情况。MRI 是目前判断 EMVI 的唯一影像学方法。MRI 能从多角度追踪观察直肠周围血管,根据血管形态不规则、血管流空征象部分或全部被肿瘤信号代替,来诊断 EMVI 阳性。当肿瘤位于血管周围时,EMVI 阳性可能性大,MRI 判断 EMVI 阳性时,需评估受累静脉是否侵犯 MRF。

(二)治疗后 MRI 评估

治疗后评估主要包括对新辅助治疗疗效的评估和术后的随访观察等。

新辅助治疗能够增加手术的切除率和保肛率,降低局部复发率,似对中、下段Ⅱ、Ⅲ期直肠癌患者的整体生存率无提高作用,且增加术后并发症发生率。直肠癌新辅助放化疗后的完全缓解分为两个方面:其一为临床完全缓解(cCR),指在新辅助放化疗后通过临床、辅助检查、活检病理等均未见肿瘤证据者;其二为病理完全缓解(pCR),指在新辅助放化疗后切除的病理标本中未见肿瘤细胞。10% ~40% 的患者在 12 周的治疗后达到 cCR,cCR 和 pCR 仅有部分的相关性,因此谨慎选择等待和观察的治疗方案。MRI 通过形态学和功能学两个主要方面来判断新辅助治疗的疗效及是否达到 CR。MRI 再评估的时间、手术间隔时间的确定需要在发挥最大疗效、肿瘤不增殖和降低治疗后不良反应之间寻求平衡。对于降期要求不高的可切除直肠癌患者,多数在短程新辅助放疗后 1 周内手术,而其他患者的间隔时间为 4 ~12 周不等,根据具体情况而定。

新辅助治疗后患者病理生理改变包括肿瘤组织的纤维化、促结缔组织增生反应、黏液湖的形成及继发炎症反应等。这些变化也会导致肿瘤在 MRI 图像上的信号改变。轴位小视野高分辨 T2WI 非脂肪抑制序列为评价肿瘤退缩的主要序列。显示信号定义如下:肿瘤为高于直肠肌层,但低于黏膜下层的中等信号;黏液为高于黏膜下层的极高信号;纤维为与肌肉相似的低信号或更低信号。肿瘤退缩分级(TRG)是近些年来评估疗效的一项指标。目前 TRG 评分系统尚无法达成统一,版本较多,且 MRI-TRG 与组织学

TRG 没有良好的相关性，同时与 RECIST 也无相关性。

根据病理 Mandard 诊断标准得出直肠癌 MRI-TRG 诊断标准。

（1）mrTRG1：无残余肿瘤。

（2）mrTRG2：大量纤维，少量残余肿瘤。

（3）mrTRG3：纤维/黏液与残余肿瘤各约占 50%。

（4）mrTRG4：少量纤维/黏液，大部分为残余肿瘤。

（5）mrTRG5：肿瘤未见明确变化。

经新辅助治疗患者的 T 分期再分期的准确率明显下降，整体准确率约为 50%。其中，以高估的情况最为常见。高估的原因是很难从图像上鉴别治疗所致的纤维瘢痕与残留肿瘤组织。还有一部分低估的情况，原因是新辅助治疗造成的继发炎症反应（如肠壁水肿）、坏死及黏液湖形成，在 T2WI 上表现为高信号，有时会掩盖相对低信号的残留肿瘤组织。近年来此方面的研究越来越多，其中 DWI 被认为对鉴别诊断有一定作用，但作用有限。经新辅助治疗患者的 N 分期的再分期准确率也下降。需要注意的是治疗后患者淋巴结边缘呈放射状改变不能认为是淋巴结转移。新辅助治疗后 CRM 判断的准确率约为 60%，有时难以分辨邻近直肠系膜筋膜（MRF）的纤维瘢痕与残留肿瘤组织。治疗前 CRM 阳性患者肿瘤退缩，为全直肠系膜切除术（TME）赢得机会。治疗后 CRM 阳性患者的复发率高，因此高要进一步治疗或者扩大范围手术。

近年来，以 DWI、DCE-MRI 为代表的功能成像在新辅助治疗疗效评估中发挥越来越重要的作用。根据解剖部位，将直肠癌术后局部复发分为 4 类。①中央型：病变局限于盆腔内器官或结缔组织，未累及骨性盆腔。②侧壁型：病变累及盆腔侧壁结构，包括坐骨大孔、穿过此处支配梨状肌和臀部的坐骨神经。③骶侧型：病变位于骶前间隙，与骶骨粘连或侵犯骶骨。④混合型：骶侧型和骶、侧壁混合型。

第三节　临床病理特征

一、病理学类型

结直肠由黏膜层、黏膜下层、肌层及浆膜层构成，升结肠和降结肠位于腹膜后，其浆膜不完整。直肠远端位于腹膜反折以下，没有腹膜覆盖。有浆膜覆盖的肠壁浆膜下可以有脂肪小叶，在结肠表面形成许多突起，称为肠直垂。外膜为浆膜。黏膜层、黏膜下层、肌层及浆膜都可以发生肿瘤，其中以黏膜层发生的上皮性肿瘤居多，而在发生的恶性肿瘤中，主要病理类型为腺癌及其亚型，结直肠肿瘤组织学分类以 WHO 消化系统肿瘤病理学和遗传学分类为依据，目前已更新至第 5 版（2019 年版），详见表 1-1。

表 1-1　世界卫生组织结直肠肿瘤组织学分类（2019 年版）

类型	名称
上皮性肿瘤	神经内分泌肿瘤
癌前病变	神经内分泌瘤（NET）
腺瘤	NETG1（类癌）
管状	NETG2NETG3
绒毛状	神经内分泌癌（NEC）
管状绒毛状	大细胞 NEC
异型增生（上皮内瘤变），低级别	小细胞 NEC
异型增生（上皮内瘤变），高级别	混合性神经内分泌-非肾经内分泌肿瘤
锯齿状病变	EC 细胞，5-羟色胺生成性 NET
增生性息肉	L 细胞，胰高血糖素样肽和 PP/PYY 生成性 NET
无蒂（广基）锯齿状腺瘤/息肉	
传统型锯齿状腺瘤	间叶性肿瘤
错构瘤	平滑肌瘤
Cowden 相关性息肉	脂肪瘤
幼年性息肉	血管肉瘤
Peutz-Jeghers 息肉	胃肠间质瘤
癌	卡波西肉瘤
腺癌	平滑肌肉瘤
筛状粉刺型腺癌	
髓样癌	
微乳头状癌	淋巴瘤
锯齿状腺癌	继发性肿瘤
印戒细胞癌	
腺鳞癌	
梭形细胞癌	
鳞状细胞癌	
未分化癌	

二、组织学类型

(一)结直肠癌

1. 腺癌

大多数结直肠癌发病部位为乙状结肠和直肠,但随年龄增加,发病部位有上移趋势。分子病理学亦有部位特异性,具有高水平的微卫星不稳定性。CpG 岛甲基化微卫星稳定性肿瘤位于盲肠、升结肠、横结肠,CpG 岛甲基化微卫星稳定性肿瘤可位于左半或右半结肠,而不具有 CpG 岛甲基化微卫星不稳定性的肿瘤主要位于左半结肠。一些患者无临床症状,通常是因排便习惯发生改变,出现腹胀、肠梗阻或肠穿孔后临床筛查而发现。

(1)定义:结直肠癌的定义为肿瘤浸润黏膜肌层进入黏膜下层。超过 90% 的结直肠癌为腺癌。具有腺癌形态学特点的病变,仅局限于黏膜层时,切除后无转移风险。

(2)大体类型:癌可表现为多种大体外观。①外生性或蕈样,主要为腔内生。②内生性或溃疡型,主要为肠壁内生长。③环腔生长导致管腔缩窄。④最少见的是弥漫浸润性皮革样生长方式。这些类型常相互交错。

(3)组织学形态及分级(表 1-2)。

表 1-2 结直肠腺癌组织学分级标准

标准	分化程度	数字化分级	描述性分级
>95% 腺管形成	高分化	1	低级别
50% ~95% 腺管形成	中分化	2	低级别
0 ~49% 腺管形成	低分化	3	高级别
MSI-H	不等	不等	低级别

黏液腺癌:肿瘤成分>50% 为细胞外黏液的为黏液腺癌,黏液内漂浮恶性上皮细胞,形成腺泡状、排状或单个散在,包括印戒细胞等。上皮的成熟程度决定分化程度,黏液腺癌多为 MSI-H,为低级别。MSS 或 MSI-L 黏液腺癌为高级别。肿瘤成分<50% 为细胞外黏液的可诊断为具有黏液成分的癌。

印戒细胞癌:超过 50% 的肿瘤细胞 50% 存在明显胞质内黏液的为印戒细胞癌,典型者黏液挤压并使核移位。印戒细胞可出现黏液腺癌的黏液湖中或缺乏细胞外黏液,弥漫性浸润,具有蜂窝织炎特点。体积大的印戒细胞可称为球样细胞。伴 MSNH 的癌属于低级别,不伴 MSI-H 的癌属于高级别。小于 50% 的肿瘤细胞存在明显胞质内黏液的印戒细胞诊断为伴印戒细胞癌的腺癌。

髓样癌:髓样癌是一种罕见的亚型,具有片状分布、泡状核、核仁明显及丰富红染胞质、上皮内淋巴细胞浸润等特点。几乎都存在 MSI-H 且预后较好。

锯齿状腺癌:结构与无蒂锯齿状息肉类似,具有锯齿状管状结构,可有黏液、筛状、花边状、梁状区域,细胞核浆比例低,这类肿瘤为 MSI-L 或 MSI-I,具有 BRAF 突变、CpG 岛甲基化的特点。

筛状粉刺型腺癌:筛状粉刺型腺癌是一种罕见亚型,具有广泛的体积巨大的筛状腺体,伴中央坏死,与乳腺癌类似,通常为 NISS 伴 CpG 岛甲基化。

微乳头状腺癌:微乳头状腺癌是一种亚型形态特征是小簇状肿瘤细胞位于间质形成的类似血管的空隙中免疫表型上具有特殊的细胞表面相关基因染色模式。

2. 腺鳞癌

腺鳞癌既有鳞状细胞癌的特点又有腺癌的特点,两者或是分开,或是混合。

3. 梭形细胞癌

梭形细胞癌具有梭形细胞肉瘤样癌成分,至少局灶细胞角蛋白阳性。

4. 未分化癌

未分化癌这类罕见肿瘤除上皮特点外,缺乏形态学、免疫表型、分子生物学证据上的分化、组织学变异非常大。部分为 MSI-H。

5. 其他亚型

还存在其他非常罕见的异源性亚型,如透明细胞癌,同时具有普通型与其他形态(如绒毛膜癌成分、富有潘氏细胞)的乳头状癌等。

(二)结肠间质瘤

对于结肠间质瘤的定义、命名建议与危险度评估参考胃与小肠间质瘤。结肠间质瘤多数由梭形细胞构成,一些为上皮样细胞;结肠间质瘤可出现束状纤维。栅栏状核是常见特征,但核周空泡并不明显。直肠间质瘤通常为丰富的梭形细胞肿瘤,多数具有栅栏状核,但并无核周空泡和束状纤维。免疫表型上,结肠间质瘤一致表达阳性的是 KIT、DOG1、SMA,CD34 的阳性率大概为 50%;而直肠间质瘤一致性表达 KIT、DOU1、CD34,而 SNA 通常阴性。结直肠间质瘤的 KIT 突变谱大部分突变位于第 11 外显子,小部分位于第 9、13 或 17 号外显子。多数结肠间质瘤发现时已是进展期肿瘤,预后较差。直肠间质瘤较胃肠道间质瘤更具侵袭性,即使直径<2 cm 的小肿瘤也具有分裂活性,也能复发和转移。骨腔扩散与肝转移常见。

(三)其他间叶性肿瘤

结肠和直肠可发生平滑肌瘤、神经鞘瘤、神经束膜瘤、血管肿瘤等。

三、免疫组织化学染色与分子病理技术的应用

结直肠癌有许多相关的肿瘤标志物,代表着某种蛋白的表达或缺失。一些在结直肠癌患者临床监控过程中起着重要作用,一些则有助于预测患者分子靶向治疗效果及判断预后。

(一)微卫星不稳定性

OHUMSI 的检测方法主要有两种,一种是采用 PCR 法对微卫星片段扩增检测其长度变化。根据能反映微卫星长度改变的标记物数量将 MSI 分为 3 类:MSI-H、MSI-L 和 MSS。通常采用 NCI 确定的 BAT25、BAT26、D2S346、D5S346、D17S2505 个标准物,MSI-H 定义为至少 2 个标准物(≥40%)改变。另一种采用免疫组化法检测相应 MMR 蛋白亦有很高的灵敏度和特异度。可用免疫组织化学方法检测的人类 MMR 蛋白包括 MLH1、MSH2、MLH6 及 PMS2 等,大部分 MMR 蛋白定位于胞核。正常非肿瘤组织和间质细胞阳性;血 MMR 系统缺陷是肿瘤组织不表达该蛋白。以细胞核出现黄褐色或棕黄色颗粒为 MLH1、MSH2、MLH6、PMS2 阳性细胞,说明该蛋白表达正常,否则判定为表达缺失。散发性 MSI-H 肿瘤出现突变的基因为 APC、BRAF(约 50%)和 KRAS,KRAS 突变很罕见。Lynch 综合征相关性癌存在 CTNNB1 突变,替代 APC 突变;但不发生 BRAF 突变,可作为鉴别 MLH1 缺失的散发病例标志物。MSI-H 肿瘤具有特征性的基因表达转录组与小 RNA 组。无论散发性或 Lynch 综合征相关性的 MSI-H 肿瘤,与染色体不稳定性肿瘤学特征均不同。结直肠癌多发生于右半结肠,为黏液型,偶尔为髓样型,有克罗恩病样肿瘤周围淋巴细胞浸润或肿瘤内淋巴细胞浸润,缺乏碎屑样坏死,分期一般较低,呈膨胀性生长,预后相对较好。

(二)人类表皮生长因子受体-2(HER-2)

结直肠癌 HER-2 检测方法与胃癌检测 HER-2 基因的过表达或基因的扩增相同。免疫组化结果的强弱表达可参考胃癌的判断标准,FISH 阳性判读标准亦可参照胃癌,但是 HER-2 的判读标准不同于胃癌和乳腺癌。首先是表达位置,结直肠癌与胃癌和乳腺癌的腺体形态不同,只是在细胞外周、基底和侧壁的细胞膜表达才是最有意义的 HER-2 阳性表达;其次是进行 FISH(应该原位杂交)检测的标准,在结直肠癌中,大于 50% 的肿瘤细胞膜强阳性表达评估 HER-2(3+),大于 50% 的肿瘤细胞膜中等强度阳性表达评估 HER-2(2+),但是文献报道几乎所有 HER-2(2+)且在小于 50% 的肿瘤细胞中表达的患者进行 HER-2 和 FISH 检测结果显示为阴性,实际上没有必要进行 FISH 检测;只有 HER-2(2+)且在大于 50% 的肿瘤细胞中表达,才有必要进行 FISH 检测。但是在

2018 年 ASCO 会议上,一些研究报道了结直肠癌患者的 HER-2 变异,并且接近一半的 HER-2 变异为基因突变,HER-2 基因的扩增可以通过免疫细化和 FISH 来明确,但是对于部分肠癌 HER-2 基因变异导致的突变患者,要通过基因测序的方法才能明确。

(三)KRAS 基因、NRAS 基因与 BRAF 基因突变

检测 KRAS 基因、BARF 基因突变的方法包括荧光定量 PCR 法、DNA 直接测序法、焦氨酸测序方法、突变富集 PCR 法、变性高效液相色谱法聚合酶链反应-单链构象多态性分析方法、聚合酶链反应-限制性片段长度多态性方法等。由病理科医生选取肿瘤细胞含量>80% 同时肿瘤细胞数量>200 的蜡块进行基因检测。一般肿瘤组织的标本大小为 5 ~ 10 μm/张,5 ~ 10 张切片能满足突变检测需求。根据石蜡包埋组织基因组 DNA 提取试剂盒说明书提取基因组 DNA,常见的检测位点有 KRAS 基因第 2、3、4 外显子上 19 种热点体细胞突变,NRAS 基因第 2、3、4 外显子 13 种热点体细胞突变以及 BRAF 基因 V600E 体细胞突变(即 1799T>A)。穿刺活检标本、保存时间较长的蜡块和肿瘤细胞较少的细胞学标本出现假阴性的概率较高且无法再获取更多组织时,建议采用敏感度高的方法(如突变扩增系统)进行检测。

四、预后和预测评估体系

(一)肿瘤退缩评分

直肠癌新辅助放化疗后的病理反应是重要的预后因素。有证据表明,治疗反应分级与预后相关,新辅助治疗后“完全病理学反应”是预后良好指标;没有或仅有微小残余肿瘤病灶患者的预后优于有大量残余病灶患者;对新辅助治疗无反应是预后不良的表现。病理科医生需要根据《美国病理学年会结直肠癌病理标本检查指南》评价并记录切除标本的肿瘤退缩评分情况。对于新辅助放化疗后的直肠癌标本应检查原发肿瘤、区域淋巴结、肿瘤周边卫星病灶或肿瘤沉积的肿瘤退缩情况。原发肿瘤部位无残余并不代表区域淋巴结无肿瘤残余。目前使用最多的肿瘤退缩评分方法是改良 Ryan 肿瘤退缩评分法(表 1-3)。

表 1-3 改良 Ryan 肿瘤退缩评分法

描述	肿瘤退缩评分
无可见的癌细胞(完全反位)	0
仅可见单个癌细胞,罕见癌细胞簇(近乎完全反应)	1

续表 1-3

描述	肿瘤退缩评分
尚有残留肿瘤，但也有肿瘤退缩，但退缩程度不如前者（部分反应）	2
广泛的肿瘤残留，几乎没有肿瘤退缩（反应差或者无反应）	3

（二）环周切缘

CRM 是指从肿瘤最深位置到后腹膜或系膜切缘的距离。对于结肠和直肠肿瘤患者，遵照《美国病理学会关于结直肠癌病理标本检查指南》评价 TME 手术切除标本的质量是非常重要的。

评价和记录 CRM 同样也很重要，CRM<1 mm 为 CRM 阳性，患者复发风险明显增加。外科医生 TME 技术与直肠癌患者术后的局部复发甚至长期生存质量明显相关。很多随机对照研究已经证实，TME 技术加足够的 CRM 可降低局部复发率，CRM 越长，结直肠癌患者的预后越好。

（三）淋巴管血管侵犯

淋巴管血管侵犯（LVI）是指原发肿瘤侵犯周围的淋巴管和血管。淋巴管血管受侵均是预后不良的危险因素。研究表明，小血管受侵与淋巴结转移有关，而且是预后不良独立的危险因素；肠壁外大静脉受侵也是预后不良独立的危险因素。

（四）神经侵犯

神经侵犯（PNI）是指结直肠癌侵及结直肠内部或周围的神经。PNI 是预后不良的危险因素，在高达 20% 的结直肠癌患者中可见 PNI，但常常被忽略。多中心研究证实，肿瘤淋巴管引流区的外周神经（包括神经周围的间隙）被侵犯，是预后不良的危险因素，也表明该肿瘤的侵袭性较强。

第四节　诊断和鉴别诊断

一、诊断方法

（一）临床表现

早期结直肠癌可无明显消化道症状，当病情发展到一定阶段后才出现下列典型症状。①排便习惯改变。②大便性状改变，出现大便干结、便秘或大便次数增多，腹泻症状。③近期出现持续或间断频发的腹部症状如腹痛、腹胀、下腹坠胀感等。④腹部肿块。⑤肠梗阻。⑥便血。⑦原因不明的贫血或体重减轻。

老年人结直肠癌的误诊率相对较高，主要是由于早期症状不典型，而且老年人对疼痛及肠道反应均较迟钝，从而延误了就医时机；或因为临床上部分医师对辨别老年人结直肠癌非典型症状缺乏经验，主观认为这些症状是由于机体功能衰退、消化道功能紊乱导致；或简单诊断为“痔疮”“肠炎”等疾病，导致不再进一步行肠道检查，延误病情。

对于具有结直肠癌家族史、溃疡性结肠炎病史和其他高危因素（如血吸虫病史）的患者，应该及时做进一步检查。

（二）体格检查

1. 一般状况

评价面色及精神状况、体力体重有无明显改变、全身淋巴结有无明显肿大、有无骨痛等。

2. 腹部视诊和触诊

检查有无腹部膨隆及腹部包块。

3. 直肠指检

该检查简单易行，是诊断直肠癌最基本的操作。据统计我国绝大多数直肠癌行直肠指检可发现病灶，且在检查时可了解肿瘤距肛缘距离、肿瘤的大小、形状、质地、占肠壁周径的范围、病灶基底部活动度、肠腔有无狭窄、病灶有无侵犯邻近组织脏器。指检时必须仔细触摸，反复琢磨，区分肿瘤与宿便，避免误诊、漏诊；检查时动作轻柔，切忌用力挤压，并观察是否指套血染。

(三)实验室检查

1. 血常规

了解有无贫血。

2. 尿常规

观察有无肉眼血尿及镜下血尿,必要时行泌尿系统相关检查以明确肿瘤是否侵犯。

3. 大便常规

明确是否存在大便带血。

4. 粪便隐血试验

主要是针对无肉眼血便,对消化道少量出血的诊断有重要价值。

(四)内镜检查

纤维或电子结肠镜是目前诊断结直肠癌最直接、有效、安全可靠的检查方法,且能对病灶的大小、部位、浸润范围做出诊断。对于距肛 25 cm 以内的病变用乙状结肠镜可观察到,距肛 25 cm 以上的结肠部位可以用导光纤维结肠镜检查诊断直肠癌,虽用硬管乙状结肠镜检查已经足够,但若条件许可,使用纤维乙状结肠镜检查可能更为可靠,漏诊概率将大大降低。唐和兰提出结肠镜在结直肠癌患者普查中是十分有必要的,结肠镜检查有助于判断结直肠癌的部位、范围,程度和进展情况,提高早期结直肠癌的检出率及结直肠癌的防治水平。缪敏也提出对无症状人群进行结直肠癌早期筛查对降低其发病率和病亡率具有非常重要的意义而对高危人群进行结肠镜检查被认为是发现结直肠癌及癌前病变的最佳方法。王域玲通过临床流行病学及循证医学研究发现,对无症状的患者行结肠镜初查能明显提高结直肠癌的诊断率,对初查结肠镜阴性人群 5 年后结直肠息肉、腺瘤、进展期肿瘤的累积发生率分别为 12% ,4.5% 和 2.0% 。12 年进展期肿瘤的累积发生率为 3.9% ,提示初查结肠镜在诊断结直肠肿瘤中十分重要,对于初查结果阴性的患者,再发生结直肠恶性肿瘤的概率明显降低。取活检时需注意取材的部位,尽量多点取材,提高肿瘤诊断准确率而减少漏诊概率。

1. 适应证

结肠镜适应证包括原因不明的下消化道出血;原因不明的慢性腹泻;腹部肿块不排除来自结肠;钡剂灌肠发现病变不能确诊者;钡剂灌肠正常、但不能解释结肠症状者;结肠手术术后复查;结直肠癌普查。

2. 禁忌证

结肠镜检查禁忌证包括:妊娠及月经,妊娠期纤维结肠镜检查可导致流产和早产;严重的活动性结肠炎;严重心脏疾病患者,包括严重心律失常、心肌梗死等;呼吸功能衰竭者;不能配合者;怀疑腹膜炎或穿孔;多次手术后腹腔内广泛粘连及严重腹腔积液患者。

结肠镜检查并发症：结肠镜检查并发症少见，主要有肠穿孔出血、结肠系膜撕裂、麻醉意外等，严重时还可能出现中毒性巨结肠。

（五）影像学检查

1. 结肠钡剂灌肠检查

特别是气钡双重造影是诊断结直肠癌的重要手段，但对诊断直肠癌来说，钡灌造影是准确率低，甚至会给人以假象，造成误诊，尤其对低位直肠内早期、较小的病灶，灌入大量钡剂后 X 射线无法显示病变，因此气钡灌肠造影阴性只能排除多原发病变，却不能排除直肠癌。

2. 超声检查

超声检查可初步了解患者病情变化，特别是对于复发转移病变，具有方便快捷的优越性。B 超检查对结肠癌的诊断有一定的价值，能发现腹部未能触及的肿块，尤其适用于肿瘤位于肋缘下肝脾曲部位。B 超可了解肿块与脏器的关系，及其大小、性质有助于发现孤立性肠管壁增厚及肠腔扩大等病变，对疑似肝转移癌更具确切的诊断价值。冉勇等国内多位专家通过回顾性分析发现：螺旋 CT 与超声检查相结合能提高结肠癌的术前诊断准确率。

3. CT 检查

CT 检查的作用在于明确病变侵犯肠壁的深度，向壁外蔓延的范围和远处转移的部位。提供结直肠恶性肿瘤的分期，发现复发肿瘤，明确肿块的来源及其与周围脏器的关系以及评价肿瘤对各种治疗的反应。国内多位专家提出：CT 检查对诊断结直肠癌有十分重要的价值，CT 结肠充气检查不但有助于对结肠癌的判断，还能确定周围组织受肿瘤侵犯的范围及恶性肿瘤的转移情况，而且还是临床判断预后的主要方法。

4. MRI 检查

MRI 检查的适应证同 CT 检查。因直肠位置较为固定，MRI 的应用最广泛。主要用于肿瘤的分期及综合评估，其次用于直肠癌术后随访检查。国内学者王亚宁做回顾性研究分析提出：在结直肠癌 T 分期方面，MRI 较 CT 具有明显的优势；DWI 能更准确地预测结直肠癌区域淋巴结转移情况。相关研究发现 MR-DWI 诊断结果与病理学结果具有较好的相关性，提示 MR-DWI 能够更准确地预测结直肠癌区域淋巴结转移情况。因此建议对直肠癌的术前分期、结直肠癌肝转移病灶的评估、怀疑腹膜及肝被膜下转移病灶应优先行 MRI 检查。

5. 直肠腔内超声

近年来，直肠腔内超声已成为直肠癌诊断中不可缺少的一个重要检查项目，腔内超声能清楚地显示肠壁与周围组织器官的关系，病灶大小，浸润肠壁的深度、范围、扩散方向，毗邻脏器受累程度等。对直肠癌浸润深度的正确诊断率为 88.8%，对早期癌的正确诊断率为80%。但是腔内超声的主要缺点是当遇有肠腔狭窄的患者，探头不能通过狭窄区，不能充分显示病变范围。

6. PET-CT

不推荐常规使用，但对于常规检查无法明确的转移或复发病灶可作为有效的辅助检查。张斌青通过随访跟踪发现，PET-CT显像对结直肠癌术后CEA、CA19-9升高患者诊断肿瘤复发、寻找转移病灶及准确判定术后再分期等方面有较大的临床应用价值。

7. 排泄性尿路造影

仅适用于患者出现尿路不适症状或肿瘤较大可能侵及尿路的患者。

(六)血清肿瘤标志物

结直肠癌患者在诊断、治疗前、评价疗效、随访时必须检查CEA、CA19-9。建议检测CA242、CA72-4；有肝转移患者建议检测AFP；有卵巢转移患者建议检测CA125。

(七)病理组织学检查

病理活检是诊断结直肠癌的标准，是结直肠癌治疗最重要的依据。确定为复发或转移性结直肠癌时，检测肿瘤组织K-RAS基因状态，根据K-RAS基因状态选用不同的靶向治疗药物。

(八)开腹探查

如出现以下情况，建议行开腹探查。

(1)经过各种检查方法尚不能明确诊断且高度怀疑结直肠恶性肿瘤。

(2)出现肠梗阻，经积极保守治疗无明显改善。

(3)可疑出现肠穿孔。

(4)保守治疗无效的消化道大出血。

二、鉴别诊断

(一)结肠癌的鉴别诊断

结肠癌需与以下疾病进行鉴别。

1. 溃疡性结肠炎

溃疡性结肠炎患者常出现腹痛、腹胀、腹泻、黏液便及脓血便，伴有感染者尚可有发热等中毒症状，与结肠癌症状十分相似，纤维结肠镜检查及活组织病理检查是最有效的鉴别方法。

2. 阑尾炎

回盲部肿瘤可因局部疼痛和压痛而误诊为阑尾炎。特别是晚期回盲部癌,局部常发生坏死溃烂和感染,临床表现出典型的感染症状如体温升高、局部压痛反应阳性或可触及包块,常诊断为阑尾脓肿,需注意鉴别。

3. 肠结核

好发于回肠末端、盲肠及升结肠。常见的症状有腹痛、腹泻、腹部包块,部分患者可出现低热、贫血、消瘦、乏力等表现,与结肠癌临床表现相似。但肠结核患者临床表现更加明显,需仔细鉴别。

4. 结肠息肉

结肠息肉主要症状是便血,有或无腹痛及腹胀等表现,有的患者还可以有脓血样便,与结肠癌相似,行结肠镜检查并取活检可有效鉴别。

5. 血吸虫性肉芽肿

多见于流行区,少数病例可发生癌变。结合血吸虫感染病史,以及粪便中虫卵检查可明确诊断。

6. 阿米巴肉芽肿

多数患者表现出肛门排气、排便停止伴腹痛腹胀等不适,查体有时可扪及腹部肿块,与结肠癌相似。患者常规行粪便检查时可找到阿米巴滋养体及包囊。

(二)直肠癌的鉴别诊断

直肠癌需与以下疾病进行鉴别。

1. 痔

痔和直肠癌不难鉴别,痔一般质地柔软,多表现为无痛性便血,血色鲜红不与大便相混合,有时肉眼可见痔脱出至肛门口。直肠癌便血常伴有黏液及直肠刺激症状。肛门指检是非常有效的鉴别手段。

2. 肛瘘

肛瘘常由肛旁脓肿所导致,患者一般有肛周脓肿病史,局部红、肿、热、痛,有时可见瘘管。与直肠癌临床表现差异明显,鉴别比较容易。

3. 阿米巴肠炎

主要症状为腹痛、腹泻,疼痛不向他处放射,病变累及直肠可伴有明显里急后重感。粪便颜色一般为暗红色,可伴有黏液成分。炎症可致肉芽组织明显增生,因直肠部位及盆腔内空间相对固定,增厚的肠管向肠腔挤压,使肠腔狭窄,易误诊为直肠癌纤维结肠镜检查及活检是有效鉴别手段。

4. 直肠息肉

主要症状是便血。行肛门指检及纤维结肠镜检查取病理活检可鉴别诊断。

5. 血吸虫病

血吸虫肠道病变好发于直肠、乙状结肠、降结肠，虫卵沉积于肠黏膜使局部组织充血、水肿、坏死，产生腹痛腹泻及便血症状，急性炎症消退后，继而出现结缔组织增生，使肠壁增厚甚至肠腔狭窄。行结肠镜检查及病理活检可鉴别诊断。

第二章
结直肠癌化疗、放疗和靶向治疗

第一节　结直肠癌的化疗

一、结直肠癌的新辅助化疗

结直肠癌的新辅助化疗目的是提高根治性手术的可能性。对直肠癌而言，目的是增加保肛率，提高患者的生活质量，对于 T3 ~ T4 期的患者还能够降低术后局部复发率，通常与 54Gy 剂量的放疗联合使用。

（一）方案一

氟尿嘧啶 225 mg/m^2，静脉滴注（连续用药 24 h），每天 1 次，每周 5 天。

（二）方案二

亚叶酸钙（CF）20 mg/m^2，静脉注射，每天 1 次，每周 4 天，放疗的第 1、5 周给予。
氟尿嘧啶 400 mg/m^2，静脉注射，每天 1 次，每周 4 天，放疗的第 1、5 周给予。

（三）方案三

卡培他滨 825 mg/m^2，口服，每天 2 次，每周 5 天。

二、结直肠癌的辅助化疗

结直肠癌的辅助化疗经历了 30 多年的研究，取得了令人瞩目的进展，术后辅助化疗能使 5 年生存率增加 15% 左右。一般认为，以氟尿嘧啶为主的化疗方案是结直肠癌辅助化疗的基础,CF 为近 20 年发现的最有效的生物调节剂,其通过与氟尿嘧啶在体内的活性代谢物——氟尿嘧啶脱氧核苷酸和胸苷酸合成酶形成稳定的三元复合物,抑制 DNA 的合成,增强氟尿嘧啶的疗效。奥沙利铂的应用进一步增强了氟尿嘧啶+CF 的效果。辅助化疗的应用时间为半年。

以氟尿嘧啶+CF 为基础并联合奥沙利铂的化疗方案已被列为Ⅲ期结直肠癌的标准辅助化疗方案,并推荐应用于具有高危因素的Ⅱ期结直肠癌。这些高危因素包括肠梗阻、肠穿孔、T4、低分化肿瘤、有脉管侵犯、送检淋巴结<12 枚。正确分期对指导辅助化疗非常重要,特别是对淋巴结的检查,应在 12 枚以上,若遗漏了对淋巴结的检查,将对预后产生不良影响。

(一)改良 FOLFOX6 方案

(1)奥沙利铂 85 mg/m^2,静脉滴注(连续用药 2 h),第 1 天。

(2)CF400 mg/m^2,静脉滴注,第 1 天。

(3)氟尿嘧啶 400 mg/m^2,静脉注射,第 1 天。

(4)氟尿嘧啶 200～240 mg/m^2,静脉滴注(连续用药 48 h),第 1、2 天。

该方案每 2 周 1 次。

【说明】①除非患者无法耐受,对于能够接受强化疗的患者,不主张单独应用氟尿嘧啶+CF,而应联合应用奥沙利铂。该方案是在 FOLFOX6 方案基础上的改进,减少了奥沙利拍的用量,安全性更好,氟尿嘧啶+CF 的用药采用了改良 DeGramont 方案。②对于直肠癌的术后辅助治疗,应以联合放化疗为首选,由于放疗的有效性,在氟尿嘧啶基础上加用奥沙利铂并不能进一步减少局部复发。对于Ⅲ期的患者,远处转移的风险大大增加,可以考虑加用奥沙利铂以降低远处转移的发生率。③虽然伊立替康治疗晚期结直肠癌有效,但在术后辅助治疗方面,不管是与静脉推注还是持续静脉滴注的氟尿嘧啶联合均未能进一步降低术后复发率,反而增加了毒副反应。所以,到目前为止,伊立替康仍不推荐应用于术后辅助化疗。④有关单克隆抗体联合化疗进行的辅助化疗的临床试验正在进行,目前尚无证据证明单克隆抗体用于辅助治疗有效。

(二)CapeOX 方案

(1)奥沙利铂 130 mg/m^2,静脉滴注(2 h),第 1 天。

(2)卡培他滨 850～1000 mg/m^2,口服,每天 2 次,第 1～14 天。

该方案每 3 周 1 次。

【说明】诸多的临床试验证明,卡培他滨与持续静脉滴注氟尿嘧啶的疗效相等,虽然手足综合征发生的比例升高,但大部分患者能够耐受,而且对骨髓的抑制较轻,老年或体质差的患者使用更加安全。用药方便也是卡培他滨相对于静脉用药的优势之一。

(三)改良 DeGramont 方案

(1)CF400 mg/m^2,静脉滴注,第 1 天。

(2)氟尿嘧啶 400 mg/m^2,静脉注射,第 1 天。

随后氟尿嘧啶 200 ~ 240 mg/m^2,静脉滴注(46 h),第 1、2 天。

【说明】①对于不能耐受强化疗,或对奥沙利铂过敏的患者,可以应用氟尿嘧啶+CF 或氟尿嘧啶衍生物,以更安全。②在使用方法上,随着对氟尿嘧啶用法的深入研究,人们认识到,氟尿嘧啶的持续给药比静脉推注有更大的优势。因此便产生了此方案,该方案是在 DeGramont 方案基础上的改良。静脉推注的 MayoClinic 方案和 RoswellPark 方案已不再被推荐于临床使用。

(四)卡培他滨方案

卡培他滨 1000 ~ 1250 mg/m^2,口服,每天 1 次,第 1 ~ 14 天。

该方案应用 2 周,休息 1 周。

(五)优福定+CF 方案

(1)优福定 400 mg/m^2,分 4 次口服,每天。

(2)CF15 mg,口服,每天 4 次(于优福定 30 min 后口服)。

该方案持续应用 4 周,休息 1 周。

【说明】美国乳腺与肠道外科辅助治疗研究组(NSABP)组织的数千例患者的研究证明,优福定与氟尿嘧啶分别加 CF 比较,在疗效和毒性方面均无差别。

第二节　晚期结直肠癌的化疗

与最佳支持治疗比较,晚期结直肠癌的化疗在生存期和生活质量方面均占有优势,而且尽早治疗对患者有益,可以使中位生存期延长。晚期结直肠癌的化疗仍以氟尿嘧啶类药物为基础,联合伊立替康或奥沙利铂可使疗效显著提高。

一、FOLFIRI 方案

(1)伊立替康 180 mg/m^2,静脉滴注,第 1 天。

(2)CF400 mg/m^2,静脉滴注,第 1 天。

(3)氟尿嘧啶 400 mg/m^2,静脉注射,第 1 天。

(4)氟尿嘧啶 200～240 mg/m^2,静脉滴注(连续用药 48 h),第 1、2 天。

该方案每 2 周 1 次。

这一方案是采用伊立替康与改良 DeGramont 方案联合,一线治疗有效率为 45% 左右,二线治疗有效率为 5%～10%,临床获益率大约为 25%。

二、改良 FOLFOX6 方案

改良 FOLFOX6 方案,即 mFOLFOX6,参见本篇第二章第一节相关内容。

三、CapeOX 方案

参见相关内容。

【说明】①对于那些体质较弱的患者采用卡培他滨替代氟尿嘧啶+CF,疗效不受影响,对骨髓抑制较轻。②以奥沙利铂为主的联合方案与以伊立替康为主的联合方案可以互为二线用药,凡能完成这两种方案的患者,其中位生存期均可以达 20 个月。

四、FOLFOXIRI 方案

(1)伊立替康 165 mg/m^2,静脉滴注,第 1 天。

(2)奥沙利铂 85 mg/m^2,静脉滴注,第 1 天。

(3)CF400 mg/m^2,静脉滴注,第 1 天。

(4)氟尿嘧啶 3200 mg/m^2,静脉滴注(连续用药 48 h),第 1、2 天。

该方案每 2 周重复 1 次。

【说明】与 FOLFIRI 方案相比,FOLFOXIRI 方案能显著提高近期有效率、转移灶的根治性切除率,从而延长 PFS。对于体质好,有希望通过接受强力化疗缩小病灶而获得手术机会的患者可以采用该方案。但该方案毒性反应较大,对体质差,或者预判不能获得根治机会的患者临床上不推荐使用。

五、单克隆抗体的联合方案

(一)贝伐珠单抗+FOLFIRI

(1)FOLFIRI 参见“FOLFIRI 方案”。

(2)贝伐珠单抗5 mg/kg,静脉滴注,每2周1次。

(二)贝伐珠单抗+mFOLFOX6

(1)mFOLFOX6参见本篇第二章第一节相关内容。

(2)贝伐珠单抗5 mg/kg,静脉滴注,每2周1次。

【说明】①以上两个贝伐珠单抗的联合方案可以作为一线或未使用过贝伐珠单抗的二线用药,贝伐珠单抗的应用必须联合有效的化疗药物,因此,不推荐在三线应用。②对65岁以上的患者,如果既往有高血压或出血及血栓事件者谨慎应用。③术前、术后2个月尽量避免应用,以避免伤口愈合障碍。

(三)西妥昔单抗+FOLFIRI

(1)FOLFIR1参见“FOLFIRI方案”。

(2)西妥昔单抗400 mg/m^2,静脉滴注,第1周。

(3)随后西妥昔单抗250 mg/m^2,静脉滴注,每周1次。

【说明】①目前,西妥昔单抗可以联合化疗应用于结直肠癌的治疗,也可以单独应用于伊立替康失败的联合治疗时,化疗剂量不变,对于体质较差不能耐受化疗的患者,可以西妥昔单抗单独应用。对于能够耐受化疗的患者,西妥昔单抗联合的化疗方案主张采用FOLFIRI方案,而与FOLFOX联合的证据有待进一步研究。既往的化疗方案和疗程不影响西妥昔单抗的联合效果。②一般来说,EGFR表达对患者的疗效无预测作用,而KRAS基因状态与西妥昔单抗的疗效有密切关系,散发型患者才能从西妥昔单抗的治疗中获益,因此,所有应用西妥昔单抗的患者必须检测基因状态。③与西妥昔单抗有关的毒副反应主要为痤疮样皮疹。有资料显示,皮疹的发生可以预测疗效,皮疹的严重程度与生存时间的延长有一定相关性。

第三节　局部进展期直肠癌的治疗

直肠癌患者术前分期至关重要。术前分期将决定治疗策略,包括手术意向(根治或姑息)及是否建议术前放化疗。因此临床上分期不足或分期过高将直接影响直肠癌的疗效。治疗前应充分评估,包括直肠MRI、腹盆部CT、结肠镜、直肠指检等。

局部进展期直肠癌定义为:经影像学或病理学检查发现的原发肿瘤,侵出肠壁肌层直至周围结构(c/pT3~4b)、系膜内及真骨盆范围内,出现淋巴结转移(c/PN1~2)而无远处转移(M0)的,且距肛门12 cm以内的直肠癌。

因为局部复发风险较高，新辅助治疗或辅助治疗通常包括局部治疗。这种复发风险与以下因素有关。①直肠与盆腔结构和其他器官关系密切。②远端直肠周围没有腹膜覆盖。③对于低位直肠癌，手术切除时难以获得足够的安全边界。

虽然放射治疗（放疗）可以降低直肠癌局部复发率，但它同时也带来毒性反应的增加（如辐射诱导损伤、血液毒性）。有研究表明，一些局部复发风险较低的患者（如T3、N0、M0分期的近端直肠癌，切缘阴性，预后良好），手术和辅助化疗就已足够。然而一项回顾性多中心研究表明：依据超声内镜或MR诊断为临床分期T3、N0的188例直肠癌患者接受了术前放化疗，其中22%的患者在随后的病理回顾中发现阳性淋巴结。因此推测许多患者治疗前分期过低并且从术前同步放化疗中获益。因此，建议T3、N0的患者术前进行放化疗。

对于大多数Ⅱ期或Ⅲ期直肠癌患者，推荐包括手术、以氟尿嘧啶为基础的同步放化疗的联合治疗及化疗。放疗+卡培他滨：放疗5周，其间卡培他滨825 mg/m^2，每天2次，每周5 d。放疗+氟尿嘧啶：225 mg/m^2，每天2次，放疗期间持续滴注，每周5 d。围手术期盆腔放疗在Ⅱ/Ⅲ期直肠癌中的应用仍在不断发展。目前的指南推荐了几种可能的治疗顺序，这取决于预测的环周切缘状态和对初始治疗的反应。围手术期治疗及同步放化疗和化疗的总时间不应超过6个月。

第四节 术前和术后放疗

一些研究比较了Ⅱ期或Ⅲ期直肠癌术前和术后放疗的效果。一项来自德国直肠癌研究组（CAO/ARO/AIO-94试验）的大型前瞻性随机试验，比较了术前和术后放化疗在Ⅱ期或Ⅲ期直肠癌中的作用。这项研究结果表明，术前治疗可显著降低局部复发率（6% VS 13%，$P=0.006$）和治疗相关毒性的发生率（27% VS 40%，$P=0.001$），虽然两组OS相似。这项试验的长期随访结果随后发表。局部控制持续改善，术前和术后治疗组10年累积局部复发率分别为7.1%及10.1%（$P=0.048$）。10年的OS在两组间再次相似（59.6% VS 59.9%，$P=0.85$），无病生存期（DFS）及远处转移发生率亦相似。

SEER数据库通过对4724名T3N0直肠癌患者的分析发现，与无放疗的直肠癌手术相比，术后放疗可显著降低肿瘤相关死亡风险[HR0.69，95% CI（0.58，0.82），$P<0.001$]，而术前放疗无此效应[HR0.86，95% CI（0.72，1.04），$P=0.13$]。

与术后放疗相比，术前放疗的优势在于肿瘤对于治疗的反应和正常组织的保留。首先，减小肿瘤体积可以提高切除率，增加保留括约肌的可能性。尽管一些研究表明术前放疗或放化疗与直肠癌患者括约肌保存率的提高有关，但这一结论并未得到两项关于术前同步放化疗治疗直肠癌随机试验 Meta 分析的支持。其次,术前组织含氧量有更高的放射敏感性。再次,术前放疗可以避免辐射损伤而使术后小肠坠入盆腔。最后,术前受照射组织将被切除,吻合口不会受放疗影响。术后放疗的优势与不足在于:照射范围及病理明确,避免早期肿瘤不必要的照射;显著降低局部复发率;照射较多小肠(同步放化疗反应大);手术区域血供差,放射敏感性降低。

大量临床试验已经评估了在临床分期(如 EUST 3 ~4)或病理分期[PT3 和(或)N1 ~2]术前或术后放疗中添加同步化疗的有效性。在术前或术后放疗同时进行化疗的好处包括局部放疗增敏和全身疾病控制(即根除微转移)。术前放化疗也有可能提高病理学完全缓解率(pCR)和括约肌保存率。

在一项包含 T3 ~ T4 局部晚期直肠癌患者的研究中,患者被随机分为术前单纯放疗组和术前联合氟尿嘧啶+CF 的同步放化疗组。两组生存率和保肛率无统计学差异。术前放化疗组 pCR 更高(11.4% VS 3.6%,$P<0.05$),3/4 级毒副反应也更大(14.6% VS 2.7%,$P<0.05$)。术前同步放化疗有更好的局部控制率(8.1% VS 16.5%,$P<0.05$)。

一项Ⅲ期试验的初步结果显示,术前同步放化疗可起到放疗增敏效果。联合治疗模式的肿瘤大小、pTN 分期、淋巴浸润、血管浸润和神经浸润的发生率明显低于单纯放疗和手术。

一项对 6 个随机对照试验的回顾分析发现,在Ⅲ期、局部进展期直肠癌患者术前放疗的基础上增加化疗可降低局部复发的风险,但对 OS、30 天死亡率、括约肌保存率和晚期毒性均无影响。类似地,对Ⅱ期和Ⅲ期可切除直肠癌的另一项综述发现,术前放疗中加入化疗可提高 PCR,改善局部控制,但对 DFS 或 OS 没有影响。另一项 Meta 分析评估了 5 个新辅助放化疗和新辅助放疗的随机对照研究,获得类似结论。

关于同步放化疗中化疗药物的给药方式,一项Ⅲ期研究显示静脉泵输注和静脉滴注氟尿嘧啶疗效相当,但静脉泵输注血液毒性更高。近年来有研究显示,卡培他滨与氟尿嘧啶在直肠癌的围手术期放化疗中的疗效相似。

为了改善新辅助治疗药物氟尿嘧啶或卡培他滨联合放疗的疗效,一些大型随机病例期试验(ACCORD12、STAR-01,NSABPR-04、CAO/ARO/AIO-04、FOWARC)在方案中加入了奥沙利铂。在 STAR-01 研究中,加入奥沙利铂后,3/4 级毒副反应发生率从 8% 上升至 24%,差异有统计学意义,而两组 pCR 均为 16%。最近报道的 NSABPR-04 试验结果也表明,奥沙利铂的添加并没有改善临床结果,反而增加了治疗毒性。ACCORD12/0405prodige2 试验也得到了类似的结果,其中卡培他滨+放疗(45Gy)与 CaPeOX+放疗(50Gy)进行了比较,主要终点为 pCR。奥沙利铂组和对照组的 pCR 分别为 19.2% 和 13.9%,两组差异无统计学意义。虽然奥沙利铂组在 ACCORD12 试验中接受了更高剂量的放疗,患者在手术时的最小残留病率从 28.9% 提高至 39.4%,差异有统计学意义,但这并没有转化为 3 年后局部复发率、DFS 或 OS 的改善。即使经过较长时间随访,结果仍无明显变化。

德国 CAO/ARO/AIO-04 试验结果已经发表。该试验评估了氟尿嘧啶联合奥沙利铂同步放疗，与 STAR-01、NSABPR-04 和 ACCORD12 相比，奥沙利铂组的 pCR 更高，从 13% 上升至 17%，差异有统计学意义。但这一结果可能是由于两组之间的氟尿嘧啶给药方式不同而造成的。该试验的主要终点为 3 年 DFS，奥沙利铂组为 7.9% [95% CI (72.4,79.5)]，而对照组为 71.2% [CI(67.6,74.9)，$P=0.03$] 重要的是，在 CAO/ARO/AIO-04 试验中奥沙利铂也被添加到辅助治疗中，但在其他试验中没有，所以交叉试验比较是有限的。

类似于 CAO/ARO/A10-04 研究，中国 FOWARCⅢ期多中心试验，将局部晚期直肠癌患者随机分为灌注氟尿嘧啶+CF-RT、FOLFOX-RT 或 FOLFOX 三种新辅助治疗方案，发现 FOLFOX-RT 较其他方案具有更高的 PCR 和降期作用。

根据目前已有的结果，不建议在新辅助放化疗中添加奥沙利铂，亦没有在新辅助治疗中使用靶向治疗的证据。术前同步放化疗+手术+辅助化疗的治疗策略仍是中低位局部晚期直肠癌（Ⅱ期、Ⅲ期）的标准治疗策略。

第五节　术前短程放疗

有几项欧洲研究观察了术前短程放疗的有效性。瑞典直肠癌试验的结果表明，与单纯手术相比，该方法具有生存优势，局部复发率较低。然而，2005 年发表的一项随访研究显示，由于肠梗阻和其他胃肠道并发症，术前短程放疗患者术后住院的比例增加。其他一些研究也对 T1 ~ T3 期直肠癌患者术前短程放疗的有效性进行了研究，结果表明，尽管局部疾病控制有所改善，但 OS 并未提高。一项对 312 名波兰患者的随机研究直接比较了术前短程放疗和常规的术前长程放化疗，并没有发现局部复发率或生存率的差异。另一项比较短程放疗和长程放化疗并延迟手术的研究显示，虽然长疗程组缩瘤与降期优于短疗程组，但 R0 切除率和术后并发症发生率无明显差异。3 年 DFS 在长疗程组优于短疗程组（75% VS 59%，$P=0.022$），在 OS 上没有区别。StockholmⅢ期临床研究，纳入距肛缘 15 cm 以内、可以手术切除且没有远处转移的直肠腺癌患者共 840 例。将其中 385 例患者随机分为 3 组，短程放疗即刻手术（5Gy×5Gy，放疗手术间隔<1 周）组 129 例，短程放疗延迟手术（5Gy×5Gy，放疗后 4 ~8 周手术）组 128 例，长程放疗延迟手术（25Gy×2Gy，放疗后 4 ~8 周手术）组 128 例；将另外 455 例患者随机分为两组，合并分析短程放疗即刻手术组 228 例，短程放疗延迟手术组 227 例。其主要研究终点为局部复发时间，短程放疗即刻手术组、短程放疗延迟手术组、长程放疗延迟手术组的局部复发时间分别

为33.4个月、19.3个月、33.3个月，三组的局部复发率分别为2%(8/357)、3%(10/355)、5%(7/128)，P无统计学差异。三组的5年OS及DFS也无统计学差异。术后并发症的发生率三组相似，分别为50%(65/129)、38%(48/128)、39%(50/128)，P无统计学差异。但是，短程放疗即刻手术与短程放疗延迟手术两组单独分析结果显示，前者术后并发症的发生率明显较后者高[53%(188/357) VS 41%(144/355)，$P<0.001$]，PCR后者明显较前者高(1.7% VS 11.8%，$P<0.001$)。由此，研究者认为，应用三种术前放疗方案的肿瘤结局并无差别，但长程放疗会延长治疗时间；而短程放疗后延迟手术相较于立即手术，可以显著减少术后并发症。2014年的一项综述分析了16项研究，探讨了短程放疗与直肠癌切除之间的间隔时间。与延迟手术组(5～13周间隔)相比，即刻手术组(1～2周间隔)的严重急性放射毒性发生率较低，但术后并发症发生率较高。延迟手术组pCR明显高于延迟手术组，括约肌保留率和R0切除率无差异。

第六节　全新辅助治疗

几项小型临床试验尝试在放化疗和手术前开展新辅助化疗，这种方法被称为全新辅助治疗(TNT)。在西班牙GCR-3随机Ⅱ期试验中，患者被随机分为化疗-同步放化疗-手术与同步放化疗-手术-化疗组。两组观察到相似的PCR，诱导化疗似乎毒性更小，耐受性更好。另一项Ⅱ期临床试验随机对接受FOLFOX诱导治疗或不接受FOLFOX诱导治疗的患者进行放化疗和手术。临床结果无差异，但接受诱导治疗组毒性较高。

一项单中心回顾性队列研究分析了两组患者。①传统术前放化疗联合手术及辅助化疗(320例)。②诱导化疗联合术前放化疗及手术的TNT模式(308例)。

TNT组有更好的化疗完成率及更高的PCR(36% VS 21%)0TNT可能的好处包括早期预防或根除微转移，获得更高的病理完全反应率，促进切除，提高化疗的耐受性和完成率。

正在进行的RAPIDO试验(NCT01558921)在评估临床T3期或T4期直肠癌患者术前短疗程放疗联合6个周期的CapeOX随后手术的3年DFS。该研究纳入MRI定义高危(cT4或MRF，或N2，或侧方淋巴结，或EMVI)的直肠癌患者920例，随机分为长程放化疗组452例和短程放疗联合新辅助化疗组468例。前组治疗方案为术前放疗50.4 Gy，同步卡培他滨825 mg/m^2，每天2次化疗。放化疗结束14～16周行TME手术，术后预计CapeOX方案辅助化疗8个周期；后组治疗方案为术前放疗5Gy×5Gy，CapeOX方案新辅助化疗6个周期，放疗后22～24周行TME手术。

TNT是一项有潜力的治疗策略，能提高全身化疗的依从性，获得更高的临床和病理反应率,对于为了保肛而选择保守治疗(等待观察)的患者,TNT 的治疗策略或许更能获益。

第七节 靶向治疗

虽然全身化疗目前仍为进展期结直肠癌(CRC)的主要治疗方法,但在过去的20年中,随着新的靶向治疗药物单独用药或与常规化疗药物的联合应用,进展期 CRC 的治疗和管理已经取得了显著的进展。目前研究工作主要集中于转移性 CRC(mCRC)中与靶向肿瘤血管生成活性、细胞生长与迁移有关的新药研发。其中靶向表皮生长因子(EGF),如西妥昔单抗、帕尼单抗等,以及血管内皮细胞生长因子(VEGF),如贝伐珠单抗、阿柏西普、瑞格菲尼及雷莫芦单抗等通路的药物已被应用于临床实践中。

尽管 mCRC 的靶向治疗领域取得了显著进展,并在 mCRC 的治疗中发现了促进临床医师选择最适合靶向治疗药物所依据的潜在生物标志,但对治疗初始有效的患者也会经历疾病进展。靶向治疗药物虽然阻断了上游通路,但新的体细胞突变可上调或活化 EGF/VEGF 下游通路并与表皮生长因子受体(EGFR)和血管内皮细胞生长因子受体(VEGFR)药物的获得性耐药相关。因此,最近的研究工作主要集中在表征 mCRC 的分子特征并特别关注遗传变异的模式,以便更好地理解并针对当前生物制剂获得性耐药的机制及开发其他新的靶向治疗药物。

一、以 VEGF 及 VEGFR 为靶点的药物

(一)贝伐珠单抗

贝伐珠单抗(Avastin®)是一种重组人源化单克隆抗体,2004 年被美国食品药品监督管理局(FDA)批准与化疗联合用于 mCRC 的一线治疗。该药选择性靶向 VEGF-A,抑制其与 VEGFR 相结合,并干扰与肿瘤细胞增殖、迁移,血管生成活性及抑制与凋亡有关的血管新生的信号级联反应。VEGF 依赖和非依赖途径内的遗传变异被认为与贝伐珠单抗的应答及转移性疾病的进展有关。不过,大多数可用数据提示种系遗传多态性与患者预后之间存在关联,体细胞突变在预测贝伐珠单抗疗效中的作用很少被研究,而 VEGF5´非翻译区(UTR)和启动子区域一直是主要的研究对象。鉴于已知的 KRAS 信号激活与血管生成之间的关系,体细胞突变的研究主要集中在 RAS/RAF/PIK3CA 途径。有趣的是,Fiala 等在 404 名接受含贝伐珠单抗治疗的 mCRC 高加索患者的队列中,观察到

KRASG12A/V 突变型是 KRAS 野生型和其他 KRAS 突变型出现较差 PFS 和 OS 的一个重要的预测因子。另一项研究也是在相似的人群中比较 FOLFOXIRI 联合贝伐珠单抗和 FOLFIRI 联合贝伐珠单抗作为 mCRC 患者一线治疗，结果显示 RAS 和 BRAF 突变阳性亚组的 OS 与 PFS 要劣于 RAS 和 BRAF 野生型亚组；在 FOLFOXIRI 或 FOLFIRI 联合贝伐珠单抗方案的分层分析中，不同的分子亚组中的疗效并没有显著差异。EGFR 信号通路中基因突变对贝伐珠单抗疗效的不利影响在亚洲 mCRC 人群中也有报道，Nakayama 等评估了接受一线含贝伐珠单抗治疗的患者 RAS/PIK3CA/BRAF 肿瘤突变的意义，结果显示突变型较野生型肿瘤具有较低的客观缓解率(ORR)，并且在仅考虑 KRAS 基因第 2 外显子突变而非所有 RAS(KRAS 和 NRAS)/PIK3CA/BRAF 突变时差异更大。此外，包括临床病理参数在内的多变量分析中，RAS 和 BRAF 突变是疾病进展的独立负性因素。上述差异没有达到统计学上的显著水平，可能是由于 RAS 突变的效应相对较小和突变较为罕见所致，因此 RAS/PIK3CA/BRAF 的状态似乎是确定是否对抗 VEGF 治疗有效的潜在生物标志。另一项研究未能发现 RAS 突变状态与贝伐珠单抗疗效之间的关系；不过这项研究的样本量较小，只有一个亚组(n=35)采用含贝伐珠单抗的方案进行治疗。有趣的是，在对 167 例接受肺转移切除术的 mCRC 患者进行的开拓性研究中，首次报告了 KRAS 密码子 12 突变患者围手术期贝伐珠单抗的应用与局部无复发生存率和总生存率的显著改善有关。这些初步发现表明 EGFR 通路基因突变，尤其是 KRAS 外显子 2 的突变状态可以代表贝伐珠单抗靶向治疗的潜在预测标志物，并有助于选择能从贝伐珠单抗给药中临床获益的患者。此外，最近的数据显示 RAS 突变对贝伐珠单抗疗效的不利影响，有助于更好地阐明在 RAS 突变 mCRC 患者一线治疗中抗 VEGF 药物的潜在作用，该问题目前仍在争论之中。然而，由于目前少数发表的研究的不均一性(如种族、研究设计和统计功效、联合治疗的药物)和回顾性，因此需要更多的独立性和前瞻性的研究去阐明 RAS/PHOCA/BRAF 突变在进入临床常规应用之前，对指导贝伐珠单抗优化治疗中的实际临床意义。

(二)阿柏西普

血管生成抑制剂阿柏西普(Zaltrap®)是由 VEGFR1 和 VEGFR2 胞外域 VEGF 结合部分、人 IgG1 中能够结合 VEGF-A、VEGF-B 配体的可结晶片段(Fc 片段)部分及具有阻断 VEGF 通路作用的胎盘生长因子(PIGF)所组成的重组融合蛋白。基于Ⅲ期 VELUR 试验中阿柏西普在 612 例既往接受以奥沙利铂为基础治疗方案失败后联合 FOLFIRI 方案获得 OS 和 PFS 改善的结果，FDA 和欧洲药品管理局(EMA)分别在 2011 年和 2012 年批准该药上市。迄今，还未发现与阿柏西普疗效相关的有效药物遗传学标志物，只有一个在 236 例 mCRC 患者中单独使用 mFOLFOX6 或与阿柏西普联合的研究(Ⅱ期 AFFIRM 研究)评估了 96 个体细胞变异样本中 KRAS、BRAF、NRAS、PTEN、HK3CA、EGFR、PIK3RI 和

PIK3R2 等基因，以明确遗传标志与患者预后之间的关系，然而分析结果提示体细胞突变与 PFS 无显著相关性，仅观察到 KRAS 突变在 mFOLFOX6 组与 mFOLFOX6 联合阿柏西普组具有不良中位 PFS 的趋势。评估参与阿柏西普作用信号通路中其他生物靶点有利于找到与阿柏西普疗效相关的潜在预测性标志，由于阿柏西普作为 VEGF 和 PIGF 配体的陷阱，编码这些靶点和相关级联的基因突变可能是耐药的良好候选生物标志物，但需要进一步的研究来证实这一假说。

（三）雷莫芦单抗

雷莫芦单抗（Cymmza®）是一种特异性靶向 VEGFR2 的人单克隆抗体，通过阻断 VEGF 配体与受体的结合来抑制血管新生途径。基于一项双盲、多中心的Ⅲ期研究（RAISE 研究）中，1 072 例 mCRC 患者按 1∶1 随机接受雷莫芦单抗联合 FOLFIRI 与安慰剂联合 FOLFIRI 的治疗，两者比较前者获得了生存上的优势，FDA 于 2015 年 4 月批准了该分子靶向药物用于既往接受贝伐珠单抗、奥沙利铂和氟尿嘧啶治疗的 mCRC 患者的二线治疗。鉴于确定哪些患者能够从雷莫芦单抗的治疗中取得良好疗效的重要性，在 RAISE 研究数据中开展了一个药物基因组学分析，患者根据某些参数进行分层，包括画突变状态，结果显示 KRAS 野生或突变组在生存期上没有显著差异，仅在雷莫芦单抗治疗组中，KRAS 散发型患者较 KRAS 突变型患者具有 OS 延长的趋势。仅有一份病例报告研究发现 1 例 KRAS 散发型患者接受含雷莫芦单抗的治疗，由于 VEGFR2 基因（P. T71R）体细胞错义突变，从而刺激血管生成，可能有助于获得耐药性。尽管最近雷莫芦单抗已应用于临床实践，但没有其他已经发表的数据与预测药物有效性相关的基因型。不过由于雷莫芦单抗特异性靶向于 VEGFR2 的胞外域，编码 VEGFR2 基因的 KDR 的体细胞变异可能是未来研究的焦点，有助于更好地了解雷莫芦单抗疗效出现差异的原因。

（四）瑞格菲尼

2012 年 9 月，FDA 批准用于 mCRC 三线治疗的多激酶抑制剂瑞格菲尼（STTYARGA®）显示在 VEGF 级联下游更广泛细胞靶点上的抗血管生成活性，包括 VEGFR1、VEGFR2 和 VEGFR3，成纤维细胞生长因子受体（FGFR），血小板衍生生长因子受体（PDGFR），转染过程中原癌基因的重排（RET），酪氨酸激酶与 Ig 和 EGF 同源结构域（TIE-2），盘状结构域受体 2（DDR2），RAF-1 和 BRAF 等。两个大型国际多中心、随机Ⅲ期临床试验在 2013 年（CORRECT 研究）和 2015 年（CONCUR 研究）分别证实了瑞格菲尼在 OS 上的获益，并强调了临床病理分层因素的存在（包括转移部位的数量、从诊断到发生转移的时间，以及既往抗 VEGFR 药物治疗），从而明确了能够从靶向治疗中获益的亚组。然而，迄今还没有确定有效的预测/预后标志物。在 CORRECT 和 CONCUR 研究中，760 例和 204 例不同种族的 mCRC 患者分别按照 2∶1 随机接受瑞格菲尼和安慰剂治疗，结果显示

KRAS 和突变与否均不能预测预后。Tabemero 等通过对从研究数据的回顾性分析初步得出的结果证实,或 PIK3CA 基因体细胞的变异与患者预后(OS 和 PFS)之间无显著相关性。相反,另一个多中心研究(REBECCA 研究)中 654 例 mCRC 患者通过慈善项目接受瑞格菲尼治疗,结果提示 KRAS 的状态可以作为独立于临床病理因素(如体能状态、瑞格菲尼剂量和转移灶的数目等)外、较短 OS 的一个预测因素。目前 KRAS/PIK3CA 体细胞突变是否能够调节瑞格菲尼的疗效并不确定,还需要进一步的研究来阐明 EGFR 通路基因突变在优化该多激酶抑制剂给药中的实际临床价值。此外,由于瑞格菲尼作用于多个靶点,还可以扩大药物基因组学评价,以考虑编码参与该药物作用机制的其他蛋白质的基因突变,并采用联合检测的方法来选择对治疗应答最佳的遗传模式。这一假说得到了一个病例报告的支持,该例患者出现 VEGFR2 c.881C>T 的突变,并从瑞格菲尼的治疗中获得了显著的疗效,不过该突变的功能性意义需要进一步明确。这些数据,虽然源自假设,但无疑激发了进一步对与瑞格菲尼疗效相关的抗血管新生通路中分子标志物预测价值的研究。

(五)其他以 VEGFR 为靶点的药物

VEGF 相关信号在新生血管形成、肿瘤细胞生长、发育和迁移中起着至关重要的作用。除了上述已被批准用于治疗进展期 CRC 的几种抗血管生成剂外,还有几种以 VEGFR 为靶点的药物仍在研究中。因为大多数转移性疾病通过采用其他通路代偿机制(如 FGF-相关信号激活和 PDGF-相关信号激活)产生耐药性,因此寻找新的靶向 VEGFR 通路的分子已成为必要。

法米替尼是一种多靶向酪氨酸激酶抑制剂,靶向 VEGFR2 和 VEGFR3、PDGFR、干细胞因子受体、FMS 样酪氨酸激酶受体和原癌基因 RET。在一项Ⅱ期临床研究中,154 例接受二线或二线以上治疗失败的 mCRC 患者,接受法米替尼治疗的耐受性良好,并提高了 PFS 与疾病控制率(DCR)(NCT01762293),这些有希望的结果仍在 tFACT Ⅲ期研究中进行验证,该研究包括 540 例进展期 CRC 患者(NCT02390947),其结果尚未在美国的临床试验室网上公布。

尼达尼布是一种以平衡方式靶向 VEGFR1、VEGFR2 和 VEGFR3、FGFR 和 PDGF 受体的新型三通路抑制剂,并已被评估作为单药和联合治疗方式用于 mCRC 患者。在一项Ⅰ/Ⅱ期试验中,尼达尼布联合 FOLFOX6 与贝伐珠单抗联合 FOLFOX6 相比没有显示出任何优势。随机的 LUME-COLON1 Ⅲ期研究旨在评估尼达尼布单药治疗的 PFS 和 OS。该研究纳入 764 例难治性多种药物耐受的 mCRC 患者,于 2016 年完成入组,该研究(NCT02149108)未能达到疾病进展或出现过量毒性这两个主要共同终点。结果表明,尼达尼布不能改善 OS,与安慰剂相比 PFS 显著增加,患者的耐受性良好。

有关其他小分子酪氨酸激酶抑制剂的研发一直不容乐观。VEGFR 通路抑制剂如瓦他拉尼、布里瓦尼、西地尼布、舒尼替尼和索拉非尼在与其他化疗药物联合使用时均未能改善患者的预后。例如，一种与 ATP 结合的口服 VEGFR 抑制剂瓦他拉尼，尽管其具有良好的安全性，但在生存率方面没有显示任何疗效。在两个Ⅲ期临床研究中，该药联合奥沙利铂为基础的化疗。此外，两个多酪氨酸激酶抑制剂舒尼替尼和凡德他尼在Ⅲ期和Ⅱ期试验中联合用药对 mCRC 患者没有显示任何特定的生存获益。同样地，索拉非尼是一种抗血管生成的多激酶抑制剂，用于治疗肝细胞癌时显示阳性结果，而在治疗 CRC 时则显示相互矛盾的结果。尽管在早期的Ⅰ/Ⅱ期研究中索拉非尼与伊立替康联合用药出现阳性的疗效，但接下来的 nb 期评价索拉非尼联合 FOLFOX6 时却未能复制这种临床相关性。

目前，一些被批准的抗 VEGFR 制剂作为单药或联合用药治疗可用于 mCRC 的一线或后续治疗。然而，获得性耐药的产生仍然是一个临床挑战。因此，除了上述新的针对下游 EGFR 和 VEGFR 的分子靶向药物以外，新的 VEGFR 多激酶抑制剂的开发将是未来研究工作的主要目标。

二、以 EGFR 为靶点的药物

(一)西妥昔单抗

西妥昔单抗(Erbitux®)是一种 DNA 重组单克隆抗体，选择性地结合 EGFR 的胞外域(由 HER1 编码)，其亲和力比内源性配体高 5～10 倍，通过 EGFR 通路抑制肿瘤生长。几项临床研究都证实了西妥昔单抗的有效性，西妥昔单抗已于 2004 年被 FDA 批准用于治疗 mCRC。根据两个主要研究(CRYSTAL 和 OPUS 研究)，西妥昔单抗作为 KRAS 野生型 mCRC 的一线靶向药物进入临床应用。优化抗 EGFR(如西妥昔单抗、帕尼单抗)治疗的药物基因组学研究主要集中在 RAS(即 KRAS、NRAS)和 RAF(即 BRAF)途径中的体细胞突变。肿瘤 KRAS 突变状态被公认为是对 EGFR 抑制剂(EGFR-IS)疗效的决定性因素。因此，在开始应用西妥昔单抗治疗之前建议确定 KRAS 基因分型，以评估活化 EGFR 通路潜在体细胞突变是否存在，因为该突变可能削弱抗 EGFR 靶向治疗药物的抗肿瘤作用。通常 KRAS 突变基因型见于密码子 12 和 13(外显子 2)。鉴于这些体细胞突变与原发和获得性耐药有关，建议在治疗前和治疗过程中进行强制性评估。KRAS 密码子 61(外显子 3)、117 和 146(外显子 4)并不常见，不过也建议在治疗前进行评价，特别是密码子 12 和 13 野生型的患者，以更好地预测抗 EGFR 药物的疗效(如西妥昔单抗、帕尼单抗)。有趣的是，一些研究还集中于 KRASc. 38G>A 的研究，一个发生于 KRAS 密码子 13 的罕见体细胞错义突变(G13D)，发现其与更好的 OS 和 PFS 及持续的抗 EGFR 治疗敏感度有关，然而其他研究却无法复制该相关性，需要进一步研究以阐明 G13D 突变对基于抗 EGFR 的治疗的真实预测价值。基于通过活化 MEK/ERK 轴参与细胞生长和分化的细胞内信号的 RAF 转导通路已建立,体细胞突变即便在 CRC 中罕见发生(4% ~15%),也有望成为抗 EGFR 治疗的预测标志物。特别是发生在 8% ~10% CRC 中,与 KRAS 突变相互排斥的 BRAF 外显子 15 的 BRAFV600E 突变(rsl13488022)被认为是一种更具侵袭性的肿瘤表型,与淋巴结转移和高度微卫星不稳定性(MSI-H)有关。该变异也与较差的临床获益有关,并促使临床医师在治疗前对其进行评估。迄今,一些 Meta 分析已经考虑 RAS 和 RAF 家族基因的突变状态,证实两种突变形式和抗 EGFR 单克隆抗体(西妥昔单抗和帕尼单抗)的疗效不佳和(或)这些靶向药物获得性耐药之间的关系。此外,在 EGFR 级联下游其他基因的体细胞突变已被建议用于预测抗 EGFR 单克隆抗体的疗效,特别是调节肿瘤增殖、迁移和血管新生的 RAS/RAF/MAPK 和磷酸肌醇 3-激酶(PI3K)/AKT 哺乳动物雷帕霉素 IE 蛋白(mTOR)通路的检测,强调可以代表抗 EGFR 疗效的潜在决定因素的 NRAS、PIK3CA 和 PTEN 等基因中体细胞突变的存在,尤其是在 KRAS 密码子 12、13 野生型的患者中。关于 NRAS 基因,位于密码子 12、13,61,117 和 146(外显子 2 ~4)中的一些罕见突变与肿瘤原发耐药及更差的 ORR、PFS 和 OS 有关。因此,推荐在治疗前和治疗后条件允许的情况下进行基因分型。此外,PIK3CA 基因外显子 9 和 20 的突变与较差的 ORR 和较短的 PFS 及 OS 相关,因此建议在治疗前增加该附加标志物的评估。具有非功能性 PTEN[突变和(或)表达减少]的肿瘤与较低的 ORR 和较短的 PFS 或 OS 显著相关。除了 EGFR 级联下游基因,有证据表明编码靶向 EGFR 药物相关基因的体细胞错义突变(如密码子 492、S492R)与抗 EGFR 单克隆抗体的获得性耐药相关,为优化患者的临床治疗建议在治疗过程中对其进行评价。总的来说,这些发表的数据强调需要在西妥昔单抗相关通路中考虑一些体细胞基因的突变,以利于药物治疗的个体化。目前,突变状态是临床上常规进行评估的唯一生物标志物,但需要考虑其与其他附加标志物的联合检测来预测西妥昔单抗疗效和(或)获得性耐药,以进一步提高抗 EGFR 的治疗效果。

(二)帕尼单抗

靶向 EGFR 胞外域的 IgG2 人单克隆抗体帕尼单抗(Vectibix®)在 2006 年 9 月被 FDA 批准用于治疗在以氟尿嘧啶、伊立替康或奥沙利铂为基础的化疗后进展的 mCRC 患者,是基于 463 例接受帕尼单抗联合最佳支持治疗(BSC)与仅接受 BSC 患者相比较的一项Ⅲ期开放随机研究(20020408 试验)的数据。由于帕尼单抗靶向的通路与西妥昔单抗相同,上述文献的数据表明,预测西妥昔单抗有效性的遗传标志通常适用于帕尼单抗。帕尼单抗的疗效受到由众所周知的体细胞突变所驱动的 RAS 和 RAF 信号通路的显著影响。根据 9 项 mCRC 患者应用抗 EGFR 药物联合化疗研究的 Meta 分析显示,与携带 KBAS 外显子 3、4 和 NRAS 外显子 2、3、4 的突变相比,携带野生型 RAS 的患者 OS 和 PFS

的改善更为突出。最近的大量研究进一步证实了 RAS 突变型对基于帕尼单抗治疗在 OS 和 PFS 方面的负面影响。有趣的是,研究数据建议评估除外显子 2 状态以外其他的 KRAS 突变,以便更好地明确哪一亚组最有可能从抗 EGFR 单克隆抗体治疗中获益。另一项 Meta 分析也评估 RAS 和体细胞改变对抗 EGFR 为基础治疗的作用,结果显示 BRAF 突变(即 BRAF V600E)和不良 ORR、PFS 和 OS 之间存在显著相关性。与西妥昔单抗一样,针对帕尼单抗的研究除了 RAS 和 RAF 也关注其他靶点,如能激活肿瘤细胞的增殖和迁移,以及在 mCRC 中的促进肿瘤侵袭和血管新生的 PIK3CA 和 PTEN。Meta 分析表明,PIK3CA 外显子 9、20 的体细胞突变与较短的 OS 显著相关。PTEN 基因突变和表达缺失也与较低的 ORR 和不良预后有关。同样地,在另一 Meta 分析中,PIK3CA 基因的激酶结构域(外显子 20)和螺旋结构域(外显子 9)的突变与接受抗 EGFR 单克隆抗体的 KRAS 野生型 mCRC 患者相比具有较短的 PFS 和 OS,但在外显子 20 突变中外显子 20 与野生型相比,只有 PIK3CArs12191379 突变与 ORR 显著降低相关。由于 KRAS 外显子 2 野生型的应答率仅为 40% ~60% ,因此需要考虑 PIK3CA 和 PTEN 的体细胞变异,以便最准确地定义基于帕尼单抗治疗有效性的优势人群。进一步的研究工作旨在发现可以区分西妥昔单抗和帕尼单抗的生物标志物。最近,EGFR 基因第 12 外显子单位点突变引起了研究者的兴趣,因为该突变似乎赋予了对西妥昔单抗,而不是帕尼单抗的耐药性。根据 EGFR 胞外域的结构分析表明,碱基 A 取代碱基 C 使精氨酸替代丝氨酸,导致西妥昔单抗而非帕尼单抗的结合亲和力降低。这一发现可以提高我们对西妥昔单抗或帕尼单抗作用机制细微差别的认识,并有助于确定帕尼单抗何时能克服西妥昔单抗的耐药。

三、以 HER2 与 HER3 为靶点的药物

人类表皮生长因子受体 2(HER2)家族在实体肿瘤包括 CRC 中通过遗传变异,主要是由于体细胞的性质、基因扩增和(或)蛋白过表达而失去控制。HER 家族成员(HER1、HER2、HER3、HER4)受到刺激导致下游信号通路的激活,如 RAS/RAF/MAPK 通路和刺激细胞生长的 PI3K/Akt 轴。KRAS/NRAS 野生型 mCRC 患者生物治疗的主要药物是靶向 EGFR 家族(即 HER1 基因)的西妥昔单抗和帕尼单抗。这些药物耐药性的产生依赖于 EGFR 胞外域中肿瘤的获得性突变,以及 EGFR 下游信号通路成员(如 BRAF、MEK、PI3K 和 AKT)的突变,从而导致这些关键调节蛋白的自动活化。例如,西妥昔单抗给药后在 KRAS 野生型肿瘤中检测到 EGFR 的胞外域中两个体细胞突变,导致西妥昔单抗结合位点附近的氨基酸变化(G465R、G465E),并提示与获得性耐药相关。最近的研究结果强调,体细胞突变引起的 HER2 过度表达或扩增有助于抗 EGFR 制剂的耐药。在针对 3 256例 KRAS 和 BRAF 野生型的进展期 CRC 的研究中发现,HER2(编码 ERBB2)的显著扩增与拓扑异构酶Ⅱα(ToP2a)的过度表达相关,提示该扩增与最初对抗 EGFR 单克隆抗

体有效的患者出现疾病进展相关。根据这些数据，可以推测曲妥珠单抗，一种广泛应用于 HER2 阳性乳腺癌和胃癌的针对 HER2 受体的单克隆抗体，可能是对西妥昔单抗或帕尼单抗耐药的 mCRC 患者的有效选择。根据这一建议，最近的 1 个病例报告评估了曲妥珠单抗-美坦新偶联物（TMD-1）在 mCRC 患者中的标签外使用，可能是因为 HER2 扩增的存在，该患者在应用西妥昔单抗后出现快速进展，TDM-1 给药后显著改善了该患者的功能状态和对靶向性药物的反应，提示该单克隆抗体可应用于 mCRC 的治疗。此外，一项Ⅱ期临床研究（Heracles 研究）评估了 27 例 KRAS 外显子 2 野生型的 mCRC 患者应用曲妥珠单抗联合可逆性 HER2 抑制剂拉帕替尼或抗 HER2 单克隆抗体帕妥珠单抗治疗的疗效。该研究报道曲妥珠单抗/拉帕替尼组的 ORR 达到 30%，完全缓解率为 4%，表明该抗 HER2 单克隆抗体的组合在抗常规 EGFR 单克隆抗体难治性的 mCRC 患者中具有协同效应。然而，以前的Ⅰ期研究显示帕妥珠单抗联合西妥昔单抗在西妥昔单抗治疗难治的 mCRC 患者中不能证明该组合方案的抗肿瘤活性有任何改善，这可能是由于不良事件的重叠显著影响了患者的治疗。HER 抑制剂的联合给药用于 mCRC 治疗的新假说激发了旨在表征肿瘤的遗传背景，并更好地阐明了药物耐药分子机制的研究。一项针对 196 例高加索患者经福尔马林固定石蜡包埋（FFPET）的 BRAF 野生型标本进行了 Lynch 综合征和 Lynch 综合征样 CRC（一种遗传性非息肉病性 CRC）的表征，检测到 HER2、PIK3CA 和 KRAS 基因中存在高频突变。关于 HER2 突变状态，特别是两种突变体，P. L55S和P. V842I，似乎在激活 HER2 激酶结构域中起到功能性的作用。而 HER2 突变与 MSI-H 一起可能使个体倾向于对曲妥珠单抗联合不可逆 HER 抑制（如阿法替尼、纳拉替尼、达可替尼），而非可逆的 HER 抑制（如拉帕替尼、塞皮替尼）高度敏感。来自 1 例 mCRC 样本病例报告提示 HER2p. L755S 和 BRAFp. N581S 突变同时存在降低了曲妥珠单抗联合氟尿嘧啶和 CF 治疗的疗效。所有这些数据表明，HER2 状态的表征对于选择更合适的靶向药物可能是有用的，因为适用于分子靶向治疗的管理是个体化治疗时代中最大的挑战之一。HER2p. L755S 突变体特别值得注意，这似乎牵涉到抗 HER2 耐药机制，以及是否能深刻理解两条或多条 HER2 通路阻断的协同效应。

人类表皮生长因子受体 3（HER3，由 ErB3 编码）是一种不具有激酶活性的 EGF 家族成员，但可通过与其他 EGF 家族成员形成异二聚体而活化。由于 HER3 是 PI3K/AKT 通路的主要调节分子，抗 EGFR 和 HER2 的单克隆抗体与 HER3 的脱磷酸化，从而导致 PI3K/AKT 信号的丢失。这一证据表明，HER3 不仅参与抗 EGFR 和抗 HER2 药物的应答，而且还参与对这些分子的获得性耐药；根据 HER3 所分配的关键调控特性，该受体最近成为一些新药的靶点。由于对 HER3 胞外域具有高度亲和性、取代人神经调节蛋白及阻断 PI3K/AKT 活化信号的能力，抗 HER3 药物 seribantumab（MM-121）的疗效目前正在研究中。目前，很少有关于 MM-121 疗效的体内和体外模型的初步数据，并且这种分子用于 mCRC 治疗仍然很遥远。在一个令人鼓舞的针对 12 例难治性 mCRC 患者的Ⅰ期临床研究中，EGFR/HER3 双重抑制剂 duligotuzimab（MEHD7945A）显示了对部分患者的疾病控制，目前已经入组 120 例 KRAS 野生型 mCRC 患者的Ⅱ期临床研究，以比较其联合 FOLFIRI 与西妥昔单抗联合 FOLFIRI 方案的疗效（NCT 01652482）。所有这些针对 HER3 的新靶向治疗药物正在研发中，以克服或延缓抗 EGFR 治疗获得性耐药的发生，并提高转移性疾病的治疗效果。

最近研发的其他双靶点药物具有较好的初步结果。例如，针对 EGFR 胞外域的不同非重叠表位的两种单克隆抗体的混合物 Sym004，用以寻找规避 EGFR 胞外域突变引起的西妥昔单抗和帕尼单抗的无效和（或）获得性耐药的治疗选择。其临床前研究和随后的一项针对 62 例抗 EGFR 治疗耐受患者的临床试验证明 Sym004 的安全性和其通过克服西妥昔单抗获得性耐药增强抗肿瘤活性方面的作用。尤其是已经观察到 1 例部分缓解，该患者具有西妥昔单抗耐药的 EGFRS42R 突变，该结果激发了进一步观察 Sym004 的疗效与 RAS/EGFR 突变状态（20% 的获得性突变发生于 EGFR 的胞外域）关系的研究。Sym004 的抗肿瘤活性已经在体内和体外西妥昔单抗耐药的 CRC 中进行了评价。此外，有报道显示 1 例含有 EGFRG4665 突变的患者受益于该靶向药物的治疗。另一个有趣的分子靶向药物是 MM-151，与 Sym004 类似，MM-151 是 3 个完全人源化并与 EGFR 胞外域的 3 个不同表位结合的单克隆抗体的寡克隆治疗混合物，具有克服与 EGFR 胞外域突变相关耐药的潜在能力。另外，Ⅰ期临床试验表明，这种多靶点的设计可能成为治疗 mCRC 抗 EGFR 抑制剂耐受的最佳有效策略。

四、以 MEK 通路为靶点的药物

MAPK/ERK 轴是应答上游 RAS 和 RAF 激活信号参与细胞周期调控的通路。众所周知，在抗 EGFR 单克隆抗体治疗过程中可出现 RAS//MF 突变，并代表了一种获得性耐药的机制，抗 EGFR 治疗与 MAPK 激酶（MEK）抑制剂结合可能是一种有前途的治疗策略以对抗 mCRC 治疗中西妥昔单抗或帕尼单抗有效性的丧失。一项 33 例 KRAS 突变的 mCRC 患者接受司美替尼（AZD6244），一种 MEK1/2 抑制剂联合西妥昔单抗的Ⅰ期研究表明联合给药的耐受性良好，并能产生抗肿瘤活性（NCT01287130）。为了更好地理解 RAS 状态在 MEK/EGFR 双通路阻断中的作用，正在进行的一项Ⅰb/Ⅱ期研究。根据既往抗 EGFR 治疗和 RAS 状态，将 90 例 mCRC 患者分为 4 个队列，使其接受帕尼单抗联合比尼替尼（MEK162）治疗（NCT01927341），该研究的初步结果没有获得。另一个Ⅰ期研究的目的是评估 MEK 抑制剂考比替尼（GDC-0973）联合 EGFR/HER3 双重抑制剂 duligotuzimab 在 KRAS 突变型进展期 CRC 中的安全性与疗效，研究纳入了 23 例符合局部晚期或转移性 KRAS 突变的患者，结果表明最佳反应仅有 1 例，其他患者均出现了无法耐受的不良反应事件。鉴于考比替尼联合 duligotuzimab 有限的耐受性和有效性，该研究未进入扩展阶段(NCT01986166)。MEK 通路阻断也已被用于多激酶抑制的情况以增强对 mCRC 患者的预后有负面影响的 BRAFV600E 突变的疗效。

BRAF 抑制剂达拉非尼已与 MEK 抑制剂曲美替尼联合治疗 43 例 BRAFV600E 突变的 mCRC 患者,该研究显示了良性的临床疗效,包括 12% 耐药性部分缓解、2% 耐药性完全缓解和 56% 耐药性稳定(NCT01072175)。

到目前为止,尚未有 MEK 抑制剂被批准用于治疗 mCRC,但正在进行的临床研究的初步结果是令人受鼓舞的,其提出了潜在的新的治疗策略以应对靶向治疗中主要挑战之一的突变肿瘤。

五、以 BRAF 为靶点的药物

BRAF 是参与细胞生长、增殖和血管生成信号转导的 RAS 通路下游的效应分子,在 mCRC 中 10% ~15% 可发生 BRAF 突变。BRAF 最常见的体细胞突变体是 V600E 突变,从而形成一种结构性活化蛋白。与 BRAFV600E 突变相关的更具侵袭性的肿瘤表型和不良药物敏感性与预后,激发了近年来的进一步研究以发现克服抗 EGFR 剂耐药机制的其他治疗策略。因为对该蛋白研究兴趣的提高及在 mCRC 中的潜在作用,所以针对 BRAF 的几个分子靶向药物目前正在研究中。基于在 BRAF 突变恶性黑色素瘤治疗中证实的有效性,早期评价用于 mCRC 治疗的药物是达拉非尼和维莫非尼。Corcoran 等在 43 例 BRAF 突变的 mCRC 患者亚组中应用达拉非尼和曲美替尼双重抑制 BRAF 取得了积极的疗效(NCT01072175)。1 个病例报告证实了这种靶向药物组合用于治疗多线全身化疗后迅速进展的 BRAF 突变 mCRC 患者的成功。有关达拉非尼联合 MEK 和 EGFR 抑制剂(曲美替尼和帕尼单抗)治疗有效性的Ⅱ期临床研究正在进行中,该研究纳入 170 例具有 BRAFV600E 突变的 mCRC 受试者,初步结果预计在 2020 年 3 月底之后公布(NCT01750918)。最近,一项Ⅱ期先导性试验纳入的 21 例经历至少 1 次化疗治疗失败的 BRAF 突变 mCRC 患者,接受维莫非尼单药治疗未证明该药物具有任何抗肿瘤特性。因此,研究工作集中在维莫非尼联合用药方案中,在一项Ⅰb 期研究中 19 例 BRAF 突变 mCRC 患者接受伊立替康/西妥昔单抗联合递增剂量的维莫非尼治疗,结果表明这种治疗方案的可耐受性并出现肿瘤生长停滞和退缩。一项包括 106 例 mCRC 患者接受相同的维罗非尼、西妥昔单抗、伊立替康三药联合治疗方案的Ⅱ期临床研究目前正在进行中,最初的结果已在美国的临床试验官网上公布,但尚未有结论(NCT02164916)。另一项先导性试验提出评估维莫非尼联合抗 EGFR 的帕尼单抗治疗 BRAF 突变的难治性 mCRC 患者的疗效。该种联合治疗已经证明虽临床疗效虽然不高,但耐受性良好。最近另一个抗 BRAF 制剂依那可尼(LGX818),也是一种选择性的 RAF 激酶抑制剂,相对于维莫非尼和达拉非尼具有更强大的抗肿瘤活性。一项多中心开放标签的Ⅰb 期剂量递增试验评估了 54 例 BRAF 突变 mCRC 患者接受依那可尼联合西妥昔单抗和依那可尼联合西妥昔单抗及选择性 PI3K 抑制剂 alPelisib(BYL719)治疗的疗效,结果突显了依那可尼在不同组合中均具有良好的耐受性和高度的抗肿瘤活性。此外,在安全引入阶段试验中,评价了依那可尼、比美替尼和西妥昔单抗的安全性和耐受性,一项包括 645 例难治性 BRAFV600E 突变 mCRC 的多中心随机Ⅲ期临床研究正在进行以评价依那可尼与西妥昔单抗联合或不联合比美替尼的疗效(NCT02928224),结果表明在 30 例接受治疗的患者中,5 例患者出现剂量限制性毒性,包括浆液性视网膜病变(n=2),可逆性降低左心室射血分数(n=1)和西妥昔单抗相关输注反应(n=2)。最常见的 3 级或 4 级不良事件是疲劳(13%),贫血(10%),肌酸磷酸激酶增加(10%),天冬氨酸转氨酶(AST)增加(10%)和尿路感染(10%)。在 29 例 BRAFV600E 突变肿瘤患者中(1 例患者患有非 BRAFV600E 突变肿瘤,未纳入疗效分析),确诊总反应率为 48%[95% CI(29.4,67.5)],中位 PFS 为 8.0 个月[95% CI(5.6,9.3)],中位 OS 为 15.3 个月[95% CI,未达到9.6 个月],中位随访时间为 18.2 个月[95% CI,(16.6,19.8)]。三联疗法组的中位 OS 为 9.0 个月,对照组为 5.4 个月[死亡风险比为 0.52,95% CI(0.39,0.70),P<0.001]。三联疗法组的确诊反应率为 26%[95% CI(18,35)],对照组为 2%[95% CI,(0,7)](P<0.001)。双联疗法组的平均 OS 为 8.4 个月[死亡与对照组的危险比为 0.60,95% CI(0.45,0.79),P<0.001]。三联疗法组中 58% 的患者发生 3 级或更高级别的不良反应事件,双联疗法组中 50% 的患者和对照组中 61% 的患者发生。提示在用药安全性方面,依那可尼、比美替尼和西妥昔单抗方案的安全性和耐受性对于启动随机部分的研究是可控的和可接受的。与现有疗法相比,观察到的疗效是有希望的,并且如果在试验的随机部分中确认,可以将该方案建立为先前治疗的 BRAFV600E 突变体 mCRC 的新标准治疗。与 BMFV600E 突变的 mCRC 患者相比,依那可尼、比美替尼和西妥昔单抗的组合可显著延长标准化疗的 OS 和提高其应答率。其他正在进行的临床试验也评价了在难治性 BRAF 突变的 mCRC 患者中给予依那可尼的疗效。例如,一项纳入 60 例 mCRC 患者,旨在评估依那可尼联合西妥昔单抗和 WNT94(在细胞外内质网转导并阻止 WNT 配体的活化的口服 porcupine 蛋白抑制剂,作用机制是干扰 WNT 介导的信号转导及抑制 WNT 驱动的肿瘤细胞生长)治疗的有效性和安全性的Ⅰ/Ⅱ期临床研究正在进行中(NCT02278133)。另一个不同的创新研究重点是设计抗 BRAF 分子,能在 WMF 突变患者中取得临床获益,而这些患者对维莫非尼耐药或对创新的靶向治疗无效。EBI-907 是一种具有广泛选择性的 BRAF 抑制剂,包括抑制 FGFR1-3、RET、KIT 和 PDGFRB,并且在维莫非尼难治的 CRC 细胞系中表现出细胞毒性活性,特别是在与抗 EGFR 或抗 MEK 剂联合使用的情况下。BGB-893 是目前正在评估的另一个 RAF 激酶/EGFR 抑制剂。该分子已被证明在体外和体内具有抗肿瘤活性,尤其在含有 BRAFV600E 突变和 EGFR 突变或扩增的细胞系中。BGB-893 也被建议用于对第一代 BRAF 抑制剂维莫非尼和达拉非

尼无效时，而 EGF/MAPK/ERK 通路的反馈激活似乎参与了这种耐药机制的形成。对于这些新的靶向治疗药物，需要进一步的数据来验证其临床有效性和耐药性，并明确正确的使用方法，也为 mCRC 患者治疗方法的改善提供了很好的机会，尤其是迄今被认为治疗效果最差的 BRAF 突变患者。

六、以 PIK3CA 通路为靶点的药物

PIK3CA 多肽是 EGFR 通路的下游效应分子，在人类肿瘤中经常发生突变。PIK3CA 由调节亚基（P58）和催化亚基（P110）组成，在 15% ~25% 的 CRC 病例中发生突变，外显子 9（E542K、E545K）和 20（H1047R）的突变与下游信号的结构性活化有关。因为 PIK3CA 基因尤其是外显子 20 的活化突变，通过刺激 AKT 轴可导致抗 EGFR 的治疗耐药，这些频率相对较高的突变或许可以部分解释为什么一些 KRAS 野生型 mCRC 患者仍不能对 EGTO 单克隆抗体起效。靶向 PI3K 和 PI3K/mTOR 通路的一些有前途的分子靶向药物在进展期 CRC 或 mCRC 中正在被评估是否能改善 mCRC 患者的治疗。buparlisib（BKM120）是一种口服、在肺癌中显示抗肿瘤活性的 PANI 类 PI3K 制剂，目前正在评估其在 CRC 中潜在的临床应用价值。由于在临床前肿瘤模型中显示阳性反应，临床 Ⅰ 期研究包括不同晚期实体肿瘤患者，主要是 CRC 的剂量爬坡和扩展研究，评估了 buparlisib 作为单药给药，证明其具有显著的抗肿瘤活性和可耐受的安全性。一项体外和体内研究评价了 bupalistib 联合西妥昔单抗在 KRAS 突变/Pik3 ca 野生型肿瘤细胞中的作用，结果报道其具有显著增强的抗肿瘤活性，提示 bualistib 可以克服西妥昔单抗的耐药。目前正在评估 buparlisib 联合治疗的效果。最近结束的 Ⅰ 期研究纳入 17 例 mCRC 或转移性胰腺肿瘤患者，给予其 buparlisib 联合 FOLFOX6 治疗（NCT01571024）。在 20 例进展期 CRC 患者中进行了 buparlisib 联合伊立替康的 Ⅰ 期临床研究（NCT01304602），尝试评估伊立替康和 buparlisib 联和用药的最大耐受剂量，但结果尚未在美国的临床试验官网上公布。此外，一项研究（NCT01591421）达到了确定帕尼单抗与 buparlisib 联合使用的 Ⅱ 期推荐剂量的目标。帕尼单抗起始量为 6 mg/kg，静脉滴注，每 2 周一次，buparlisib60 mg/d，结果 19 例患者接受治疗，17 例可评价疗效。帕尼单抗与 buparlisib 联合使用是可以耐受的，预期的 3 级毒性包括疲劳、皮疹和黏膜炎。然而，在这个未经选择的化疗耐药的 mCRC 患者群体中发现缺乏疗效，这种组合的生物标志物在未经选择的患者群体中使用是不合理的。另一个有趣的分子靶向药物是 alpelisib（BYL719），一种 Ⅰ 类 PI3K 催化亚基 P110 的选择性口服抑制剂。Fernandes 等在体外研究中发现了有希望的结果，alpelisib 在 KRAS 突变的 CRC 细胞中表现出对 PI3K 特异的抑制作用，提示其对难治性 mCRC 可能是一种潜在的治疗选择，并鼓励对该种新药的进一步研究。在这项研究中，初步显示了 alpelisib 的抗肿瘤活性，其在进展期 CRC 中的应用正在研究中，因为 KBAS 和 PI3K 突变的 CRC

细胞对 PI3KP110 抑制剂敏感。目前，包括 150 例 BRAF 突变 mCRC 患者的Ⅰ～Ⅱ期临床研究评估了依那西尼和西妥昔单抗联合或不联合 alpelisib 的疗效，初步结果表明接受三药联合方案患者的生存得到了改善。该研究于 2019 年年底最终完成，结果尚未公布（NCT01719380）。另一项正在进行的Ⅰ期临床研究是评估 alpelisib 联合卡培他滨和放疗治疗 CRC，以确定该方案的最大耐受剂量（MTD）和有效性（NCT02550743）。dactolisib（BEZ235）是另一种最近开发的 PI3K/mTOR 双抑制剂，因为它与口服 MEK1/2 抑制剂司美替尼具有协同作用而引起了研究者的兴趣。这两种靶向药物的联合阻断 KARS 和 PIK3CA 突变的 CRC 异种移植肿瘤的生长，抗肿瘤作用似乎与基质金属蛋白酶-9 下调和血管生成阻断有关。这些临床前的研究结果表明，PI3K 和 MEK 通路的双重阻断可以克服 MEK 抑制剂的耐药性，提供了在患者中开展这种联合治疗临床试验的理由。同样的，PF-04691502（一种 ATP 竞争性 PI3K/mTOR 抑制剂）在 PI3K ca 外显子 20（H1047R）突变异种移植模型的临床前研究中显示出有效的抗肿瘤活性，其在 Pik3 ca 突变的 CRC 患者中的疗效值得进一步评估。这一初步证据表明，Pik3 ca 第 20 外显子（H1047R）的突变是一种可能的预测标记，可以对受益于该双重抑制剂的人群进行分层，并指导选择更适合的靶向治疗。

尽管仍有一些问题未得到解答，如最佳药物组合、确切的临床疗效，以及指导患者从 PI3K 抑制剂中获益的潜在生物标志物等，但是靶向该通路药物的研发正在不断地向前发展。

第三章
直肠癌与保肛治疗

直肠癌是消化系统最常见的恶性肿瘤之一，发病率呈上升趋势，好发于50岁以后中老年人。2012年中国癌症统计报告显示结直肠癌发病率已跃居常见癌肿的第3位，直肠癌所占比例可达70%，其中低位直肠癌的比例可达70%～80%，平均发病年龄为48.3岁，较美国白种人69.8岁明显年轻。近年来直肠癌的诊疗措施进展较快，需要肿瘤内科、外科、放疗科以及放射科医师的密切协作以共同制订多学科治疗方案。治疗方面不但强调了多学科综合治疗（MCC），而且提出在减少创伤提高存活率的同时保留肛门功能和保护自主神经功能，尽可能维持病人良好的生活质量。

直肠癌的分段定义：对直肠的定义至今国际上尚没有统一标准，目前通用的标准如下。①直肠上段（肿瘤下缘距肛门10～15 cm）、中段（肿瘤下缘距肛门5～10 cm）、下段（肿瘤下缘距肛门不足5 cm）。②腹膜返折以上及以下直肠癌。③高位直肠癌（肿瘤下缘距齿状线5 cm以上）及低位直肠癌（肿瘤下缘距齿状线不足5 cm）。实际上笔者肛肠外科中心认为以齿状线为评价标准较严谨合适，认为2～5 cm为低位直肠癌，小于2 cm为超低位直肠癌。

第一节　直肠癌目前治疗的相关标准与原则

一、全直肠系膜切除术（TME）

直肠系膜是指包含直肠周围血管、淋巴管、淋巴结、脂肪及筋膜的组织结构。该概念于1982年由英国学者Heald提出，经过近30年的论证，TME不仅在降低局部复发率方面起着重大的作用，而且成为中、低位直肠癌根治术的“金标准”。TME减低术后局部复发的原因在于清除了系膜内的转移淋巴结及肿瘤结节。Dorothy 等发现 14.8% 的结直肠癌患者伴发系膜肿瘤结节，与 DukesC 期预后类似。Tateishi 等报道结直肠癌伴有系膜肿瘤结节的概率为 17%，其预后意义等同于淋巴结转移。故结直肠癌伴有系膜肿瘤结节患者预后不良，其临床意义更类似淋巴结转移。

直肠系膜后方为直肠后间隙，此间隙前方为直肠深筋膜，后方为骶前筋膜，后者一直向下，在 S4 水平，延续为直肠骶骨筋膜（Waldeyer 筋膜）。Heald 医生将直肠后间隙命名为“Holyplane”，是一个无血管的疏松组织间隙，是 TME 手术进入盆腔的第一步。Denonvilliers 筋膜上起自 Douglas 窝处筋膜，下达会阴体，富含纤维，在女性前方为阴道后壁，男性有精囊腺、前列腺被膜。Denonvilliers 筋膜分为前后两叶，中间为直肠前间隙。手术时自直肠前间隙锐性分离，将 Denonvilliers 筋膜后叶一并切除。直肠系膜的两侧界为直肠韧带，实质上是将直肠固定于盆壁的致密结缔组织，内含直肠中动脉、淋巴管和自主神经。临床意义在于，该韧带是进展期中低位直肠癌根治术手术淋巴结清扫的范围之一，也是直肠癌手术保护阴茎勃起和排尿功能的重点区域。直肠癌肛侧系膜内转移灶和肿瘤下缘距离可达 4 cm，包括肿瘤结节、淋巴管侵犯、淋巴结转移及孤立肿瘤细胞等，残留转移灶是术后局部复发的重要因素。因此，为防止直肠癌术后局部复发，单独强调最少切除肿瘤肛侧 2 cm 肠管是不够的，TME 还要求保证直肠周围及远端至少 5 cm 的系膜的切除，如此可最大限度降低术后局部复发率。

中下段直肠癌是 TME 主要适应证；上段直肠癌要求切除肿瘤远侧 5 cm 直肠系膜，即行宽直肠系膜切除术（WME）。对肿瘤侵及盆壁壁层筋膜和周围脏器等局部进展期直肠癌，已超出 TME 手术范围，BP 使行 TME 手术，也不会降低术后复发风险。手术要点：后方分离，直视下电刀沿直肠深筋膜和骶前筋膜之间的直肠后间隙锐性分离，保护直肠深筋膜完好；前方分离，直视下沿直肠前间隙锐性分离，一并切除 Denonvilliers 后叶；侧方切除，处理直肠侧韧带时可用电凝切开止血，为保护自主神经功能，避免损伤下腹下神经丛，我们认为距离直肠壁 1.5～2 cm 处切断侧韧带，Masteryofsurgery 指出，自直肠侧韧带中间切断可减少下腹部神经丛损伤，而且使用 Lingasure 超声刀安全可靠，结扎反而易损伤神经丛；肿瘤远侧肠管切除，松弛状态下切除至少 2 cm 直肠，病灶肛肠直肠系膜切除至少 5 cm，或沿肛提肌表面将所有直肠后方系膜一并切除。因此，TME 手术是中低位直肠癌根治术的金标准，也是保肛手术的原则之一。

二、侧方淋巴结清扫术与保留自主神经功能术

淋巴结转移是直肠癌主要的转移途径，日本学者首先提出直肠癌具有上方、下方及侧方淋巴结转移途径。直肠癌具体转移途径为：上方，肠旁淋巴结—直肠上动脉周围淋巴结—肠系膜下动脉旁及根部淋巴结；侧方，肠旁淋巴结—直肠中动脉周围淋巴结—闭

孔动脉周围淋巴结—髂内动脉周围淋巴结—髂总动脉周围淋巴结；下方，肠旁淋巴结—腹股沟浅淋巴结—髂外动脉周围淋巴结—髂总动脉周围淋巴结。以上 3 个方向途径共同汇入腹主动脉周围淋巴结。上段直肠癌引流途径为上方，下段直肠癌引流途径为上方和侧方，超低位直肠癌及肛管癌的引流途径为上方、下方和侧方。

关于直肠癌侧方淋巴结转移率，日本文献报道腹膜返折以下直肠癌：上方转移率，肠系膜下动脉根部、直肠上动脉根部、直肠旁淋巴结分别为 4.8%，17.9%，48.5%；侧方转移率，直肠中动脉根部、髂内淋巴结及闭孔淋巴结分别为 7.1%，6.0%，3.0%。综合文献报道侧方淋巴结转移率为 12% ~24%，不做侧方淋巴结清扫约有 15% 患者术后残留淋巴结转移灶。国内董新舒教授总结国人直肠癌淋巴结转移规律：直肠癌存在上方、侧方及下方淋巴结转移途径。侧方淋巴结转移的特点是侧方淋巴结转移与上方淋巴结转移分属不同的途径，侧方转移并非沿上方途径进行，也绝非只在上方淋巴引流途径受阻时才发生侧方转移。因此，主张行彻底的侧方淋巴结清扫，否则，将影响约 10% 患者的生存率。

常规的侧方淋巴结清扫易于导致下腹下神经丛损伤，从而导致性功能和排尿功能障碍。下腹下神经丛发出的支配各个器官非常纤细的神经纤维，容易受到损伤。术中神经的过度牵拉及高频电刀热损伤等，可能是部分患者虽然保留了神经，但术后可能仍不满意的原因。文献报道男性患者直肠癌扩大根治术后仅有 8% 可正常射精，导致患者生活质量明显下降。董新舒教授报道直肠癌根治术后，79.5% 男性患者可阴茎勃起，74.5% 获得满意射精感。因此，保留盆腔自主神经功能的侧方淋巴结清扫术是无远处转移的低位进展期直肠癌的理想术式。

三、直肠癌的术前术后放化疗及分子靶向治疗

直肠癌综合治疗包括辅助及新辅助化疗、放疗及靶向治疗。NCCN 指南明确指出直肠癌辅助治疗中最重要的一点是以距肛 12 cm 为界区分治疗，是指硬管直肠镜测定的距肛 12 cm 的大肠。这非常重要，因为距肛 12 cm 以上直肠的解剖学特点、复发转移的规律、治疗方式的选择与结肠癌相同；而距肛 12 cm 以下直肠癌的辅助治疗是新辅助放化疗和辅助放化疗。近年来出现的很多被证明对晚期肠癌有效的药物，包括伊立替康、奥沙利铂和卡培他滨，这些药物在全球范围内进行并完成了辅助化疗的临床试验。

新辅助治疗包括新辅助化疗、放疗和同步辅助放化疗。目的是实现肿瘤降期、提高 R0 切除率及术后缓解率，降低局部复发率，对于不能切除的晚期或复发患者也起到了姑息治疗的目的。这得益于影像学技术的较大进步，直肠腔内超声、直肠 MRI 和 CT 等的综合应用使直肠癌的术前分期越来越准确，也使得肿瘤科医师在术前针对不同分期选择不同治疗方案。术前新辅助放疗或放化疗在局部晚期直肠癌中的应用越来越广泛。目

前，对于直肠癌患者，新辅助放疗后受伤已成为标准的治疗模式，当前术前放疗的方式主要有：①短程大分割的放疗，采用 5Gy×5 次，结束后 1 周接受手术。②常规分割放疗（1.8～2Gy×25 次），结束后间隔 6～8 周手术。③近距离放疗。

尽管放疗在降低局部复发等方面作用显著，但也带来一些问题：①如何鉴别对放化疗敏感的直肠癌患者？肿瘤的放疗敏感性缺乏客观评估的有效指标，只能依靠医师的主观判断。②对于放疗不敏感者，在增加手术并发症可能的基础上是否延误了患者的治疗时机？③在新辅助放化疗后，部分患者达到完全缓解，该如何进一步治疗？是否可以降低后续的治疗强度？再者放射治疗对于盆腔脏器的毒性反应如放射性膀胱炎、放射性直肠炎持续时间长，而且治疗效果不佳，严重影响患者的生存质量，而且还增加术后并发症发病率。

术前新辅助化疗方案的选择需要综合分析治疗目的、治愈可能性、疾病的发展速度、肿瘤负荷、症状轻重、患者基础状态、治疗中潜在风险、肿瘤的组织类型和基因类型，判定化疗的强度和化疗药物的配伍。对于疾病发展迅速、肿瘤负荷大、症状明显的患者和潜在可切除的患者，如果身体耐受性和基础状态佳，则可选择较强的全身化疗方案；反之，则应给予温和的化疗。在化疗的基础上可以根据基因型和患者基础特征联合不同的靶向药物。但新辅助化疗是否应用靶向药物联合应具体分析。对于以缩小瘤体为先期目标的患者，可以考虑联合靶向药物。而对于无需缩小瘤体即可切除的转移性直肠癌，除非肿瘤呈现快速发展或者症状明显，否则不应给予联合靶向药物。新辅助化疗的周期数量不宜太多，化疗时间不宜过长，因为过多的化疗导致肝受损而使手术风险过高，过度化疗易将某些转移灶消失而存在无法切除等风险。新辅助化疗目前共识以 2～3 个月为宜。

术后辅助治疗的时机据 Meta 分析结果显示每延迟 4 周总生存率就降低 14%，因此，只要患者身体情况允许，术后辅助化疗应尽早开始。术后辅助化疗首先应确定化疗目标人群。接受了根治术的患者可以根据是否接受过新辅助化疗及新辅助化疗是否有效进行分类，对于未接受新辅助化疗的患者，不仅要考虑其临床分期，更要结合其他预后因子综合考虑。Ⅰ期患者不需要化疗，Ⅱ期患者具有高危复发因素（t4、穿孔、肠梗阻、组织学分化差、脉管受侵及送检淋巴结<12 枚）的患者和Ⅲ/Ⅳ期患者需要化疗。除了上述传统的预后因子，微卫星不稳定性（MSI）状态也具有重要的价值，MSI-H 患者预后良好。因此，MSI 状态也应与其他预后因子一并给予考虑，需要注意的是 MSI-H 的Ⅱ期患者组织学分化差并不作为高危复发因子，并且不建议单独使用氟尿嘧啶类药物。化疗方案可选择 FOLFOX、FOLX 或 XELOX。对于方案的选择，年龄也是一个重要的决定因素。目前循证依据提示高龄Ⅲ期患者（>70 岁）单药氟尿嘧啶未能进一步带来生存效益，而Ⅱ期高龄患者未见辅助化疗获益证据。其部分原因与高龄患者基础状态、伴随疾病导致不能耐受化疗或者相关死亡有关。基础状态较好的Ⅲ期高龄患者不排除能从联合化疗中获益，但应慎重评估选择。对于已接受新辅助术前化疗的直肠癌（Ⅳ期）患者，术后辅助化疗方案的选择应根据术前化疗的疗效进行判断。

目前应用于直肠癌的靶向药物主要是针对血管内皮生长因子（VEGF）、表皮生长因子（EGFR）的单克隆抗体。VEGF 可抗凋亡以及促血管生成，其过度表达与结直肠癌的浸润、转移及预后有关。贝伐单抗是迄今为止作用最肯定的血管生长抑制药，已批准作为转移性直肠癌一线用药，与 FOLFIRI 方案联合可将总生存期延长 30%。贝伐单抗（贝罗伐）疗效和安全性注册研究证实，一线治疗至肿瘤进展后，如果患者不再接受抗肿瘤治疗，生存期仅为 12.6 个月，继续接受化疗者为 19.9 个月，而继续接受含贝伐单抗方案治疗者则长达 31.8 个月。因此，目前认为贝伐单抗联合化疗能显著提高疗效，其最适合的给药方案可能是联合治疗获益后或进展后贝伐单抗维持治疗。然而，贝伐单抗在临床上的应用还存在一线问题有待解决。目前贝伐单抗主要用于晚期结直肠癌的一线治疗，在国内外的临床试验中，虽然贝伐单抗安全性良好，严重不良事件如致死性出血、胃肠道穿孔等发生率低，但仍需特别警惕。其他不良事件包括血栓栓塞、不同程度的高血压、蛋白尿等，应在用药过程中给予适当的监测。因此，对于准备手术的患者，使用贝伐单抗需慎重或手术前后要停药 4 周以上。

西妥昔单抗可高效地阻断 EGFR 表达，已被多个国家和地区批准单药或与伊立替康联合用于伊立替康治疗失败的结直肠癌患者。由于 KRAS 基因突变患者应用靶向 EGFR 抑制药无效，仅对 KRAS 基因野生型有效。因此，使用 EGFR 抑制药前必须进行 KRAS 基因型检测。在西方结直肠癌患者人群中，KRAS 基因突变型占 40%，中国人群占 35% ~ 40%。NC-CN 指南明确指出结-直肠癌患者治疗前必须进行 KRAS 基因检测，严格限定为 KRAS 基因检测为野生型。KRAS 基因检测能够帮助早期症状不明显的结直肠癌患者尽早得知病情，实现癌症的早发现、早治疗，避免错过最佳的治疗时机，实现真正意义上的个体化治疗。

第二节　直肠癌保肛治疗的理念

一、癌肿切缘

（一）手术切缘

20 世纪 90 年代的多项研究表明，直肠癌远处浸润距离超过 1 cm 者仅为 4% ~

6%，一般认为直肠癌根治术中 1 cm 的远切缘是合适的。然而，近年的统计发现，即使远切缘距离小于 1 cm 甚至低至 5 mm 以内，患者的局部复发及无病生存率亦未受明显影响。因此，对于一些局部浸润不深、病理分化较好的患者，可尝试 1 cm 以内的远切缘，使更多低位直肠肿瘤患者可免行永久性造瘘，改善其术后生活质量。

根据 Heald 等的报道，肿瘤在直肠系膜中浸润距离可达 4 cm，进而提出 TME 系膜切除距肿瘤 5 cm 的标准。多项调查表明直肠系膜侵袭距离较长者预后较差。国内有研究对 45 例病例进行了分析，发现直肠系膜播散范围较远者仅占 17.8%，最大距离为 3.6 cm，基于此，该研究认为直肠系膜切缘 4 cm 已足够。

（二）环周切缘（CRM）

被认为是直肠癌术后局部复发和远处转移的重要预后指标。一般讲肿瘤组织距离周（侧方）切缘小于 1 mm 者定义为 CRM 阳性，阳性的 CRM 往往提示较差的预后。Quirke 等的统计表明，直肠癌的 3 年局部复发率在 CRM 阳性及阴性患者中分别为 6%（5% ~8%）及 17%（10% ~26%），CRM 阳性患者出现远处转移的风险更大，术后生存也受影响。

二、直肠癌保肛的适应证与禁忌证

1. 直肠癌保肛的适应证

目前病理证实直肠癌向远端肠壁内的扩散超过 2 cm 者不足 3%，在欧美及日本等国家已将直肠癌远端肠管切除的安全长度定为无牵拉张力状态下切除 2 cm 已经足够。低分化黏液腺癌、印戒细胞癌及弥漫浸润型直肠癌应切除肿瘤以远 3 ~5 cm 肠管，并行术中快速病理检查。在根治性切除术后，肛管直肠环保留完好者，均有机会保留肛门功能。既往总是讲肿瘤下缘与肛门缘的距离，由于个体肛管长度差异很大，缺乏科学的指导意义。目前，采用以齿状线作为术前评估能否保肛的指标，术前肛门指诊发现肿瘤固定者，说明已侵犯周围脏器，保肛手术需谨慎，距离齿状线<2 cm 或已侵及齿状线者亦不能实施保肛手术；占据>1/2 肠腔者，特别是前壁肿瘤，侧方淋巴结转移率高，需行扩大直肠癌根治术；隆起型病变易于保肛，而浸润型要求切除较长的肿瘤以远肠管。术前病理检查为高中分化腺癌者，向四周及远侧肠壁浸润较轻，利于保肛；低分化腺癌、黏液腺癌、印戒细胞癌等恶性程度高，沿肠壁和向四周组织浸润较广，是保肛手术的不利因素。目前，改良 Bacon，Parks 及经括约肌切除手术（ISR）等术式极大拓展了保肛手术适应证，特别适应于残留直肠过短吻合困难者或无全直肠切除等情况。邱辉忠教授认为根据患者性别和肿瘤部位，下列情况可考虑行保肛手术：男性直肠癌位于后壁时，肿瘤下缘距离齿状线长度应>3 cm，而侧壁和前壁癌则需 4 ~5 cm；女性患者后壁直肠癌与齿状线距离需

2～3 cm,前壁癌和侧壁癌则需 3～4 cm。这些术前的初步评估仅供参考,均应以术中将直肠完全游离至盆底后,最终探明肿瘤下缘距盆底的长度作为能否保肛的最后标准。如残端<2 cm,则可采用特殊的保肛手术,如 Parks 或 ISR。

但在直肠癌保肛手术方式日益丰富的今天,直肠残端长度不再是限制保肛手术的桎梏,汪建平教授报道保肛手术的适应证原则上为肿瘤下缘距齿状线 2 cm 以上,病理为高、中分化,未侵及肛门括约肌及肛提肌的低位直肠癌;对高度恶性的低分化直肠癌建议远端肠管需切除 5 cm 以上,如能满足该要求,可行保肛手术。

2. 直肠癌保肛的禁忌证

(1)肿瘤与括约肌之间无间隙,肿瘤已侵及括约肌或肿瘤直接位于肛管内(如肛管癌)。

(2)肿瘤与盆底固定。

(3)患者原有排便功能不全。

3. 低位保肛术的根治及功能的目标要求

真正意义上的保肛手术要求肛门有完好的感觉及排便功能,不增加局部复发率。为达到上述目的,术中应严格以下几个指标。

(1)术中无瘤技术。

(2)环周切缘阴性,如怀疑阳性者,必须术中快速病理检查排除。

(3)环周切缘完整。

(4)快速冷冻病理检查远切端阴性。

(5)括约肌功能未受损。

(6)排便控制功能正常。

(7)侧方淋巴结清扫。

(8)为改善患者术后性功能及排尿功能,还应保护盆腔自主神经。

第三节　低位直肠癌保肛手术的血供及血管处理原则

直肠癌根治性切除后,确保远近端肠管的血供良好是保肛手术成功的关键。根据癌肿部位和淋巴结可能转移范围,决定切除肠管长度和淋巴结清扫范围,同时处理相应的动静脉血管,有时为了完成结肠-直肠(肛管)吻合,不得不切断某些供血动脉。在处理相应的动静脉血管前,要了解下拉肠管-血供关系的改变,确定血管能否通过相应的代偿机制供应近远段肠壁的血液,这对保证保肛手术成功非常关键。左半结肠切除或横结肠及左半结肠切除，升结肠及回肠-直肠（肛管）吻合手术时，需了解右结肠和回肠末端血供特征。所以，临床上要从整体介绍结肠、直肠血供的来源及分布。由腹腔动脉、肠系膜上动脉、肠系膜下动脉 3 个主干动脉供应腹腔消化道血液，在消化道供血中 3 根主干动脉具有相应的血供范围，并且互相吻合、连续、代偿。肠系膜上动脉供应十二指肠远段 1/2 横结肠左侧 1/3 的近端结肠，横结肠左侧 2/3 远段结肠到直肠中上段由肠系膜下动脉供血。结肠主要血供来自肠系膜上动脉和肠系膜下动脉，从肠系膜上动脉主干上发出许多分支供应空回肠和右半结肠血液，肠系膜上动脉主干的左下方为小肠支，右上方为结肠支。

一、结肠的动脉血供和静脉回流

1. 小肠的动脉分布

小肠动脉供血顺序为从肠管近端向远端分布，从肠系膜上动脉根部稍靠后方发出空肠动脉第 1 个分支开始，肠系膜上动脉发出 15 ~ 16 个空肠、回肠动脉主干，这些主干血管再次发出分支、互相吻合形成动脉弓。动脉弓发出吻合支互相吻合形成 2 级、3 级边缘动脉弓，与小肠平行排列，由边缘动脉发出直血管分布到小肠壁，直血管为终末动脉，互相之间没有吻合。由于小肠的部位不同，血管分支状况也存在一定差异，近空肠边缘动脉发出的直血管较长、远段空肠和近段回肠动脉弓发达，直动脉变短，末端回肠动脉弓消失，直肠血管分布变得疏松。

2. 回盲部的动静脉分布

肠系膜上动脉在腹主动脉分叉部位，相当于第 2 腰椎水平发出回结肠动脉干，回结肠动脉根部距离肠系膜上动脉根部 6 ~ 7 cm，在体表上几乎与脐处于同一个水平面或位于脐上水平面。分布到结肠的动脉分支多半越过肠系膜上静脉前面，有时也走行在肠系膜上静脉后面。回结肠动脉主干长约 6 cm，分别发出回肠动脉支和结肠动脉支。76% 的人在回、结肠动脉支间形成吻合弓，由动脉弓发出阑尾动脉或盲肠动脉。阑尾动脉可以从回肠动脉、回-结肠动脉弓、回肠边缘动脉弓、结肠动脉支、结肠动脉弓和回-结肠动脉主干发出，但多数从回肠动脉支发出，占 50% 左右。64% 的人盲肠动脉为前、后 2 支，其中前、后分支中有 69% 和 76% 从回-结肠动脉吻合弓发出，盲肠动脉为 1 支时，58% 的人从回-结肠动脉吻合结肠动脉分支吻合弓发出，其余分别从回结肠动脉干、回肠动脉支、结肠动脉支发出。90% 以上的人结肠动脉支与结肠边缘动脉弓有吻合交通支；61% 的人通过返回肠动脉与回肠动脉弓形成吻合交通支。

3. 肠系膜上动脉

从肠系膜上动脉发出典型的右结肠动脉干为 34.9% ~58.7%，由结肠中动脉右侧支发出到升结肠的为 19% ~52%，从回-结肠动脉主干分出的为 8% ~26.7%，有 2% ~ 26% 的缺乏右结肠动脉，一般的典型的右结肠动脉出现率仅为 50% 左右。右结肠动脉与回–结肠动脉和结肠中动脉发出血管分支互相吻合形成边缘动脉弓。结肠中动脉为横结肠的支配动脉，为肠系膜上动脉的第1个结肠动脉支，在胰体下缘附近由肠系膜上动脉的右侧缘发出，有时与胰十二指肠下动脉形成共同血管干。结肠中动脉主干发出后分为左、右支，与横结肠部位的边缘动脉形成吻合弓。结肠中动脉发出后有时走向结肠肝曲，在结肠肝曲附近发出2个分支，分别沿升结肠和横结肠边缘动脉分布。也有的在第1空肠动脉上方，从肠系膜上动脉左侧发出，分布到横结肠左半部分及结肠脾曲，也称为副中结肠动脉，这个动脉与肠系膜下动脉发出的左结肠动脉形成边缘动脉以外的血管吻合通路。结肠中动脉与左结肠动脉的吻合支称为Riolan的动脉弓，出现率一般为10%～20%。根据欧美文献报道，右结肠动脉和结肠中动脉单独出现率仅为46%，52%的人2个动脉形成共同血管干，5%的人缺如。

4. 肠系膜下动脉

在腹主动脉分叉部位上方3～4 cm的腹主动脉前面发出，肠系膜下动脉发出位置有一定变异，可在腹主动脉分叉部位上方2～7 cm范围内，多半位于十二指肠水平部下缘1～3 cm。距离肠系膜下动脉根部2～3 cm的部位发出左结肠动脉，左结肠动脉分为升支和降支，与边缘动脉吻合形成动脉弓分布到降结肠。乙状结肠动脉从直肠上动脉发出，斜行走向左下方，分支为2～5支，有时乙状结肠动脉第1个分支从左结肠动脉发出，乙状结肠动脉发出的分支与边缘动脉形成边缘动脉弓，但是乙状结肠动脉分支变异较多。最下1支乙状结肠动脉和直肠上动脉的分叉处为Sudeck临界点，乙状结肠动脉最下1个分支远段肠管边缘动脉弓消失。

5. 结肠的边缘动脉和直血管

右半结肠和左半结肠的供血顺序不同。右半结肠为结肠中动脉—右结肠动脉—回、结肠动脉，为从远段肠管向近段肠管的逆行顺序供血。左半结肠为左结肠动脉–乙状结肠动脉，由近及远的顺序供应降结肠、乙状结肠和直肠上段的血液。1803年Halier将各结肠动脉的结肠支在结肠系膜缘互相吻合而形成的一条动脉弓称为边缘动脉，从肠系膜上、下动脉发出的主干血管与肠管平行分布的边缘动脉相连续，由边缘动脉发出直血管长支和短支供应结肠壁血液。肠系膜上、下动脉系统血液供应通过边缘动脉进行交通代偿。以往认为边缘动脉的薄弱点有回结肠动脉与右结肠动脉间、中结肠动脉与左结肠动脉间、乙状结肠动脉和直肠上动脉间，根据临床观察这些部位都有良好的动脉吻合支相交通。结肠脾曲部位的Griffith点存在边缘动脉弓，同时在10%～20%的人存在Riolan弧状动脉弓，在肠系膜下动脉根部结扎切断，通过边缘动脉弓可以保证降结肠和乙状结肠良好血供。在边缘动脉消失远端到直肠上动脉的直肠上段称为Sudeck区。以往认为在Sudeck临界点结扎血管可引起上段直肠缺血坏死，现在临床中已否定这个观点，可以认为Sudeck临界点对直肠血供问题没有临床意义。在胰腺癌或胃癌侵犯中结肠动脉根部或移植带蒂横结肠，只要边缘动脉弓连续性良好，可以结扎切断中结肠动脉根部。结肠次全切除,升结肠或回盲部与直肠吻合;全结肠切除,进行回肠储袋经直肠肌鞘吻合术时,确认边缘动脉弓连续性良好情况下,可以切断回结肠动脉主干或肠系膜上动脉发出回结肠动脉根部的末梢部位,可延长下拉吻合肠管的长度而不影响肠管血供。从边缘动脉发出直血管,有长支和短支两种。长支在系膜缘处或在长支的起点附近分为前后两支,沿结肠的前后面,经浆膜与肌层之间,到系膜的对侧缘,分布于对系膜面的 1/3 肠管,最后,前、后两支在独立带与网膜带间构成不充分的血管吻合。肠脂垂根部有长支分出的小动脉进入,切除肠脂垂时切不可牵拉动脉以免损伤长动脉。短支起源于边缘动脉或长支,一般2 ~3 支,在系膜缘立即进入肠壁,供应系膜面2/3 的肠管。短支和长支共同营养结肠壁的系膜部分,故此部位肠壁血液供应丰富,而肠壁的其余部分仅由长支供血,血供是贫乏的。在进行结肠纵行切开时,宜在独立带和网膜带之间进行,如在其他部位切开,长支将被切断,如切口在网膜带和独立带中间点的区域,吻合部位血供缺乏容易引起肠壁缺血坏死。有人报道损伤1 支长支血管可使肠管坏死约 2. 5 cm。因此,切除结肠时,为了保留足够的直血管,边缘动脉应在距肠管断端1 cm 处结扎。

6. 结肠的静脉回流

从回盲部到乙状结肠部位的消化道静脉系统通过肠系膜上、下静脉回流到门静脉。从回-结肠静脉流入部位到中结肠静脉流入部位之间的肠系膜上静脉称为外科干。在十二指肠水平部下缘开始到上方肠系膜上静脉伴随肠系膜上动脉的右侧。由于这个位置关系,支配右半结肠的各动脉主干分支横行穿过肠系膜上静脉主干,一般在肠系膜上静脉前面通过,也有通过肠系膜上静脉后面的。肠系膜上静脉的分支一般伴随动脉分支分布。结肠中静脉与结肠中动脉同样,是最近端的结肠静脉、在胰腺下后缘附近注入肠系膜上静脉。胃网膜右静脉与同名动脉伴行、不走向上方,在胰头前面下行,与胰十二指肠下静脉和副右结肠静脉汇合成胃结肠静脉干,流入肠系膜上静脉。在胰腺下缘附近,肠系膜下静脉与肠系膜上动脉离开一段距离,在胰腺后面进入门静脉。肠系膜下静脉有左结肠静脉、乙状结肠静脉汇入,在肠系膜下动脉根部左侧 2 ~3 cm 与左结肠动脉交叉,与肠系膜下动脉平行上行,在十二指肠升部左侧缘至胰腺下缘,注入脾静脉。肠系膜上、下静脉与肠系膜上、下动脉走行的层次不同,肠系膜上、下静脉不穿过后腹膜下筋膜深层。肠系膜上动脉根部附近,与动脉伴行的同名静脉和后腹膜腔各个筋膜的关系:首先覆盖胃的浆膜延伸成为大网膜前叶,前叶在腹腔内游离,反折向上延续为大网膜后叶,从横结肠前面开始与横结肠系膜前叶融合,返回到胃的后方。在胃后面、胰腺前面走行到后腹膜腔。全长即是胃的系膜,在大网膜后方,有与其融合的横结肠和其系膜。十二指肠位于肠系膜后面与后腹膜之间的融合筋膜内,胃系膜内有网膜动静脉、横结肠系膜内有结肠中动静脉,肠系膜内有肠系膜上动静脉。胃网膜动脉是胃十二指肠动脉的分支、绕过大网膜右侧端走向胃大弯。与此伴行胃网膜静脉绕过大网膜右端以后,不和动脉伴行,离开穿过大网膜后叶进入横结肠系膜前叶的融合筋膜,与系膜内结肠中静脉吻合,接受从结肠回流的静脉，形成 Henle 胃结肠静脉干，汇流到肠系膜上静脉。结肠中静脉是肠系膜上静脉分支，汇流到肠系膜上静脉。肠系膜上静脉保持其原来层次走向近端，在胰腺后面与脾静脉汇合形成门静脉。与此相反，肠系膜上动脉从腹主动脉发出后，贯穿后腹膜下筋膜，走向前下方。肠系膜下动脉起始部附近层次关系远比肠系膜上动脉起始部附近简单，在肠系膜下动脉支配区域，系膜根部位于正中并向远端延伸。肠系膜下动脉从腹主动脉发出，在十二指肠水平部高度穿过后腹膜下筋膜深层，走向乙状结肠系膜内。肠系膜下静脉一直走行在后腹膜下筋膜深层前面，在胰腺后方与脾静脉汇合，形成门静脉。腰内脏神经从肠系膜下动脉起始部附近的腹主动脉左右侧面发出，在腹主动脉分叉部前方左、右侧神经支形成上腹下神经丛。这些神经和腹下神经紧贴于后腹膜下筋膜下走行。

二、直肠的动脉血供和静脉回流

直肠上段虽然在盆腔内，实际上位于腹腔内，下半部分位于盆腔的腹膜外，肛管位于肛提肌以下。直肠有 3 条动脉即直肠动脉，直肠中动脉，直肠下动脉，由两个不同的动脉系统供血（分别来自肠系膜下动脉和髂内动脉系统）。肠系膜下动脉发出最下一支乙状结肠动脉后移行为直肠上动脉。在直肠系膜内进入盆腔，约至第 2 骶椎高度在直肠后面分为 2 支，沿直肠两侧下行，分支至直肠。直肠上动脉主干长度，男性为 4.7 cm±2.83 cm，女性为 4.5 cm±1.41 cm，管径 0.37 cm±0.08 cm。直肠上动脉左右支分叉位置，通常是在 Douglas 窝底，腹膜返折平面之后，多数平第 2 骶椎（56.2%），其次是第 1 骶椎（25%）和第 3 骶椎（18.3%）。国内张东铭根据动脉造影和解剖学观察，把直肠上动脉分为 5 种类型。①一干二分支型（49.9%）。②一干三分支型（3.3%）。③一干多分支型（10.5%）。④右干左分支型（18.4%）。⑤左干右分支型（7.96%）。

其中一干二分支型约占半数，左右二分支多数在肛直肠线上方 5 cm 处，又各分出前后等粗的前后二支，有少数左、右支的二级分支不对等。直肠上段和直肠后壁血液由肠系膜下动脉发出的分支供给。直肠中动脉为髂内动脉的分支。直肠中动脉的出现率为 14.8% ~25.9%，如果把肉眼可见直径 0.5 mm 以下小动脉包括在内，直肠中动脉的出现率为 22% ~100%。动脉的发出部位也有变异，从阴部内动脉的发出率为 68.9%，臀下动脉发出率为 13.6%，也有从膀胱下动脉、闭孔动脉及子宫动脉发出分支的，并且 15.5% 的患者两侧有 2 支直肠中动脉。直肠系膜内血管与直肠平行走行，左右直肠上动静脉的分支与左右直肠中动脉在肠壁内吻合。直肠中动脉根部为从髂内动脉发出穿过盆腔脏层筋膜，通过侧韧带进入直肠、分布到直肠前侧壁，膀胱上、下动脉、子宫动脉不穿过盆腔脏层筋膜，邻近脏层筋膜外侧走向支配的脏器。直肠中动脉从发出部位到盆腔脏层筋膜的二段为根部。广义上与肠系膜下动脉根部具有相同作用，为直肠淋巴引流进入髂内动脉系统的汇合点。直肠下动脉(肛门动脉)由阴部内动脉发出,经坐骨直肠窝外侧壁上的Alcock 管至肛管,主要分布到肛提肌、内外括约肌和肛周皮肤,也分布至下部直肠。肛门动脉可分为 3 支,分别分布到肛提肌、肛尾韧带和外括约肌后部、外括约肌中部。上述分支通过外括约肌浅部、深部之间达肛管黏膜与直肠上、下动脉及对侧的血管支吻合。

直肠的 3 条动脉,作为肠系膜下动脉末梢部的直肠上动脉具有主要的血流支配。一般 3 支动脉间吻合支非常发达,但每支动脉都具有主要的支配领域。直肠上动脉支配直肠上半部分和下半部分后壁。直肠中动脉支配直肠的下半部分前壁和侧壁,直肠下动脉主要支配齿状线以下的肛管。直肠上动脉和直肠中动脉不仅在直肠壁内,也通过壁外的小动脉进行吻合,一般认为在肠系膜下动脉于血液被阻断的情况下,直肠中动脉血液沿直肠上动脉逆流可越过最下 2 支乙状结肠动脉分支的分支点。临床实际上保留腹膜反折以上 10 cm 的残留直肠也不会有任何血供障碍。直肠中动脉和直肠下动脉间的吻合主要在肠壁内进行。即使直肠上动脉和直肠中动脉都被结扎,也可以确保肛管以上 4 cm 肠管的血供。直肠上动脉中枢侧、两侧髂内动脉中枢侧及直肠中动脉同时被结扎时,血液也可沿下肢动脉分支阴部外动脉、阴部内动脉逆流,经直肠下动脉,确保肛管上 3 cm 的直肠的血供。如果髂内动脉的一侧健在,通过直肠壁内的左右动脉血管吻合术,更可确保血供良好。

直肠中静脉与肠系膜下静脉不同,伴随直肠中动脉穿腹膜下筋膜回流到髂内静脉系统。在直肠下部存在另一个门静脉系统和下腔静脉系统的吻合是直肠上静脉与髂内静脉分支的直肠中、下静脉之间吻合。如同动脉吻合支一样存在于直肠壁内外,且相当丰富,临床上低位直肠癌在没有发生肝转移时却经常发生肺转移,可能与这种解剖结构有关。

第四节　肛直肠角在低位直肠癌保肛及肛门重建的生理作用

通常情况下粪便储存在乙状结肠,直肠、乙状结肠切除以后,近端结肠逐渐代替乙状结肠和直肠的储袋功能。一方面是需要建立新的直肠排便反射,另一方面要有一定的顺应性,具有一定容量,储存粪便。直肠 Houston 瓣具有阻挡粪便下降的作用,为减少直肠癌保肛术后排便次数,增加直肠容量,进行结肠 Pouch 和结肠末端(新直肠)建立"丁"型结肠储袋以替代直肠壶腹的作用。

直肠癌保肛手术保留了耻骨直肠肌,耻骨直肠肌在肛门自制中具有重要作用,保留耻骨直肠肌可以维持接近正常的肛直肠角。耻骨直肠肌中存在排便自制反应的感受器,排便感觉并非刺激直肠壁内产生,而是刺激耻骨直肠肌的牵张感受器。术后,当下降的粪便充胀下拉位于盆腔内的结肠时,可以刺激耻骨直肠肌的牵张感受器,产生排便感觉或自制反应。根据最近研究发现,耻骨直肠肌具有分辨直肠内容物、维持无意识性收缩,以及睡眠中维持肛门自制的作用。直肠癌保肛手术即使切除了整个内括约肌,保留了肛提肌复合体。肛提肌复合体由提肌角、肛尾缝、肛门悬带、提肌裂隙、裂隙韧带及提肌隧道等结构组成,可以固定和扩张肛管,尤其肛提肌隧道可以随意性自制和保持正常排便。保肛术后结肠性直肠可以起到控便作用,主要原因如下。

(1)保留了提肌隧道,即保留了耻骨直肠肌和外括约肌,不但能通过主动收缩达到自制,而且可恢复肛管内的高压区以达到非随意性自制。

(2)结肠性直肠下端平滑肌作用增加以补偿代替内括约肌的作用。

(3)扩张结肠性直肠可产生直肠型感觉(鉴别气体和液体、固体),此种感觉起源于直肠外提肌隧道。

(4)由于耻骨直肠肌作用使结肠性直肠成角,重建了肛直肠角。肛管内有丰富的感觉神经末梢,尤其是从肛缘皮肤到齿状线上 10 ~ 15 mm 直肠黏膜内有丰富的感觉神经末梢,如游离神经末梢(痛觉)Messner 小体(触觉)、Krause 终球(冷觉)、Goligi-maszzoni 体和 Pacinian 小体(压觉或张力觉)、Geni-tal 小体(摩擦觉)及许多无名感受器,可以感受粪便内粪液性质。排便感觉对肛门功能自制的维持十分重要,结肠-直肠(肛管)吻合术后的患者,术后由于缺乏排便感受器,因此患者缺乏便意,要待粪便接触肛周皮肤时始为患者觉察。但是术后通过反复条件反射,耻骨直肠肌内感受器可以逐渐代替排便感受器,从而建立新的排便反射和便意。内括约肌主要作用是静息状态下收缩,维持肛门闭合,当直肠内有内容物膨胀时,内括约肌反射性松弛。直肠癌保肛手术超低位前切除术由于保留了肛门内括约肌的完整,可以维持静息状态下肛管压力和张力,保持了肛管呈闭合状态,从而防止静息状态下和睡眠中大便失禁。保留了肛垫保持肛门闭合,保留齿状线上 2 cm 直肠具有比较完整的感觉,同时保留了耻骨直肠肌的完整,则可以维持肛直觉和保存排便反射,从而控制排便。

第四章
传统开腹手术

第一节　结肠癌传统开腹手术

近年来,结肠癌逐渐形成以外科、内科、放疗为基础的综合治疗模式,多学科协作诊疗模式(MDT)越来越受到临床医师的重视。但是,目前外科手术仍然是结肠癌达到治愈的唯一治疗方式。结肠的淋巴系统分为三站,第一站为边缘淋巴结,第二站为中间淋巴结,第三站为中央淋巴结。国内外学者通过对结肠癌淋巴结转移规律的研究指出:结肠癌应行 D3 范围的根治性切除对于右半结肠肿瘤应该清扫中结肠动脉右支根部、右结肠动脉根部和回结肠动脉根部淋巴结,对于左半结肠肿瘤应该清扫左结肠动脉根部淋巴结。下面根据结肠肿瘤不同部位分别做详细阐述。

一、右半结肠癌根治术

(一)适应证

阑尾恶性肿瘤、盲肠癌、升结肠癌或结肠肝曲癌。

(二)切除范围

(1)切除距回盲部 15 cm 长的回肠、盲肠、升结肠、右 1/2 的横结肠及其系膜,应在血管根部切断回结肠血管和右结肠血管,并在结肠中动脉右支根部和胃结肠共干的结肠支根部切断。

(2)若肿瘤分期较晚侵犯胆囊、右肾和右输尿管时,应该行扩大根治术,切除与横结肠相连的相应的大网膜,清扫胃大弯侧及幽门下区淋巴结。

(三)术前准备

(1)纠正贫血或低蛋白血症。

(2)完善有关检查,常规行腹部增强 CT 检查,了解肿瘤大小及周围侵犯情况,远处有无肝脏转移。

(3)肠道准备。

(4)处理基础疾病患者有糖尿病,应将血糖控制在基本正常范围,心、肺、肾功能不全者应积极处理。

(5)麻醉诱导期开始,术中静脉滴注中长效广谱抗生素。

(四)手术步骤

1. 切口

取右侧经腹直肌切口或正中绕脐切口。

2. 探查

开腹后保护切口,探查腹腔脏器,了解肝脏、盆腔及肠系膜淋巴结有无转移顺序由远到近从肝脾、盆腔到区域淋巴结最后是原发病灶。判断病灶大小、活动度及与周围组织脏器的关系,判断肿瘤切除可行性。

3. 显露右半结肠

用纱垫保护切口并将小肠推移至左侧,预定切断的横结肠及距回盲部 1 cm 左右用纱带分别结扎横结肠和回肠,如果肿瘤侵犯浆膜层或浆膜外组织应该行纱布包裹,将肿瘤隔离。

4. 游离右半结肠

先游离大网膜,在胃网膜血管弓下沿胃大弯将右半胃结肠韧带分离、结扎、切断:在拟切断横结肠线上分离切开大网膜。向下牵拉结肠肝曲,显露肝结肠韧带,于肝侧结扎切断助手双手握住升结肠向左侧牵拉,由升结肠外侧沿 Toldt 筋膜由上向下从外到内游离,在游离过程中注意勿损伤十二指肠、肾脏、右输尿管。

5. 结扎血管

于肠系膜根部相当于胰腺钩突部内侧胰头部下缘解剖游离肠系膜上动、静脉,如组织厚,难以发现肠系膜上动静脉时,可先找到结肠中动静脉,然后向近端解剖至肠系膜上动、静脉。如肿瘤位于结肠肝曲,则于根部切断结肠中动静脉。如肿瘤位于盲肠或升结肠,只切断结肠中动静脉右支,沿肠系膜上静脉外科干向下解剖游离,切断左结肠、回结肠血管及所有右半结肠回流中枢的血管。注意近端需要双重结扎。

6. 切断、吻合肠管

游离预定切断处肠管(远端距离肿瘤以上和近端距离回盲部 15 cm),切断横结肠及回肠，移去右半结肠，将回肠与横结肠端端吻合或端侧吻合。吻合口放置引流管并关闭肠系膜孔隙。

（五）手术要点

（1）规范的淋巴结清扫：沿肠系膜上动脉分离、切断、结扎主干血管，廓清根部即回结肠动脉根淋巴结及结肠动脉根淋巴结；肝曲结肠癌还需廓清中结肠动脉根部淋巴结；扩大根治术，切除与横结肠相连的相应的大网膜，清扫幽门下淋巴结。

（2）手术时应先将预定切除的肠管上、下端结扎，以阻止医源性播散。

（3）游离右半结肠时，注意保护十二指肠、输尿管和生殖器血管。

（4）游离肠系膜时，注意保留肠管断端附近肠系膜的血管，以免影响吻合口的血液供应吻合口应该无张力，以免引起吻合口漏。

（5）因回结肠动脉结扎后，回肠末端的血液供应即被阻断。回肠末端的切除长度应不少于 15 cm，以免造成肠坏死及吻合口瘘。

（6）手术完毕后，应用多量盐水冲洗腹腔及腹膜后间隙，吸净积血及血块，再用蒸馏水冲洗，利用其低渗的特点，有可能破坏癌细胞。

（六）术后处理

（1）胃肠减压，注意腹腔引流管情况，注意生命体征的监测。

（2）积极控制术后感染，使用广谱抗生素。

（3）术后镇痛处理，鼓励早日下床活动。

（4）术后根据患者情况进行进食指导，早期、逐步使用肠内营养替代肠外营养。

（5）老年患者通气较慢，可适当地扩肛、口服液状蜡油或灌肠。

（6）术后根据肿瘤分期、全身情况决定是否需行辅助化疗。

二、横结肠癌根治术

（一）适应证

横结肠癌。

（二）切除范围

全部横结肠包括结肠肝曲部、脾曲部及其系膜，必要时延长至升结肠和降结肠相应引流区域的淋巴组织。切除所有大网膜，必要时清除幽门下淋巴结。

(三)术前准备

同右半结肠癌根治术。

(四)手术步骤

1. 切口

上腹部正中切口。

2. 探查

隔离保护切口,探查顺序由远到近,先探查盆底有无结节,后探查腹腔脏器了解有无转移及肠系膜和腹主动脉旁淋巴结,最后探查原发灶的大小、活动度及与周围脏器的关系。

3. 游离病变肠段

由胃网膜血管弓上开始,向左游离左半侧大网膜至结肠脾区,分离结扎胃网膜左血管和脾结肠韧带。再沿着胃网膜右血管弓游离右侧大网膜,结扎切断胃网膜右血管,直至分离至结肠肝区。注意遵循"无瘤原则"。

4. V形切断横结肠系膜

显露结肠中动脉及其分支血管,切开横结肠系膜与胰腺下缘交界处,在胰腺下缘结肠中动脉根部,打开横结肠系膜前叶,清扫结肠中动脉根部周围淋巴结,并在血管根部双重结扎、切断。

5. 游离横结肠

打开横结肠系膜前后叶,前段全部系膜,注意保护十二指肠。分别向左、右扇形游离升降结肠系膜,至此整个肝区、横结肠、脾区结肠及相应系膜淋巴结充分游离。

6. 切断、吻合肠管

于升结肠及降结肠中部切断,移去横结肠,将升结肠与降结肠端端吻合,吻合口放置引流管并关闭系膜孔隙。

(五)手术要点

(1)手术过程中要严格执行"无瘤技术",最大限度地减少术中肿瘤细胞的"医源性播散"可能。

(2)游离结肠脾曲时,不宜用力牵拉以免撕破脾薄膜。肝结肠韧带、脾结肠韧带均需逐一结扎、切断。

(3)肠道端端吻合不应具有张力,估计吻合口张力过大时,可进一步游离右半结肠或脾曲,以利对拢。

(4)术后若见副中结肠动脉应一并于根部结扎、切断。

（六）术后处理

同右半结肠癌根治术。

三、左半结肠癌根治术

（一）适应证

结肠脾区癌、降结肠癌、降-乙交界处癌。

（二）切除范围

横结肠的左1/3、降结肠和乙状结肠的上2/3。要在根部切断结肠中动脉的左支、左结肠动脉和乙状结肠动脉，清除肠系膜下血管周的淋巴结。切除上2/3的乙状结肠系膜和左1/3的横结肠系膜以及大网膜。

（三）术前准备

同右半结肠癌根治术。

（四）手术步骤

1. 切口

取左旁正中切口。

2. 腹腔探查

顺序由远到近，先探查盆底有无结节，后探查腹腔脏器了解有无肠系膜和腹主动脉旁淋巴结转移，最后探查原发灶的大小、活动度及与周围脏器的关系。

3. 游离左半结肠

用纱垫并将小肠推移至右侧，从胃网膜血管弓上切开大网膜，结扎切断胃网膜左血管和脾结肠韧带，游离结肠脾区。助手双手握住降结肠向右侧牵拉，由降结肠外侧沿融合筋膜和腹膜下筋膜之间的腹膜后间隙由上向下，从外到内游离至中线，做到左侧结肠及其所属区域淋巴组织，做到整块切除。在游离过程中注意勿损伤十二指肠、生殖器血管、左侧输尿管。

4. 结扎血管

沿着横结肠系膜根部与胰腺下缘交界处切开后腹膜，显露肠系膜下血管，清除周围的脂肪淋巴组织，并结扎肠系膜下动静脉。将降结肠外展，辨认中结肠血管及其分支：在胰腺下缘清扫中结肠血管根部周围淋巴结，结扎中结肠左支血管。同时在左结肠动静脉起始部结扎、切断,保留直肠上动脉。

5. 消化道重建

将右侧大网膜、左半横结肠、脾区、降结肠及其系膜和淋巴结整块切除,并行乙状结肠与横结肠端端吻合或端侧吻合,关闭系膜孔隙。

(五)手术要点

(1)手术过程中要严格执行"无瘤技术",最大限度地减少术中肿瘤细胞的"医源性播散"可能。

(2)游离切除时,注意不能用力过猛地牵引结肠,以免撕裂脾脏。在腹膜后分离中,要保护好左输尿管,以免误伤。

(3)吻合口不应具有张力,缝扎松紧要合适。若张力较大,可游离结肠肝曲部位以松解之。

(4)分离肠系膜时,注意保留肠管断端附近肠系膜的血管,以免影响吻合口的血液供应吻合时,肠的切缘不可翻入过多,以免引起吻合口狭窄。

(5)手术完毕后,应用大量盐水冲洗腹腔及腹膜后间隙,吸净积血及血块,再用500 mL蒸馏水冲洗,利用其低渗的特点,有可能破坏癌细胞。

(六)术后处理

同右半结肠癌根治术。

四、乙状结肠癌根治术

(一)适应证

乙状结肠癌。

(二)切除范围

直肠上段、乙状结肠、降结肠及肿瘤引流区域的淋巴组织。

(三)术前准备

同右半结肠癌根治术。

(四)手术步骤

1. 切口

取下腹正中切口或左侧经腹直肌切口。

2. 探查

顺序由远到近，先探查盆底有无结节，后探查腹腔脏器，了解有无转移到及肠系膜和腹主动脉旁淋巴结，最后探查原发灶的大小、活动度及周围脏器的关系。

3. 显露降乙状结肠

用纱垫将小肠包裹推移至右上方，于结肠病变的两端用纱布条结扎。

4. 结扎血管

于横结肠近屈氏韧带处剪开后腹膜，向左侧延伸至腹主动脉，沿腹主动脉向下便可到达肠系膜下动脉根部，清楚周围淋巴脂肪组织，于左结肠动脉起始部以下结扎，切断肠系膜下动脉及其外侧平行的肠系膜下静脉。

5. 游离乙状结肠

助手握住乙状结肠向右侧牵拉，由乙状结肠外侧沿融合筋膜和腹膜下筋膜之间的腹膜后间隙由下向上从外到内游离至中线。向上至降结肠，向下至直肠腹膜反折处，并将腹膜后脂肪组织与淋巴组织一起整块切除。在游离过程中注意勿损伤左侧生殖器血管、左侧输尿管。

6. 切断、吻合肠管

切断乙状结肠下端及降结肠下段，移去乙状结肠，将直肠与降结肠端端吻合，关闭系膜孔隙。

（五）手术要点

（1）手术过程中要严格执行“无瘤技术”，最大限度地减少术中肿瘤细胞的“医源性播散”可能。

（2）有时输尿管可能紧靠肠系膜下动脉起始处，在将乙状结肠及其系膜从后腹膜壁层分离时，须常规显露并妥善保护左侧输尿管和生殖器血管，以避免对这些脏器的损伤。

（3）降结肠-直肠端端吻合不应具有张力，否则应切开降结肠旁沟的侧腹膜，游离部分降结肠加以松解。

（4）若见肠系膜下动脉根部淋巴结转移阳性，清扫后根据血运情况，必要时行左半结肠切除术。

（六）术应处理

同右半结肠癌根治术。

五、全结肠切除术

（一）适应证

家族性腺瘤性息肉病、遗传性非息肉病性结直肠癌和原发性结肠癌等。

（二）切除范围

末端回肠、阑尾、盲肠、升结肠、横结肠、降结肠、乙状结肠、部分直肠、大网膜及肿瘤引流区域淋巴结。

（三）术前准备

同右半结肠癌根治术。

（四）手术步骤

1. 结扎血管

打开胃结肠韧带，结扎处理走行于胃大弯侧网膜左右血管各分支。展开横结肠系膜，游离结肠肝区，辨认结肠中血管，游离系膜并在其根部结扎切断，清扫其周围淋巴结然后，从横结肠系膜根部至回肠末端将升结肠系膜前叶打开，解剖肠系膜上血管。小心仔细锐性分离，清扫周围淋巴结。沿着肠系膜上血管向下分离，右结肠血管及回结肠血管便可清晰辨认，分别在根部结扎切断。游离结肠脾区，将结肠向下牵拉，使得脾结肠韧带形成张力，结扎切断。将结肠脾区、降结肠和乙状结肠向外下方展开，寻找肠系膜下动脉，于根部结扎切断，并清扫周围淋巴结。

2. 游离全结肠

分别于升结肠、降结肠外侧沿融合筋膜和腹膜下筋膜之间的腹膜后间隙由上向下，从外到内游离，此时整个结肠均充分游离。并在其系膜根部分别结扎切断，将整个结肠及其系膜和清扫的淋巴组织整块切除。

3. 消化道重建

如保留直肠则行回肠直肠端侧吻合，如不保留直肠肛门，则行末端回肠造口。

（五）手术要点

（1）手术过程中要遵循“无瘤原则”。

（2）注意保护双侧输尿管。

（3）游离结肠脾曲时，不宜用力牵拉以免撕破脾薄膜。

(4)小肠和直肠吻合不宜选用端端吻合,应采用端侧吻合。

(5)手术完毕后,应先用大量盐水冲洗腹腔,再用蒸馏水冲洗。

第二节　直肠癌传统开腹手术

一、全直肠系膜切除术

临床外科按照病变解剖部位将直肠癌分为上、中、下段(亦称为高位、中位和低位直肠癌)。一般认为距肛缘 7 cm 以内为低位直肠癌,7 ~ 12 cm 为中位直肠癌,12 cm 以上为高位直肠癌。直肠癌根治术应该遵循以下原则:①足够的原发灶切除;②合理的淋巴结清扫;③全直肠系膜切除(TME);④尽可能地保留盆腔自主神经。近年来,吻合器的普遍使用使得保肛率有所增加。临床上最常见的直肠癌手术包括直肠癌腹会阴联合切除术(Miles 手术)和直肠癌低位前切除术(Dixon 术)。下面分别根据直肠肿瘤不同部位选择术式和手术时遵循的 TME 原则作详细阐述。

(一)全直肠系膜切除的原则

全直肠系膜切除术(TME),是英国的 Bill Heald 医师于 1982 年提出的。经过 20 多年的实践,目前 TME 已成为中低位直肠癌手术必须遵循的标准原则,可使肿瘤局部复发率控制在 3% ~7% 以内,显著提高患者的总生存率。目前,我国许多地区的外科医师正在积极地开展 TME 手术。正确认识直肠系膜的解剖学基础,对开展规范化的 TME 手术、提高我国直肠癌的诊治水平有重要意义。

1. TME 的解剖学基础

人们普遍认为直肠不存在系膜,肠系膜在人们的观念中是呈扇形的充满血管网络的结构。通过研究发现,直肠系膜与传统的解剖学对肠系膜的描述有所不同,它是指直肠周围所有的脏腹膜和壁腹膜之间的脂肪结缔组织、血管神经、淋巴组织,统称为直肠系膜。

2. 下腹神经和骨盆内脏神经

下腹神经位于腹主动脉的前面、左右髂总血管分叉处的前方呈网状分布,主干在第 5 腰椎前方分为左右下腹神经。左右下腹神经沿骨盆侧壁走行,逐渐变细。下腹神经主要负责射精。盆腔内神经主要负责阴茎的勃起,从骶 2、3、4 前孔发出,沿骨盆侧壁走行,分支细小。骨盆内脏神经的分支在男性直肠、精囊、前列腺及膀胱后部的两侧(侧韧带内)形成次级神经丛。通常骨盆内脏神经在活体组织上难以辨认。

3. 直肠系膜中的血管

直肠中动脉位于前列腺和阴道穹隆水平,由髂内动脉分出,向直肠方向走行,跨过第3骶神经的近侧,由于直肠中动脉与 S_3 神经的固定解剖关系,可以作为寻找该神经的标志。脂肪和纤维结缔组织包绕直肠中动静脉和骶神经,构成所谓的"直肠侧韧带"。

4. 直肠侧韧带

直肠的侧韧带包括的界限并不清楚,位于直肠的下1/3段前外侧在腹膜与肛提肌之间,周围充满纤维、脂肪组织,此纤维成分是盆筋膜的一部分,从直肠外侧壁连至盆壁形成直肠侧韧带,它是使直肠固定于骨盆的最坚固的支持物。在女性体内,此韧带分两层,一层在直肠后方,另一层在直肠与阴道之间;在男性体内,侧韧带包绕直肠、前列腺和膀胱。发自髂内动脉的直肠中动脉走行其中,进入直肠。TME强调锐性分离侧韧带。

5. Denonvillier's 筋膜

在直肠的前面,腹膜反折至尿生殖膈之间称为直肠前筋膜,男性为膀胱底部、输精管壶腹、精囊和前列腺,女性为子宫和阴道。直肠和膀胱、阴道壁之间的筋膜,男性叫膀胱直肠筋膜,女性叫直肠阴道筋膜(DF)。在TME操作中应该认真辨认。如果解剖层次有误,往往会导致出血,层次过深会穿破肠壁,分离过浅会损伤女性阴道壁,男性会伤及前列腺和精囊腺。

6. 直肠骶骨筋膜

在直肠后方,覆盖骶骨的盆筋膜称为Waldeyer筋膜。此筋膜深面走行着骶前静脉。TMF强调在此间隙进行锐性分离。

(二)TME的师论基础

直肠癌TME的理论基础是建立在盆腔脏层和壁层之间有一个外科平面,这一平面为直肠癌完整切除设定了切除范围,并且直肠癌浸润通常局限于此范围内。直肠癌中大约65% ~80%病例存在直肠周围的局部病变,包括直肠周围直接浸润、肠周淋巴结转移或直肠血管周围淋巴结转移,所有这些局部病变均在盆腔脏层筋膜范围之内。Hide的资料表明下段直肠癌中19%的直肠系膜内有淋巴结转移,其扩散范围为3 cm。因此,TME的手术原则是合理的,能够切除直肠肿瘤及其局部浸润病灶。

(三)适应证

TME主要适用于无远处转移的直肠中下部的 $T_{1\sim3}$ 期直肠肿瘤,且癌肿未浸出脏层筋膜,大多数适合低位前切除者基本上均适用于TME。对于癌肿较大且侵及壁层筋膜或周围器官、骶骨的患者,TME已经失去了原有的意义。Lopez-Kostner等认为上段直肠癌应和乙状结肠癌同等对待,不必行TME。

（四）手术要点

（1）TME 的手术原则是：直视下在骶前间隙中进行锐性分离；保持盆筋膜脏层的完整、无破损；肿瘤远端直肠系膜的切除不得少于 5 cm，肠管切除至少距肿瘤远端 2 cm。凡不能达到上述要求者，均不能称作全直肠系膜切除术。

（2）术中先从左侧游离乙状结肠，解剖出肠系膜下静脉，分别距主动脉和脾静脉 1 cm 处结扎肠系膜下动静脉，完成淋巴结清扫随后在直视下用剪刀或电刀沿盆腔脏层、壁层筋膜之间将左右腹下神经内侧的脏层筋膜、肿瘤以及直肠周围系膜完全游离，直至肛提肌平面，注意保持脏层筋膜的完整性，这样可以避免损伤盆筋膜而保护自主神经丛。术中尽量避免牵拉、挤压肿瘤，防止脏层筋膜在分离中发生破损。如果分离的层次正确，除直肠侧血管外，并无其他大血管，不会导致严重的出血。

（3）TME 与传统的手术方式有很大的不同。首先，分离直肠系膜时采用剪刀或电刀锐性分离，沿直肠系膜周围的脏壁层盆筋膜之间的无血管区进行，直至全部游离直肠系膜及直肠，避免了传统手术中钳夹、剪开、结扎的方式，有利于骨盆神经丛的保护；其次，TME 强调的是环绕剥离直肠系膜，包括直肠及肿瘤，肿瘤远端的直肠系膜切除应达 5 cm 或全部直肠系膜，而直肠远切缘距肿瘤 2 cm 已经足够，与传统手术只注重切缘距肿瘤距离不同。另外，TME 对直肠侧韧带的分离方式亦采用锐性分离。

（五）注意事项

由于 TME 需要更低位的吻合，使 TME 后容易发生吻合口漏。临时性预防性结肠造口可以预防吻合口漏的发生。TME 要求手术过程中精细的解剖，因此势必增加手术的时间，并可能造成过多的出血。通过娴熟的掌握 TME 的操作技巧，完全可以缩短手术时间。

从提出 TME 至今不过 20 余年的时间，人们对 TME 尚处于研究、探索阶段，对其也存在各种争议。可以认为，直肠系膜全切除在降低直肠癌根治性切除术后局部复发率方面是极为重要的环节，但并不是唯一的因素，早期诊断、早期手术及强调综合治疗仍是目前直肠癌治疗发展的趋势。

二、直肠低位前切除（Dixon 术）

（一）适应证

（1）乙状结肠和直肠上段癌，属于高位前切除术，切除这一位置的癌肿没有必要广泛游离直肠的中下段和实施全直肠系膜切除。

(2)中下段直肠癌肿,切除癌肿下缘 2 cm 以上后,肛直肠环(肛提肌)完整,无癌肿浸润。

(二)禁忌证

(1)手术切除术横断或者切除肛管直肠环,因其将不可避免地导致肛门失禁。

(2)中下段直肠癌已侵犯周围组织,肿瘤虽能切除,但复发可能性较大者。

(三)术前准备

(1)肠道准备,口服泻药加清洁灌肠。

(2)纠正低蛋白血症和贫血。

(3)女性患者应该行腔内超声,了解肿瘤是否侵犯阴道壁。

(4)低位直肠癌患者如果有泌尿系症状应该常规检查膀胱镜或者泌尿系造影,术前与家属沟通,做好造口准备。

(四)手术步骤

(1)体位和切口:截石位,下腹部正中切口,右侧绕脐,进腹后保护切口。

(2)进腹后有步骤地探查腹腔有无肝转移,大网膜有无转移结节然后检查主动脉前、肠系膜下血管和髂内血管附近淋巴结有无转移。探查所有结肠,最后查明癌肿的部位、范围和周围浸润的情况。

(3)肿瘤上方 10 cm 用纱布条结扎乙状结肠肠腔,根据肿瘤的位置,确定直肠低位前切除的清扫范围。

(4)提起乙状结肠向右侧牵拉,显露左侧结肠旁沟,用剪刀剪开左侧壁腹膜沿着 Toldt 筋膜表面游离,在 Toldt 筋膜深面有蠕动的输尿管和生殖血管,注意保护左侧输尿管和生殖血管。向盆腔游离至腹膜反折,即膀胱直肠陷凹(男)或直肠子宫陷凹(女)直至直肠肿瘤下方,自右侧从上向下分离腹膜,并与左侧腹膜切开线汇合。

(5)提起乙状结肠,沿着右侧 Toldt 筋膜线向上方游离腹膜到肠系膜下动脉根部,于肠系膜下动脉根部结扎切断,近端双重结扎。同时注意保护降结肠、乙状结肠血管弓的完整,以保证结肠远端血液循环。同平面结扎切断肠系膜下静脉,游离肠壁确定肿瘤近端距肿瘤上缘 8 ~10 cm。

(6)向前牵拉直肠,沿着骶岬前方、筋膜延续下来的骶前筋膜与直肠内脏筋膜之间向下方直视锐性分离进入骶前间隙=向下游离骶前筋膜,直视下在脏、壁两层筋膜之间进行锐性分离,达到尾骨尖水平,将直肠系膜全部切除。在骶 4 水平需向腹侧游离直肠系膜,此处筋膜增厚形成直肠骶骨筋膜,切断后可将直肠拉长 3 ~5 cm。

(7)将直肠向上牵拉,保持一定张力,辨认两侧的直肠韧带。靠近直肠侧壁分离、结扎、切断两侧直肠侧韧带避免损伤盆神经丛。结扎侧韧带时，要注意辨认两侧的输尿管和下腹下丛（盆丛），防止损伤。然后将直肠向后向上牵引，在 Denonvillier 筋膜和直肠同有筋膜之间锐性分离直肠和膀胱之间的间隙，将膀胱或者子宫向上牵拉，沿着 Denonvillier 筋膜锐性游离，避免损伤前方器官，又要保证直肠系膜的完整性，直肠前后壁已经完全游离

（8）在肿瘤远侧距离肿瘤下缘 2 cm 以上，用直角钳或无损伤钳阻断直肠，自肛门插入胶管用约 500～1 000 ml 碘伏液冲洗，然后再用 0.5% 氟尿嘧啶液或 1% 蒸馏水冲洗。

（9）吻合先间断缝合后壁外层，再全层缝合后壁内层；间断内翻缝合前壁全层，再行浆肌层缝合加固。

（10）检查吻合口有无狭窄和漏缝，温无菌蒸馏水冲洗盆腔，彻底止血后，盆腔放置引流管自切口旁引出，缝合盆底腹膜并关闭腹壁各层组织。

（五）手术要点

（1）开腹时注意不要损伤膀胱。

（2）乙状结肠与后腹膜有先天粘连，不要误认为是 Toldt 线，平面过深易损伤腰大肌。

（3）沿着 Toldt 间隙由外侧向内侧游离时，平面不易过深，注意保护输尿管和生殖血管。

（4）在直肠后方骶前间隙游离时，在骶 4 水平时两层筋膜增厚为直肠骶骨筋膜，游离方向需转向腹侧，如继续原来方向可能损伤骶前筋膜丛。

（5）直肠侧方游离注意直肠中动脉，并靠近直肠，勿损伤盆丛。沿着 Denovillier 筋膜游离时注意保护精囊腺前列腺包膜或子宫后壁。

三、经腹会阴联合切除术（Miles 手术）

（一）适应证

直肠下段癌；肿瘤下缘距齿线 5 cm 以内且无远距离转移者；保肛术后肿瘤局部复发尚能切除者；肛管及肛门周围癌。

（二）禁忌证

一般情况差，无法耐受麻醉，伴随其他疾病或者局部进展形成冰冻骨盆者。

（三）术前准备

同直肠癌 Dixon 术。

(四)手术步骤

1.腹部手术部分

(1)体位:截石位,两腿尽量外展,臀部垫高6~7 cm并超出手术台边缘4~5 cm,腰部垫软枕。消毒腹部与会阴部。

(2)切口:作下腹正中切口,下至耻骨联合,上至脐上3~5 cm。切口下端的锥状肌也应剪开,直达耻骨推开腹膜外脂肪及膀胱顶部后切开腹膜,进入腹腔。

(3)探查腹腔:置头高脚低位,用湿棉垫将小肠推向上腹部,充分显露手术野。按顺序探查肝、脾、大网膜、全部结肠、横结肠系膜、腹主动脉及肠系膜下动脉、乙状结肠系膜根部和两侧髂内血管周围的淋巴结;女性患者子宫、卵巢有无转移、浸润。提起乙状结肠,轻轻探查肿瘤部位、大小、活动度以是否侵入浆膜层或周围组织,以便决定手术方式和切除范围。

(4)分离乙状结肠及其系膜:在肿瘤近端先以粗丝线或纱布带将肠腔扎紧,避免操作中肿瘤细胞脱落。将乙状结肠向右上方提起,在乙状结肠系膜根部左侧切开后腹膜,并向上、下延长,根据肿瘤位置高低和需要分离降结肠的长度,决定切开长度;下端沿直肠左缘,切至直肠膀胱陷凹(女性切至直肠子宫陷凹),并在膀胱后上方约2 cm处绕过直肠前侧,切开直肠右侧缘。接着游离腹膜后结缔组织。提起后用纱布球分离后腹膜,显露左侧髂动、静脉。在左髂总动脉分叉处的前面可以找到左侧输尿管,注意保护。然后,小心分离左髂血管周围、乙状结肠系膜根部和肠系膜下动脉周围带有淋巴结的腹膜后脂肪组织,准备一并切除。

(5)结扎肠系膜下动、静脉:提起乙状结肠,在腹主动脉前侧显露肠系膜下动脉根部,分离结扎肠系膜下动静脉。再检查结肠中动脉左支、结肠左动脉升主和降支之间的血运,因为只有保留下来的乙状结肠上段可以有足够的血运后才能结扎肠系膜下动脉,否则应在结肠左动脉分支处以下结扎。

(6)分离直肠后侧:提起乙状结肠,用手指沿直肠深筋膜后面,在主动脉分叉处,髂前神经丛,第5腰椎和骶骨岬前面比较疏松的疏松结缔组织(骶前间隙),将直肠及其后面被深筋膜包围的脂肪和淋巴结从骶前筋膜脏、壁层之间直视下分离,直达尾骨尖和肛提肌注意+可深入骶前筋膜壁层背面,以免损伤骶前静脉丛,引起大出血。

(7)分离直肠前侧:用宽拉钩将膀胱或子宫向前拉开,将直肠向后方拉紧,用弯剪和手指分入腹膜会阴筋膜(Denonvillier's 筋膜)前面,将膀胱底部、输精管、精囊和前列腺(女性为阴道后侧壁)从直肠分开,直达前列腺尖部、肛提肌平面,两侧分至直肠侧韧带前上缘。

(8)切断直肠侧韧带:用左手伸入盆腔,将直肠向左侧拉紧,并将右侧输尿管向前推开。在左手指引导下,用长弯止血钳将右侧直肠侧韧带贴近盆腔侧壁夹紧,用长弯剪剪断后结扎(在侧韧带内的直肠下动、静脉也同时被切断、结扎)。如韧带较宽,可分次钳夹、切断,直达肛提肌平面。以同样方法将直肠向右侧拉紧后切断、结扎左侧直肠侧韧带。

(9)结肠造瘘口:在脐与左侧髂前上棘连线中点上方,腹直肌外缘,切除3 cm直径的圆形皮肤和皮下组织,将腹外斜肌腱膜"+"形切开,逐层切开腹膜,使切口能容2指。选定切断乙状结肠的部位,注意肠系膜内血管弓、边缘动脉网的分布和分离的乙状结肠肠管的血运,以便切断后使近端肠管不致缺血、坏死,放到造瘘切口处既无张力,又不致发生造瘘口回缩或外翻膨出。造瘘肠管浆肌层分别于腹膜、腹直肌前鞘、皮下缝合固定

2. 会阴手术部分

(1)切口:会阴冲洗消毒后,肛门内塞一块干纱布,在肛门周围皮肤作两层荷包缝合,将肛门闭锁,留长缝合线牵引用。从会阴部中点绕过肛门两侧至尾骨尖作一梭形或菱形切口。用粗丝线缝合,或用组织钳将两侧切口内缘对拢,进一步封闭肛门。沿坐骨结节和臀大肌内侧缘加深切口,尽量切除坐骨直肠间隙内的脂肪组织,显露尾骨和肛提肌。注意切断、结扎由两侧阴部内动脉分出的肛门动脉。

(2)切断肛尾韧带:将肛管向前拉紧,在尾骨尖切断肛提肌附着处(肛尾韧带)。用手指深入肛提肌上面,将左侧髂骨尾骨肌向下拉紧,在尽量靠近骨盆侧壁附着处由后向前分次钳夹切断后结扎,直至前列腺(阴道后壁)附近。再以同法切断右侧髂骨尾骨肌。在骶尾骨前侧,切开骶前筋膜。再向两侧剪开盆筋膜壁层,进入直肠后间隙,与腹部手术会合。由会阴部手术组将肠管经会阴部后侧切口拉出乙状结肠和直肠。

(3)切断耻骨尾骨肌:将肛管向后拉紧,沿会阴浅横肌后缘和尿道球部后侧逐层切断肛门外括约肌深组向前的交叉纤维,显露会阴深横肌。再将拉出的乙状结肠、直肠向右后方拉紧,显露直肠左侧的耻骨尾骨肌,用手指探入左侧耻骨尾骨肌上面,将其拉紧后分次钳夹、切断和结扎。以同法切断右侧耻骨尾骨肌。

(4)切断耻骨直肠肌和直肠尿道肌:将会阴浅、深横肌向前拉开,肛管直肠向后拉开,即可显露耻骨直肠肌和直肠尿道肌从直肠前侧可看到精囊和前列腺,用手指放在前列腺和直肠之间向外顶出耻骨直肠肌和直肠尿道肌,逐层将这些肌肉分次钳夹、切断后结扎。此时已全部游离直肠、肛管,可整块取出乙状结肠、直肠、肛管以及腹膜后脂肪和淋巴结。

(5)冲洗、引流和缝合会阴部切口:仔细缝合、结扎或电凝止血后,用大量生理盐水冲洗骶骨前遗留的巨大空腔,以清除腔内可能残留的癌细胞。在腹部手术组缝合盆底腹膜,关闭腹部切口,会阴部手术组放置骶前引流管,缝合会阴部皮肤。

(五)手术要点

(1)切开腹膜下部时,要先推开膀胱以防损伤。

(2)术中游离乙状结肠系膜时需注意在 Toldt 筋膜表面,左侧生殖血管和输尿管均在此筋膜平面深面因此,术中应将双侧输尿管仔细显露加以保护。

(3)进入低前间隙时应在直肠深筋膜和筋膜之间进行,尤其勿损伤前列腺和精囊腺

(4)进入骶前间隙,骶前静脉丛为骶前筋膜所覆盖,位于骶骨骨膜面,经骶骨孔与椎静脉系统相沟通,一旦破裂出血,止血十分困难。分离直肠后方时应在直视下看清间隙并进行锐性分离,避免盲目钝性分离造成损伤。一旦发生骶前静脉丛出血,不要勉强钳夹、缝扎或电凝止血,可用止血海绵或纱布直接压迫暂时止血,标本取出后再彻底止血。前列腺后方静脉丛或阴道后壁静脉丛由于显露困难,术中分离直肠前壁与前列腺间隙时,易撕破前列腺包膜引起出血,女性患者易损伤阴道后壁静脉丛而引起出血。

(5)会阴部游离肛门前方时容易损伤男性后尿道,分离平面应为会阴浅、深横肌后缘,术者左手示指可伸入直肠前壁与前列腺间为引导,并随时确认导尿管位置,可避免损伤后尿道。

(6)会阴部游离肛门前方时容易损伤女性阴道后壁,分离平面应为会阴浅、深横肌后缘,必要时术者左手示指可伸入阴道触及后壁作为引导,可避免损伤阴道后壁。

(7)在分离结扎、切断直肠侧韧带时,靠近直肠系膜缘以免损伤盆丛。在分离解剖肠系膜下动脉结扎、切断时注意保护自主神经干,使其免受损伤。

(六)术后处理

(1)Miles 手术创伤较大,术后应严密观察生命体征,注意休克发生及电解质平衡失调,维持比较稳定的血压及适当的尿量,必要时可以输血。

(2)注意观察结肠造口血液循环,有无回缩、狭窄等情况。

(3)术后应留置尿管 5 ~7 d,拔管前夹闭 1 ~2 d,每天 3 ~4 h 开放 1 次,以促进膀胱排尿功能恢复。

(4)观察骶前引流液的量和性状,注意有无短时间内大量引流出血液,一般引流 24 h,引流液逐渐减少、颜色变淡,引流液每日少于 30 ~50 ml 时,即可拔除引流管。

(5)会阴部切口术后要更换外层敷料,如果切口愈合良好,则术后 7 ~10 d 拆除缝线,行肛门坐浴。

第三节　复发性直肠癌的外科治疗

目前,对复发性直肠癌的治疗,一般认为手术仍是可能治愈的唯一选择,一些大的肿瘤治疗中心的经验表明,仅局限于盆腔(LRRC)的病例可以考虑再次行治愈性切除,其目

标与原发性直肠癌一致，即完整切除肿瘤、尽可能保留功能并且避免并发症，但不幸的是，对于 LRRC 很难达到这一目标。因为手术野的正常解剖间隙已经改变，而且多数病例以前接受过放疗导致肿瘤周围组织纤维化，而肿瘤又常常粘连或者侵犯盆腔的器官，所以切除肿瘤具有极大的挑战性，通常的 TME 技术极少能够保证肿瘤的完整切除，必须采用广泛得多脏器联合切除的技术。尽管如此，创伤巨大的手术能够使患者获得极佳的肿瘤局部控制甚至治愈的机会，但也同时存在高风险的并发症和长期的后遗症，如性功能的缺失等。

一、直肠癌局部复发的影响因素

在 TME 时代以前，直肠癌根治性切除术后的局部复发率高达 30% ~40%，患者首诊时采取合理的手术治疗措施和 TME 技术对预防局部复发具有划时代的作用。手术标本的环周切缘评估显示阳性可以使局部复发率从 10% 上升至 78%；而 Heald 的手术病例随访显示，即使不采用放射治疗，5 年的局部复发率也小于 5%。这些结果表明采用 TME 技术能够更好地保证获得阴性的环周切缘、能够去除肠系膜包裹的肿瘤病灶，降低肿瘤细胞从破损的系膜脱落的机会。很多医师采用这种技术后，即使肿瘤侵犯全层和存在淋巴结转移，其局部复发率仍然低于 10%。这些研究表明，应用 TME 技术可以使环周切缘的阴性率达到 93%，TME 技术的失败率揭示了直肠癌局部复发的比例。对手术前影像学评估显示肿瘤可能侵犯直肠系膜表面的筋膜（环周筋膜）的患者，新辅助放化疗是另一影响直肠癌局部复发的重要因素。无论是手术前或手术后给予放化疗，同样会增加围术期并发症。术前放化疗加 TME 技术的应用可以使直肠癌患者的 10 年总生存率达到 58%，无复发生存率达到尽管一些患者采取了最佳的治疗策略如新辅助放化疗和完美的 TME 技术，仍然有一些病例会出现复发，导致这些患者复发的因素包括肿瘤巨大（T3/T4），淋巴结阳性、不良的病理学特征，如淋巴管或神经周围侵犯等。

二、直肠癌局部复发的分类

尽管目前没有直肠癌局部复发的分类标准，但是有几个研究团队对复发的模式特征进行区分。其中美国纽约斯隆凯特琳纪念癌症中心（MSKCC）根据复发肿瘤病灶在盆腔的位置即解剖分类进行命名，分别为中心型（吻合口、肠系膜、直肠周围软组织和会阴），前向型，累及泌尿生殖器官；侧方型，累及侧方盆壁软组织及骨盆；后向型，累及骶骨及骶前组织这种分类明确了受累器官，也表明了需要切除的手术范围；Wanebo 等提及系统性应用 TNM 系统，TR1-TR、其中 TR1 和 TR2 为原发切除部位的直肠腔内复发；TR3：吻合口复发侵犯肠壁全层至直肠周围软组织；TR4：肿瘤侵犯邻近的任一器官包括阴道、子宫、前列腺、膀胱、精囊腺及骶前组织，但未固定可以活动；TR5：侵犯骨盆及连接骨盆的韧带包括骶骨，低位的盆壁或者骶棘韧带及骶结节韧带。Yamada 和梅奥医院基于他们的分类系统对局部复发分类，即肿瘤的固定程度，包括附加因素如侵犯和固定的部位，其中仅仅侵犯一处器官为 F0，另外根据侵犯器官的数目命名为 F1、F2、F3；这种分类认为如果侵犯的器官越多，其 R0 切除率越低，一般认为 K2 和 F3 则较难达到 R0 切除。所有这些分类系统都有优点和缺点，但是这些分类标准的异质性导致很难比较不同临床研究的方法学和结果。

每一种复发模式都是独特的，而且都要在术前计划和风险获益方面进行分析考虑。我们发现复发的部位及与周围解剖结构的关系会决定手术的具体方式，因此应用解剖分类系统具有实用性。中心型复发都局限于盆腔器官而未侵犯邻近骨盆和侧壁，这种类型包括低位前切除术后吻合口复发，经肛门内镜微创手术（TEM）、行局部切除后复发及经腹会阴联合切除术（APR）后的会阴复发。前向型复发一般累及生殖泌尿器官；当肿瘤侵犯髂血管、盆腔自主神经、输尿管或延伸至坐骨孔处称之为侧方或盆壁复发；骶前空间的肿瘤常常侵犯骶骨称之为后向型复发或骶骨复发，这种复发常常需要进行复杂的切除手术并可能出现大出血。

三、直肠癌的术前评估及多学科会诊

手术前必须考虑很多因素，包括进行详细的影像学阅片、对患者全身状况进行全面评估，并选择合适的患者，进行多学科专家讨论，并且对手术中程序要进行细心的计划和准备。

（一）影像学方面的评估

复发性直肠癌的成功治疗离不开高质量的影像学评估肿瘤复发的解剖学模式通常变异性极大，而且可能存在多处复发的可能，在手术过程中很难将手术瘢痕和放疗后质地改变的组织与肿瘤区分开，因此术前的影像学定位将决定肿瘤是否可切除，并且确定手术平面。MRI 常常用来评估盆腔疾病的范围及与周围器官的关系，因此术前需要作高分辨率的多相位阵列的 MRI，通常需要进行矢状位、冠状位和斜位的重建。胸部、腹部和盆腔的 CT 扫描可以评估是否存在远处转移，后者可以补偿盆腔 MRI 在解剖评估方面的不足；PET/CT 可以选择性应用，有助于区分术后瘢痕和肿瘤，并可以引导进行术前活检放射学家、外科医师和其他学科专家联合阅片，有助于结果解释和术前计划。

（二）选择合适的患者

复发性直肠癌的手术切除意味着存在较高的并发症和病死率，因此患者的选择至关重要。必需让患者对病情和治疗结果充分了解，并使其理解风险，即使手术很顺利，术后恢复时间也可能延长，生活质量和一些功能都会受损。医师必需考虑患者的并发症和全身的功能状态。如果患者的病情决定需要进行多脏器的联合切除，那么全身功能储备为基线水平的患者必须排除。患者术前必须进行细心和全面的检查，包括心肺功能的检查，并且要在手术前调整至最佳状态。

(三)新辅助治疗

因为直肠癌术后复发存在隐性的多病灶疾病，而且单独手术很难控制复发，所有病例都应考虑新辅助治疗，无论是联合放化疗还是单独化疗。多数患者以前都做过放疗，因此再做术前放疗难度高、风险大，另外并非所有患者都对化疗有效。考虑到术后给予放化疗不良反应更大，更难耐受，如果可能应该考虑术前放化疗或化疗。新辅助治疗的方案应该由 MDT 协作组决定。

四、手术范围和重建需要考虑的问题

经过详细的术前评估后，如果判断可以获得 R0 切除，或者手术可以缓解症状，那么就需要决定相应具体的手术类型、切除范围、重建方式。一般减癌手术一定要慎重施行，因为必须明确手术能否获得预期的结果而如果要获得 R0 切除，必须根据影像学结果决定手术所切除的平面。如果为中心型复发，患者肿瘤侵犯范围没有突破原来的环周筋膜平面，仍然可以考虑在内平面即 TME 的神经平面进行，但是这种可能性很低；如果肿瘤已经突破环周筋膜平面，手术就必须从中间平面即髂内血管之前的平面进行，当肿瘤向后侵犯时，意味着需要切除骶前筋膜；而当肿瘤已经浸透环周筋膜到达盆壁组织，肿瘤切除必须从外侧平面即髂内血管后方平面进行，这时候需要进行侧盆壁切除(PSWD)，当肿瘤位于后方时，需要切除骶骨骨膜和骶前静脉；当肿瘤距离骶骨少于 1 mm 时，则需要合并骶骨切除才能达到 R0 切除。除了切除肿瘤所必须遵循的平面，还要考虑直肠切除的范围，如是否还保留肛门，是否重建肠道连续性；合并切除的器官，如子宫和附件或精囊和前列腺，输尿管和膀胱切除的范围，需要考虑重建的方式如输尿管膀胱吻合或全膀胱切除术时需要考虑回肠代膀胱并作永久性尿造瘘等，如果合并髂外动脉或髂总动脉，通常需要考虑血管重建，如果合并阴道切除，是否考虑阴道重建；同时如果盆腔切除后盆壁巨大缺损，通常需要考虑以腹直肌皮瓣或臀大肌皮瓣等行盆底重建，这些会降低术后伤口并发症。

五、手术技术

一旦决定要作手术切除，必须遵循以下原则。①手术前必需从影像学明确的可切除肿瘤的手术层次或平面着手，保证阴性切缘，其中切除的平面包括内平面、中间平面和外平面3层。②手术中必须准备相应的手术器械：长的手术器械、头灯或带光源的拉钩，两个吸引器，自动拉钩，骨膜分离器，骨凿，双极电凝，超声刀，止血纱布，止血粉等，血管闭合器及大头钉等。在切除时的技巧包括，手术中沿盆腔而非靠肿瘤分离，术中先游离膀胱和输尿管，必要时分离和结扎并切除髂内动脉或静脉，必要时切断骶神经根，细心控制静脉出血。

如果患者情况合适，应该考虑作硬膜外麻醉；如果考虑要保留输尿管，术前应放置输尿管支架，术前放射学的表面标记决定骶骨切除的水平；造口的定位对手术也很有帮助，因为手术时间可能很长，需要护士细心摆放患者的体位，避免牵拉或压迫导致的副损伤，术中需要应用皮肤保护膜或伤口保护器减少伤口的污染。因为手术中存在骶前大出血的危险性，术前应该充分备血，而且麻醉师也要保证输液和输血通道顺畅，最好行中心静脉置管。

手术开始时患者的体位为截石位，进入腹腔后全面探查腹腔，明确是否存在转移，如存在则放弃手术切除；如果存在腹腔积液，应该在切除前立即送细胞学检查，有癌细胞的证据也应放弃切除；另外，经过腹部建立手术的解剖平面并且明确是否能够切除因为患者以前有手术史和放疗史，这一过程相当耗时，如果小肠黏附于盆腔肿瘤，应该与肿瘤一起整块切除。

目前推荐，如果有可能，应该在没有肿瘤的地方开始分离找到合适的解剖切除平面。必需尽早分离血管并对关键结构如闭孔神经等确认。在手术中，很难区分肿瘤与放疗相关的纤维化和瘢痕，这也是手术前影像学必须确定切除平面的原因。通常在手术中需要切除与肿瘤粘连的组织，确保足够的外科切缘术中快速冷冻病理切片可以证实是否存在播散及不可切除的疾病。针对某些特殊的病例，需要进行几小时的探查才能明确肿瘤是否适合切除并能够切除。

对于中心复发的病例，如何手术取决于是否侵犯膀胱、前列腺、子宫、阴道及以前所做的手术方式。肿瘤累及泌尿生殖器官时，需要行整块切除的方式行根治性切除如果肿瘤仅仅侵犯膀胱顶部，同时行膀胱部分切除术就足够了。如果膀胱三角和前列腺（男性）受累，合并前列腺切除的全盆腔脏器切除术（TPE）是根治性切除的唯一选择。如果患者为女性，肿瘤累及子宫或阴道时，也需要考虑包括子宫及阴道的整块切除。重建时，需要应用回肠造瘘或结肠造瘘作尿路转流。有些病例需要整形外科医师重建阴道，应用肌皮瓣填充盆腔缺损和修复会阴伤口。

如果没有泌尿生殖器官受累，患者的首次手术决定复发后的手术方式。首次手术为前切除术时（AR），Mirnezami 和 Sagar 推荐在原来的切除平面以外行根治性切除。首次手术是经腹会阴联合切除术（APR）时，因为盆腔肿瘤复发时盆腔内有受累的小肠襻，常需要整块切除肿瘤及受累的小肠。如果是会阴复发，经会阴切除的手术方式也是可能的，有时需要行后方的低位骶骨切除术，随后的会阴部缺损常需腹直肌或股薄肌填充。

骶骨复发常需要经腹部和骶骨两阶段的手术治疗，腹部手术时，先在骶前平面分离直到肿块附近，一旦评估了神经和血管的受累情况，出血得到控制，肿块认为可切除，即关闭腹部切口，将患者改为俯卧位或者折刀位，使手术野更好地暴露。如果肿瘤位于骶2水平以下，可以整块切除肿瘤及远端的骶骨。重建包括结肠造瘘和尿路的回肠造瘘，以及应用大网膜或游离、旋转肌皮瓣填充盆腔，避免小肠黏附于粗糙的盆腔表面，也减少了会阴伤口裂开的机会。骶骨切除的范围越大，并发症越多，病亡率越高，生活质量越低。一些研究表明，当骶骨切除范围较小时，尽管存在继发于骶神经切断后的短期神经痛和长期的造瘘，患者的生活质量仍然可以接受。

Mayo Clinic 报道了一组骶骨高位切除的病例，取得了较好的结果，表明在一些优秀的中心可以安全地施行这种手术。尽管中位的手术时间为 13.7 h，中位出血量为 3.7 L，但是病亡率是 0。中位总生存期为 31 个月（2 ~ 39 个月），并且所有的死亡均为转移导致这组仅包括 9 例患者，结合其他医疗中心报道的相似病例和结果显示，对于复发性直肠癌患者，高位低骨切除术可以获得肿瘤的 R0 切除。仅仅缝合脂肪和皮肤容易引发伤口并发症，因此必须应用肌皮瓣覆盖缺损，如臀大肌、腹直肌或股薄肌皮瓣等。

六、术中放疗

如果复发肿瘤的侧切缘或盆壁切缘靠近血管或侵犯血管导致不能达到 R0 切除时，术中放疗是很好的选择。目前限于条件，国内临床机构很少应用。术中放疗的目的是消除外科切缘附近数毫米的肉眼不能看到的肿瘤细胞，同时也能够避免小肠、输尿管和膀胱接受放射线。如果要考虑行术中放疗，需要以下基础设施：一张能够给予术中放疗的特殊手术床，以及对术中放疗技术训练有素的放射肿瘤专家。可以应用大剂量的近距离后装治疗或直线加速器完成术中放疗。尽管这方面没有随机对照研究的结果，但是那些应用过术中放疗的治疗结果都令人欣慰。所有这些数据表明，手术完整切除肿瘤后是术中放疗最佳时机。

七、术后治疗

术后有效的重症监护非常重要。根据患者手术时间的长短、出血量多少和患者的合并疾病决定相应的监护项目。在最初的 24 ~ 48 h 必须记录出入量，因为可能在这期间仍然需要输注大量的液体有很多因素会影响患者的康复，因此术后仍然需要多学科专家一起共同帮助患者康复，组成人员包括：造瘘师、物理治疗师、职业治疗师和专科医师等。

八、术后并发症

既往文献表明术后病亡率为5.5%～30%，但最近的研究结果表明死亡率小于10%。手术技巧、麻醉、重症监护和多学科协作技术的进步一起有助于改善临床结果，但是这些挽救性手术具有极大的风险，并发症仍然很常见。MSKCC 的数据表明，78%的患者出现并发症，而40%出现伤口并发症，这些与患者以前的手术和放疗有关。Lopez 等报道了34 例行盆腔脏器切除的结果，表明术后并发症高达60%，但是30 d 以内无死亡病例；Wanebo 等报道了68 例盆腔肿瘤整块切除的结果显示总的围术期病亡率是7.9%。即使手术切除本身很成功，但是不到一半的病例能够治愈目前报道5 年生存率为30%～35%，而肿瘤的R0 切除至关重要，这意味着其生存与外科医师有关。目前研究表明CEA升高、盆腔疼痛和肿瘤固定是预后不良的重要因素。

九、直肠癌局部复发后外科切除的疗效

几乎所有研究显示，复发肿瘤的积极切除有机会获得长期生存率和肿瘤的局部控制。Kruschewski 等的经验表明，R0 切除能够获得35%的5 年生存率，疗效远较未切除的病例好，但是我们仍然不能确定姑息性切除的疗效。因为施行这些手术有很多并发症，因此术前应该考虑所有选择并知情同意，否则不应该以姑息为目的而进行广泛的切除手术。目前仅有少数研究评估生活质量和功能恢复情况。我们需要进一步研究明确这些手术对患者生活质量的影响。目前研究的大部分笔者认为大多数患者的肿瘤的R0切除不能达到治愈，但总体对患者有益，因为它可以获得疾病的局部控制，减轻疼痛并且可以解除肠道和泌尿系梗阻的并发症。另一方面，R1 或R2 切除的临床效果可能很差。Bhangu 等对复发性直肠癌的外科治疗进行荟萃分析，结果表明R0 切除可以获得较大的生存优势，而R1 切除较R2 切除疗效更好，而R2 切除与姑息治疗相比无生存获益。

十、结论与展望

Brunschwig 在1960 年首先针对局部进展期盆腔肿瘤开展了盆腔脏器切除和输尿管转流技术，但当时并发症极高而且生存率极低。在过去20 年以来，复发性直肠癌的治疗方面取得了较大的进展。以前认为肿瘤侵犯或包绕髂血管属于禁忌证，这种手术时间长、范围大，需要联合切除多处器官，但随着手术技术的进步和围术期管理水平的提高，大部分病例均能够顺利完成手术并达到R0 切除，说明这一手术尽管风险大，但是仍然能够安全施行；其疗效仍然优于保守治疗，结果与文献报告接近。Autstin 报告了36 例

合并血管切除的病例中，其中髂总动脉和髂外动脉切除 8 例，腹主动脉和下腔静脉各 1 例，其余为髂内血管切除，文章中没有注明血管重建情况，但没有手术相关死亡病例，术后并发症高达 75%，所有病例的 R0 切除率为 53%，其中复发性直肠癌的 R0 切除率为 44%，中位随访 19 月中，69% 的患者仍然存活，72% 未出现局部复发，46% 的患者无病生存期达到了 30 个月；Abdelsattar 等报告了 12 例复发性结直肠癌侵犯或包绕血管的患者，手术中切除了血管，其中动脉重建 10 例（腹主动脉 3 例，髂总动脉 5 例，髂外血管 3 例），髂外静脉重建 1 例。7 例获得了 R0 切除，术后 9 例患者出现了并发症，其中 Clavien 3 级以下并发症为 8 例。术后 4 年总生存率为 55%，无病生存率为 45%。这些探索性的结果表明，即使复发性直肠癌侵犯或者包绕血管也非绝对禁忌证，手术切除虽然导致较高的并发症，但是比较安全，仍然可以取得较好的近期及远期疗效。这说明手术技术水平的提高可以不断拓宽手术范围，这些手术切除技术仍然具有挑战性，而且有极高的并发症的风险。将来复发性直肠癌的治疗进展将来源于以下方面：化疗和靶向治疗、区域化疗、消融疗法、影像指导的放射治疗（IGRT）、远处转移的多学科治疗。所有这些技术的合理应用，以及积极的手术切除，将能够使局部复发的直肠癌患者的生存获益。

第五章 隧道式直肠肛门切除联合侧切的低位直肠癌扩大根治术

第一节 理论基础

一、隧道式直肠肛门游离法概述

目前全直肠系膜切除术(TME)是治疗中低位直肠癌,降低局部复发率的有效方法。虽然对于一个熟练的结、直肠专科医师来说,行开放或腹腔镜低位或超低位直肠前切除时应用TME难度不大,但遇到肥胖或骨盆狭窄或肛管较深的低位直肠癌患者,同样感到棘手。主要难点在于对腹膜反折以下直肠侧方及末端系膜进行完整切除相当困难,如果系膜切除不全则增加术后局部复发率,严重影响预后。尽管国内外有关开腹和腹腔镜TME的文献、报道不少,但从未明确指出直肠系膜尾部附着点。因此,术中分离盆壁至何处为TME并没有明确的解剖学标志。我们根据术中观察及术后直肠系膜标本解剖,发现直肠系膜尾部环形附着于肛提肌裂孔。如果癌肿下缘距肛提肌裂孔2 cm以上,则在裂孔处切断直肠即可满足直肠远端2 cm以上切除及TME。如果直肠癌下缘距该裂孔不足2 cm,则须分离肛提肌系膜完整切除的隧道式分离法。我们通过长期对全直肠系膜的解剖及外科认识,提出一种新的TME手术方法——隧道式直肠肛门游离法。

二、隧道式直肠肛门切除联合侧切在低位直肠癌应用的新理念及指征

1. APR与ELAPE在低位直肠癌手术治疗的再认识

(1)1908年,Miles在Lance,杂志发表《一种经腹会阴联合切除治疗直肠及末端结肠

癌的手术方法》一文,提出了经腹会阴联合入路的直肠癌及相关淋巴结“整块切除”——APR 术式。Miles 通过对肿瘤局部扩散及淋巴结转移的研究发现,直肠癌复发主要发生在盆腹膜、结肠系膜及髂动脉分叉处的淋巴结,认为肿瘤扩散(尤其是通过淋巴转移)会沿各个方向发生,故将淋巴结受侵视为癌肿局部复发的主要原因。这被认为是现代直肠癌外科手术史真正意义上的肿瘤根治理论基础和临床实践。但是,Miles 最初提出的 APR 术式强调将肛提肌和坐骨直肠窝的脂肪组织连同直肠系膜内的淋巴结一并切除(类似于现在“扩大 APR”的切除范围),以保证将肿瘤向侧方及远端扩散的区域得以有效清除。尽管 Miles 手术的切除范围也包含了肛提肌及坐骨直肠窝组织,但其关注点却在于更大的淋巴结清扫范围,并未凸显完整切除手术标本的重要性。随后的研究证明,Miles 直肠癌淋巴结的“柱状转移概念”并不完全正确,直肠癌向远端及侧方转移发生率被高估,使得 APR 术式会阴部切除范围缩小至标准术式。随着全直肠系膜切除(TME)理念的诞生,APR 术式的定义被更新为“TME+肛门括约肌、肛周组织切除”。100 余年来,直肠癌根治性切除手术历经“APR—保留肛门括约肌手术—TME—侧方淋巴结清扫—保留盆腔自主神经等术式”的演变、改良、精进等过程,各种术式的理论基础日臻完善。但是,直肠癌根治术中最经典的 APR 却面临着最大的挑战。因此,越来越多的学者呼吁对 APR 进行革新。

(2)传统 APR 经过 TME 理念地融入和标准化改进后,虽然强调了直肠系膜完整切除的重要性,但会阴区切除范围并未发生变化。通过对 APR 标本的研究发现,在直肠系膜的末端与肛管交界处存在一个缺乏直肠旁结构覆盖的薄弱,导致了在这个部位的肿瘤手术标本的 CRM 阳性率和术中穿孔(IOP)发生率更高。基于对手术标本评估结果的分析,相同 T 分期的中低位直肠癌病人,APR 的切除范围比低位前切除术(LAR)更广泛,但是,疗效却远不如后者,APR 的局部复发率更高且 5 年存活率更低。APR 演变进程似乎又到了历史的转折点——ELAPE。虽然 ELA-PE 与 Miles 最初描绘的切除范围非常类似,但 ELAPE 绝非重回百年前的历史原点,而是给传统 APR 赋予了新的理论基础并带来改善预后的可能。事实证明,ELAPE 通过在会阴部遵循肛提肌外的解剖层面与腹部手术的“神圣平面”会师,更易保证切除标本的完整性。并且,通过扩大切除肛提肌确实降低了标本的 CRM 阳性率和 IOP 发生率。2008 年,一项回顾性研究比较了两个中心 27 例 ELAPE 和 101 例 APR 标本,前者 CRM 阳性率(14.8% VS 40.6%,$P=0.013$)及 IOP 发生率(3.7% VS 22.8%,$P=0.025$)均较 APR 更低。2010 年一项多中心研究比较了欧洲 11 个不同中心 ELAPE 和 1 个英国研究中心 APR,ELAPE 病人 CRM 阳性率和 IOP 发生率分别为 20.3%和 8.2%,均较 APR 为低。除手术切除安全性以外,ELAPE 会阴部切口并发症及盆底缺损修复方法也更多地引发同道讨论。首先,ELAPE 最直接的后果是盆底缺损增大和切口缝合困难。Asplund 等报道了 79 例 ELAPE 和 79 例 APR 会阴切口一期缝合(均未对盆底进行修复)后的会阴切口并发症比较,结果显示:在两组术前放疗情况无差别的前提下，APR 组的会阴部切口感染率更低（28% VS 46%），切口再次手术率更低（8% VS 22%）；其次，现有 ELAPE 盆底缺损修复方法尚值得商榷。文献报道了 65 例 ELAPE 术后使用臀大肌皮瓣重建盆底的短期疗效，研究结果表明该手术重建方法复杂、术后住院时间长，术后会阴部切口并发症发生率高（41.5%），5 例发生盆腔脓肿，其中 3 例需要影像引导下放置引流。另外，该修复方法在很大程度上限制了病人术后的活动，虽然 Holm 等并未报道术后卧床相关并发症（例如呼吸道感染和血栓栓塞性事件），但可以想象此类并发症的发生风险必定会升高。目前，ELAPE 术后采用生物补片修复盆底缺损成为一种主流选择，无需整形外科医师参加、手术时间较短、术后下床活动时间早、会阴部切口并发症发生率低似乎是其优势。但是，2012 年一项关于 ELAPE 术后会阴部重建的系统性回顾表明，生物补片修补盆底缺损会阴部切口并发症发生率仍然高达 28%，与肌皮瓣修补重建者几无差别，其中 10% 的并发症需要手术或介入治疗。2014 年最新的文献研究表明，生物补片的治疗效果明显优于肌皮瓣修补盆底缺损的治疗效果，生物补片修补术后会阴部切口愈合好、切口严重并发症发生率低，并且会阴部疝发生率低。

（3）低位直肠癌遵循 TME 标准，保证原发肿瘤 R0 切除是外科学的基本原则，针对不同 T 分期病人施行个体化的术式选择是临床实践的关键所在。术前严谨的影像学检查，获得精准的肿瘤分期诊断尤为重要。T3 及其以上的低位直肠癌具有局部复发率高的特点，不容忽视，不可回避，更充满挑战。追求 R0 切除、CRM 阴性、避免 IOP 发生、降低局部复发率是努力的目标，ELAPE 等改良术式做出了有益且疗效值得期待的探索。任何医学革新都要遵循生存获益最大化和受害最小化的原则。对于 ct1 ~2 或者 ycT0 ~2 期不能保肛的低位直肠癌，APR 仍然是标准术式。

2. 隧道式直肠肛门切除联合侧切在低位直肠癌治疗上的依据及手术指征

（1）我们提出的隧道式直肠肛门切除联合侧切是基于肥胖、骨盆狭窄的病人按 TME 标准，使直肠系膜在隧道式游离技巧下保证完整切除，并在 MILS、ELAPE 手术进行优化改良，手术切除范围超过 MILS，但小于 ELAPE，病例严格根据术前 MRKEUS 提示肿瘤所在位置、外侵范围及术中探查来决定，个体化决定肛提肌切除范围，强调根据肿瘤位于直肠前壁、侧壁、后壁等，在 MILS 的切除范围基础之上进行扩大侧面切除从而保留部分肛提肌，术中尽量切除原肿瘤所在侧面的肛提肌以确保 CRM 阴性。若 T4 期肿瘤位于后方直肠并累及肛尾韧带或尾骨，则需行联合后方尾骨及骶骨切除。但如果术中病理结果提示 CRM 阴性，则无需切除全部肛提肌及尾骨，即患者肛提肌扩大侧切，健侧少切甚至保留。若肿瘤位于直肠前方累及前列腺或女性阴道后壁，则扩大侧切阴道后壁及前列腺，如位于后方则切除尾骨甚至部分骶骨，如位于侧壁则切除闭孔周围组织等。这样我们就可以充分利用残余的肛门外括约肌或肛提肌进行重建肛管直肠环或肛直肠角实现直肠肛门重建，从而达到在癌肿根治的前提下，保证了患者术后肛门自制功能，避免了术后结肠造瘘。

(2)充分的术前检查评估,正确判断直肠肿瘤浸润进展情况是选择个体化术式的关键。肛门指诊可判断肿瘤位置、大小、硬度、活动性、大体类型、有无合并梗阻、肿瘤浸润深度及盆腔淋巴结转移状况。Norkmason 根据肿瘤硬度和活动性来区分。

1)黏膜内癌:肿瘤质软未触及硬韧部分,可动性好,几乎不固定在直肠壁,可以自由活动。有时难以与腺瘤鉴别。

2)黏膜下层癌:肿瘤一部分硬韧或有表面糜烂,肿瘤可随着肠黏膜上下左右移动,不随肠壁活动。

3)深肌层癌:质硬或有溃疡,活动性受到一定程度限制,肠壁随着肿瘤移动,浸透肌层至肠壁外脂肪时,活动度进一步减低。

4)当浸润到其他脏器时(前列腺、阴道、骶骨、盆腔壁)肿瘤固定,活动性丧失。笔者术前用 Norkmason 的标准对直肠癌浸润深度进行评估,并与术后病理学判断进行对比研究,术前判断准确率在 92%,肛门指诊对保肛术式的选择具有重要作用。

三、术后肛门重建后盆底应力学的变化及功能保护上的临床优势

国内外文献报道有限元分析方法基于影像学资料重建肛提肌的几何结构,可最大限度地保留组织的几何学特征,还原组织的解剖学形态,使结果更加真实。与传统实验生物力学方法通过表面应变来计算内部应力的方式不同,有限元分析方法可直接测量肛提肌等组织的内部应力,有效地减小计算误差,使结果更加精确。此外,有限元分析方法还具有无损伤、可重复等优势,均使其应用领域越来越广泛。

随着全直肠系膜切除(TME)技术的广泛应用,直肠癌术后局部复发率显著降低。由于直肠系膜向远端逐渐缩小,按照 TME 标准解剖间隙游离直肠,导致 APR 手术标本形成狭窄的“外科腰”,此处切除组织较少,CRM 阳性率和术中肠穿孔率较 AR 手术高,因而局部复发率较 AR 手术高。近年来,Holm 等提出了一种新的术式,即切除全部肛提肌、直肠系膜和肛管以降低 CRM 阳性率,称为 ELAPE 或柱状腹会阴联合切除术(CAPR)。肛提肌是人体盆底的重要组成结构,负责增强和提起盆底,承托盆腔器官。ELAPE 手术于盆壁起始处切断肛提肌,相比于传统 APR 手术,增加了肿瘤周围组织的切除量,降低了 CRM 阳性率。然而切除过多的盆底组织可导致神经损伤、切口感染,甚至可导致盆腔器官脱垂等严重并发症,特别是在女性患者中,严重者可致肠梗阻,在男性患者中还可导致性功能障碍。在本研究中,ELAPE 模型的最大应力显著高于正常模型,通过两者应力云图做定性分析,ELAPE 模型的应力也普遍高于正常模型。提示在完整切除肛提肌后,盆底非肛提肌组织的应力明显增加,推测术后发生盆腔器官脱垂的风险增加。除了直接缝合盆底以外,目前报道重建盆底的方法主要包括肌皮瓣重建、生物补片重建、网膜成形等

方法，然而肌皮瓣重建的切口并发症发生率较高，生物补片重建虽然切口并发症较前者低，但费用昂贵，网膜成形则可能出现网膜瓣出血、坏死及腹腔内疝等罕见并发症，目前均存在较大争议。

目前有研究认为，针对肿瘤局限于一侧直肠壁的特定病例，施行个体化的单侧ELAPE手术可达到与经典ELAPE手术接近的CRM阳性率和术中肠穿孔率，且并发症的发生率更低。在本研究中，单侧ELA-PE模型肛提肌保留侧的最大应力与正常模型无显著差异，肛提肌切除侧则高于正常模型，单侧ELAPE模型双侧的最大应力均低于ELAPE模型，单侧ELAPE模型肛提肌保留侧的最大应力低于肛提肌切除侧。通过应力云图做定性分析，其趋势与之大致相同。本结果提示保留单侧的肛提肌对于盆底双侧的非肛提肌组织的应力均有降低作用，在肛提肌保留侧更为明显，推测可降低术后发生盆腔器官脱垂的风险。此外，保留单侧的肛提肌可保护该侧坐骨直肠窝内的神经，有助于降低性功能障碍和排尿障碍等术后并发症的发生率。

第二节　隧道式直肠肛门切除联合阴道后壁切除的直肠癌根治术

一、手术适应证

女性患者肿瘤位于肛缘5 cm以内，肿瘤1/2圈以内，直径3 cm以内，位于直肠前壁，术前MRI和EUS提示T1～T3期的直肠和肛门部的高中分化的恶性肿瘤，肿瘤未侵及耻骨直肠肌，无腹膜或肝远处转移；或远处发生转移，但仍能获得根治切除者。如肿瘤浸润一圈、达T4期、低分化、年龄>70岁或者术前患者肛门功能欠佳者均不适宜。

二、麻醉与体位

持续硬膜外麻醉或全身麻醉，改良膀胱截石位，行会阴部操作时将手术台摇成头低足高位，使手术台与水平面成10°～15°。截石位时，躯干与大腿之间、大小腿之间的角度均应摆在舒适的功能位置上（120°左右），以防止损伤髋关节及膝关节周围的韧带和腓总神经。

三、术前准备

同术前肠道准备方法。

四、手术设计思路及原则

(1)手术分两期进行,也可一期完成重建,按 APR 切除范围先经腹经肛行隧道式直肠肛门切除,同时联合阴道后壁侧切,利用残存的肛提肌重建隧道、耻骨直肠肌重建肛门直肠角进行原位肛门重建,利用残余的阴道后壁组织、会阴体组织进行重建等完成所有重建,后利用改良 Bacon 术式将结肠拖出重建的肛门外,二期再行拖出肠管切除术。

(3)改良 Bacon 手术因无腹腔或盆腔无吻合口,故术后避免了出现吻合口瘘的并发症,特别适合于术中吻合操作难度大、吻合口瘘发生率高、身体条件差无法耐受长时间肛门组手术患者。另外,女性患者直肠前壁肿瘤侵犯部分阴道后壁,需行联合部分阴道切除的扩大切除根治术,避免了术后出现直肠阴道瘘。同时,患者在术后早期肠蠕动恢复后即可进食,术后 48 ~ 72 h 拔除骶前引流管,符合 ERAS 理念。

(3)我们在经典的 Bacon 手术上设计了原位肛门重建、阴道重建、会阴体重建等联合术式,极大地扩展了手术的安全性、根治性并保证了患者术后肛门自制功能。

(4)腹部手术组按 TME 原则隧道式分离法分离至肛提肌平面范围,肛门组继续往直肠远端分离达齿状线平面与腹部组会师。直肠癌肿经肛拖出后,女性患者直肠癌侵犯阴道后壁的需直视下联合切除部分阴道后壁及会阴体,修补重建阴道后壁及会阴体时我们习惯用 1-0DEXON 可吸收线间断全层缝合,利用 7 号丝线 U 形缝合残存的耻骨直肠肌重建肛门直肠角、修补残存的肛提肌重建隧道。

(5)会阴切除对女性患者和阴道后壁是否切除相关,对于较小的直肠前方病灶,相邻的阴道后壁可与直肠前壁病灶一并切除,留下足够的阴道后壁无张力一期进行缝合。如果肿瘤较大,阴道后壁完全切除后,可将肛提肌、皮下脂肪、皮肤缝合,而于阴道切除处留下缺损,缺损处暂时放置纱布。如果会阴切口一期愈合,肉芽生长及阴道上皮再生以修复此缺损,一般需 1 ~ 3 个月可痊愈。另外,可采用皮瓣移植法、组织工程学技术、带血管蒂小肠片移植法等进行阴道重建。

(6)肛直肠角重建的手术技巧:①新直肠角的位置应距结肠末端 10 ~ 12 cm,使患者从有排便感觉到粪便排出有适当的预警时间。②新直肠角缝合时应有足够大的角度和瓣膜,缝合后的肠腔以可容 1 指通过为宜,角度在 80° ~ 90°,使瓣膜及角上部的压力增减对抗结肠内的压力,延长粪便在“新直肠角”上部位的停留时间。术后指导患者行提肛训练、规律饮食及控制便意来临后到排便的时间,使粪便在新直肠角以上肠段的时间尽量延长，角上部肠段可呈代偿性扩张，起到类似于直肠壶腹部储存粪便、缓冲粪便的作用；结肠末端与会阴部切口皮肤缝合应无黏膜外翻。

（7）肛门组拖出近端结肠时，一定要要求肛门足够的松弛，并充分扩肛，拖出结肠时尤其要注意系膜，动作轻柔，保证无张力拖出，保护系膜边缘血管。有时肠管拖出很松弛，但系膜张力很高，应高度注意，不能继续从肛门拖出，容易损失系膜血管造成肠管坏死。同时腹部组协助肛门组操作，确定肠管无扭转，肠系膜朝后下方，肠管松弛的位于低前间隙。

（8）拖出肠管二期切除手术的时间有关文献报道在术后 2 周即可进行，但我们的经验认为术后 4 周以上是安全的，特别是联合阴道重建、会阴体重建的老年患者，二期切除肠管的手术时间更应延长至 6 周以上较为安全。二期肠管切除术可以考虑选择肛周四点麻醉或硬膜外麻醉，但是注意切除拖出的肠管时尽量在肛缘平面切除肠管浆肌层，对黏膜可以适当多保留以预防术后出现狭窄，但也不能过度保留，避免出现黏膜脱垂而影响术后排便功能。所以，我们建议先电刀切开浆肌层后一圈确定手术平面，不要立即全层切开黏膜，进行黏膜 1 cm 左右的游离，且切断多余肠管后的切端与齿状线上原黏膜游离缘缝合时应对合满意。术后早期扩肛，建议 1 周后。

五、手术步骤

（一）腹部组

1. 腹部切开

切口选择下腹正中，脐周到耻骨联合长约 12 cm，经由下腹白线进入。进腹后，放置一次性塑料切口保护套保护切口。

2. 腹腔探查

按照无瘤原则，重点探查有无肝转移灶，对于中等数量的肝转移灶不属于禁忌证。对于女性病人，我们还应注意探查双侧卵巢有无转移瘤以决定是否切除。探查结束后，我们习惯用 3 块大纱布将小肠包裹好送入上腹部，以充分暴露下腹部操作部位，特别注意老年人的组织较脆，容易损伤，故包裹小肠推送上腹部时动作应轻柔。

3. 游离乙状结肠

显露乙状结肠左侧旁沟左侧腹膜，在肿瘤近端约 10 cm 处结扎乙状结肠的末端，闭合肠腔。用电刀将乙状结肠系膜与左侧腹膜的先天性结缔组织粘连切开，约 80% 的患者会出现这种粘连。向内侧沿 Toldt 筋膜表面游离（系膜黄白交界处），在髂总动脉表面容易发现生殖器血管，在血管内侧左输尿管从上而下经过髂内外动脉分叉处表面，生殖器血管、输尿管均在 Toldt 筋膜深面、髂血管表面，游离平面只要在 Toldt 筋膜浅面，就可以避免损伤,游离过程中注意保护。在肠系膜下动脉根部平面以下,沿乙状结肠系膜与左侧后腹膜融合处(Toldt 筋膜线)切开,向盆腔方向游离至腹膜反折直肠肿瘤下方,剪开左侧腹膜至膀胱直肠反折处,注意保护输尿管,避免损伤。向上提起直肠和乙状结肠,从右侧自上向下切开后腹膜,并与左侧切开处汇合。

4. 肠系膜下血管处理及淋巴结清扫

向上提起乙状结肠,轻轻地分离位于结肠系膜外侧叶后方的性腺血管,然后让它自然落在后腹壁。将示指插入到乙状结肠系膜和腹主动脉分叉处,用示指轻轻触摸感觉肠系膜下动脉的搏动。对于肥胖的患者,可在腹主动脉分叉处的同一水平分离和结扎没有被分离的血管。然而,对于大部分患者来说,可以简单通过切开覆盖在肠系膜下动脉表面的腹膜,仔细清扫下方微小间隙内的淋巴组织,直到可以看清肠系膜下动脉发出左结肠动脉为止。根据我们的经验和大量国内外文献,建议保留左结肠动脉。常规情况下,在靠近左结肠动脉发出点远侧行两道 2-0 丝线结扎,于后两者之间将其切断。从分离的肠系膜下血管开始一直到降结肠或乙状结肠顶切断处,在结肠系膜的表面做一个表浅切口,沿此切口两侧安置 Kelly 止血钳,于二者中间切开,然后用 2-0 丝线或 pG 线结扎。完成肠系膜的游离。在不肥胖的患者身上,可以直向肠管预切断处切开腹膜,直到可见血管处,然后使用止血钳钳夹遇到的每条血管。此项操作技术,手术医师往往仅会遇到结肠边缘动脉的一条或两条血管。清扫主动脉和髂总动脉表面的乙状结肠系膜和淋巴血管束。保留主动脉前交感神经的完整性。

处理肠系膜下血管我们的经验:手术过程中,有的外科医师在处理肠系膜下动脉时,为了结扎血管的确切性,而过分强调显露肠系膜下动脉,结果在游离过程中,引起结肠系膜中的一些小血管分支破裂出血而模糊术野,使进一步手术操作变得相当困难。肥胖的患者,如果结肠系膜上确实含有大量脂肪组织,为了保证肠系膜上动脉结扎的确实性,也可适当对该血管进行游离,但必须首先将肠系膜下动脉置于左手拇指与示指之间。这样一旦在游离过程中有出血,可压迫血管近端止血,然后再钳夹,离断血管。也有些外科医师,因为对结扎该动脉后,是否会影响其所营养肠管的血供无十分把握,在处理时犹豫不决,而拖延时间。在过去的一段时间里,有些学者认为乙状结肠和直肠上段血供是极不稳定的,并认为在游离肠管的乙状结肠段和直肠段后,Sudeck 点(该点在最后一支乙状结肠动脉分支起点上方)是结扎血管后能保证血供最安全的地方,但这个位置并没得到现代外科实践的证实。Dixon 在描述低位前切除和一期吻合时提到 Sudeck 点,并非像所说的那样重要,他认为在决定肠系膜或乙状结肠上血管结扎时,并不需要注意于什么至关重要点,而应根据合适的癌症手术原则。所以,虽然结肠的血供在个体之间存在着许多差异,但总的来说,沿肠管走行的远端动脉结扎后,基本上能保证远端结肠的血供,这一观点在临床实践中得到证实。在结扎好肠系膜下动脉之后,还可以通过以下几个方面去了解该血管所营养的肠管血供是否良好。首先是观察肠管颜色,但单一使用这一方法是不够确切的，还要观察肠管断端是否有良好的活动性出血，可剪除该段肠管上的一个小脂肪垂，观察是否有良好的活动性出血。

5. 直肠的游离

随着低位乙状结肠依次被向上拉起，从骶骨区域延伸到盆腔后方的直肠和一段直肠系膜会显露出来。在这些组织的两侧有疏松的结缔组织，此时禁忌将手插入到低前间隙行钝性分离，因为此平面为疏松的结缔组织，分离平面不正确会引起神经损伤。建议在直视下锐性电刀分离，从而进入到适当的骶前平面，骶前进行隧道式分离，在骶骨中线的左侧重复这种操作。注意含有骶正中动脉分支的组织，可用电凝予以分离，此时，手术医师可以看到一层疏松的结缔组织覆盖在骶骨上。如果看到一层有光泽的骶骨骨膜、韧带或裸露的低前静脉，提示剥离面太深，存在静脉大出血的风险，分离过程中注意骶尾骨形状为凹状，在骶岬处游离时电刀方向要稍微朝向背侧，到 S4 水平后电刀需转向腹侧，如果继续按原方向分离可能损伤骶前静脉丛，同时此处筋膜向直肠深筋膜增厚，形成 Waldeyer 筋膜，将此筋膜切断后直肠可拉直 2 ~4 cm。

游离直肠侧方及前方，助手用 STMARKS 拉钩或 S 形拉钩将膀胱、子宫拉向腹侧，将左侧卵巢、输卵管及腹膜拉向左侧，术者左手将直肠牵向右侧，保持手术平面有一定张力，沿之前确定的切除线及后方切除平面之间分别游离直肠侧方及前方。腹膜反折下方直肠前外侧分布下腹下神经丛(盆丛)，此丛伴随髂内动脉的分支组成直肠丛、膀胱丛、前列腺丛、子宫阴道丛等，分布于盆腔各器官。游离侧方时，建议将手指插入到骶前间隙，将直肠的后面提起，注意靠近直肠，贴近直肠固有筋膜层外侧游离，两侧显露直肠侧韧带，紧贴盆壁用 Ligasure 切断直肠侧韧带。结扎、切断侧韧带，避免损伤盆丛神经。有时侧韧带内有直肠中动脉经过，但我们的经验是用 Ligasure 切断是安全的，无需结扎，给狭小的盆底减轻了操作难度。由侧方游离至前方，此处有 Denonvilliers 筋膜将直肠与前方膀胱、精囊腺及前列腺隔开(女性此处为直肠子宫阴道隔，此层筋膜不太明显)。Heald 认为理想的 TME 手术应该切除此层筋膜，我们认为，由于此筋膜前层与前方器官连接紧密，切除此层筋膜容易导致出血及泌尿生殖系统神经丛损伤，从而引起术后泌尿生殖系统功能的障碍。因此，理想的平面应该在该筋膜与直肠深筋膜之间的疏松结缔组织间，可避免损伤前方结构，又可保证完整切除前方直肠系膜。但如果肿瘤位于前壁且浸出系膜，为保证足够的环周切缘，此层筋膜必须切除。

6. 切断直肠

将直肠完全游离后，在距肿瘤近端 10 cm 处切断直肠，同时需保证近端乙状结肠能拖出肛门口不具备张力，有时会存在乙状结肠无法“抬头”，往往需要松解部分系膜，尽可能使乙状结肠无张力伸直状态，必要时需要游离脾曲。远端直肠全层 7 号丝线缝合 8 针牵引以备拖出牵引使用，近端乙状结肠缝合 4 针 4 号丝线牵引定位，在 12 点结肠带标志线上打结方便拖出肛门口时定位用。缝合完毕后残端碘伏消毒，近端肠管纱布包裹避免污染，肛门组开始操作。

(二)肛门组

在肛门周围做椭圆形切口，肛周切除的范围根据肿瘤距肛缘距离、肿瘤大小及分化类型调整切除范围。若肿瘤位置较高、发现较早、分化好或位于前壁，可保留耻骨直肠肌，少切一些肛门周围皮肤；若肿瘤位置较低，发现较晚、分化差、位于后壁，则需切除部分耻骨直肠肌，多切些肛门周围皮肤。将肛门予以双层荷包缝合关闭，距肛门 2 cm 处行椭圆形切口，将肛门提起，用电刀切断肛尾韧带，沿尾骨前缘继续切入与盆腔相通，进入直肠后间隙。用示指左右钝性分离，扩大创口。用示指钩住肛提肌上面将它向下拉，并用电刀将该肌逐步切断，并逐个结扎出血点。至两侧肛提肌已部分切断，创口后面已完全与骶骨前窝相通时，即可将乙状结肠切端和直肠倒拉出创口外，仅剩肠管的前半面仍与尿道或阴道后壁相附着。

在肛提肌的其余部分用同样的方法逐步切断后，手术即转入将肛管、直肠下端与阴道相剖离的阶段。阴道后壁可与直肠前壁病灶一并切除，在阴道后壁下 1/3，有的患者有较粗的阴道下动脉，一旦受损，血管回缩进周围组织中，将会引起极难止住的大出血，手术过程中一定要加以注意。

1. 重建肛直肠角

首先修补耻骨直肠肌，U 形缝合两侧耻骨直肠肌肌瓣，重建 U 形瓣。重建肛提肌裂隙用 7 号线从骶尾侧纵行缝合残留的肛提肌，使肛提肌裂隙缩小并向前移，以形成肛提肌隧道。如果直肠恶性肿物位置较低或为肛管癌，需要切除会阴组织较广泛，肛提肌缺损严重时，可采用以下方法加以弥补。

(1)沿盆腔壁向上游离残存肛提肌，然后再纵行缝合，使盆底肌肉向上移形成新的肛提肌裂隙。

(2)利用骶尾侧其他组织，用 7 号线纵行缝合骶尾侧的残存的其他组织，以代替肛提肌，形成新的裂隙。但这样缝合后组织张力较大，不能形成一较好的堤坝，从后方将新直肠向前抵住。这就需要采取第 3 种方法。

(3)缝合肠管两侧缘，使肠管成角。在肠管系膜两侧用间断 Lemberts 缝合，一侧缝合一针，形成一结肠皱襞。注意，在缝合时，切勿损伤走行在系膜内的血管。然后将缝扎线结扎在一块，使两个缝合点相互靠近，并将结肠膜系包埋在靠拢后肠壁所形成的缝隙之间。这样利用系膜上组织将肠管后壁向前抵住，然后在相应的直肠前壁，通过浆肌层悬吊在尿道直肠肌上，再将结肠末端向骶尾部缝合以后，一前一后就能形成一较确切的肛直肠角。

2. 重建阴道及会阴体

阴道侧切后根据阴道切除范围及缺损面积选择不同的阴道重建方式，手术重建时机应根据术式不同而决定。

(1)无张力阴道重建法:①适用于阴道部分切除后残留的阴道范围足够,缺损面积在3 cm×2 cm 以内,阴道残切缘直接缝合后无张力。②具体操作,4 把 Allis 钳钳夹阴道切缘前、后、左、右四壁,用 1-0Dex-on 线间断全层缝合阴道两侧切缘,约 4 针左右,然后换3-0Dexon线间断缝合阴道黏膜层约 3 针。

(2)减张阴道重建法:适用于阴道部分切除后阴道缺损范围较大,直接对缝会存在大张力的,根据张力大小可采用不同的术式,分为阴道肌层黏膜潜行游离减张缝合法、阴道四壁对角线减张缝合法、阴道黏膜邮票状植皮法。

▶阴道肌层黏膜潜行游离减张缝合法:用电刀将左右两侧残存的阴道壁的黏膜层与肌层之间进行游离,使黏膜层游离超肌层的长度达阴道缺损面积的 2/3,然后用1-0Dexon线先全层缝合阴道残壁数针,接下来用 3-0Dexon 将游离出的阴道黏膜层进行第 2 层间断缝合数针,检查阴道后壁无明显张力后重建结束。

▶阴道四壁对角线减张缝合法:分别在阴道后壁缺损平面前左、前右、后左、后右四个角予以 1 号线悬吊牵引,用 1-0Dexon 线分别将前左、后右对角斜行缝合,同法将前右、后左缝合,重建结束后部分会存在轻度张力,可在“新阴道后壁”黏膜层斜行交叉切开部分进行减张。

▶阴道黏膜邮票状植皮法:该重建法一般在术后 3 个月,待会阴部创面感染期结束后进行,避免植入的黏膜感染坏死,同时术前进行会阴部创面消毒护理;取残存的阴道上端正常黏膜组织,用生理盐水注入黏膜层使黏膜层完全隆起,根据阴道后壁缺损面积确定阴道黏膜组织的取皮范围,然后将切取的黏膜组织修剪成小邮票状,分别平整种植在阴道后壁缺损处,并与周边的正常阴道壁及后壁的缺损处的“新直肠”肠壁浆肌层以4-0 可吸收性缝线简单固定数针,结束后用油纱覆盖保护植皮区阴道创面。1 周后根据会阴愈合情况考虑拔除油纱。该重建法最大的并发症是植入的阴道黏膜感染坏死。我们经总结的重建阴道病例发现,部分黏膜坏死对阴道后壁修复并不影响,术后发现阴道上皮会逐渐覆盖缺损及部分坏死的创面,最终会与阴道后壁的新直肠融合形成肉芽完全修复阴道后壁的缺损从而达到临床意义的阴道重建。

(3)回肠去黏膜皮瓣移植法:适用于家族性肠息肉癌变,行全大肠切除回肠直肠肌鞘吻合术,且阴道下端全切除,缺损面积巨大,无法利用残存的阴道组织进行重建的患者。具体操作如下。取不带系膜的回肠末端肠管一段,肠管的长度根据阴道后壁缺损范围来定,使截取的回肠肠管长度与阴道缺损面积的长径相等。沿肠管纵轴剪开,肠管展开成长片状留做植皮备用;将修剪好的回肠四角固定在方形取皮板上,用滚轴式薄皮取皮机切除肠管的黏膜层,浆肌层留备植皮用,或者在黏膜下注入生理盐水隆起黏膜,用电刀剥除黏膜层。最后将去黏膜层的回肠皮瓣均匀覆盖在阴道后壁缺损处,并与周边组织简单固定数针。为预防皮瓣缺血坏死,可在皮瓣覆盖的后壁“新直肠”浆膜层上利用小针针头刺破浅表血管，利用该血管滋养回肠皮瓣。新直肠其实就是回肠，回肠愈合能力强，且能分泌黏液，故该肠管的毛细血管能保证回肠皮瓣的血供，避免坏死。术后注意保持创面清洁，加压保护创面，同时加强术后活血药物使用。

（4）带血管蒂小肠移植法：取系膜最长、最靠近盆底的一段回肠 10～12 cm，游离系膜，保留动脉血供和静脉回流，并注意保护保留远近端小肠的血管弓。远近两断端肠管在游离小肠系膜的前方做端-端吻合。游离肠管腔内用 0.5% 聚乙烯酮碘溶液及生理盐水冲净，沿系膜对侧剪开肠管，将回肠片的 4 角略作修整成圆钝状。将制备好的带血管蒂回肠片轻拉至阴道口，确定回肠片黏膜面向阴道前壁，血管系膜无扭转，回肠片的远端朝阴道口，由会阴组做回肠片与阴道下端切缘缝合（用 3-0 爱惜康肠线），继之与阴道两侧切缘缝合。采用带血管蒂回肠做阴道后壁的即时重建。为就近取材，不需要延长切口或另做切口，小肠系膜血管弓丰富便于延长血管蒂。回肠愈合能力强，小肠黏膜能分泌黏液且舒张性好，使重建的阴道滋润而富弹性。

（5）子宫浆肌瓣移植法：提起子宫，于子宫底弧形切开延长，沿子宫后壁到阴道后穹隆浆膜上做一舌形切口，其长度比切除的阴道后壁略长，宽度相近，分离出厚度为 0.3～0.5 cm的带蒂的子宫浆肌瓣，注意不要损伤子宫带蒂浆肌瓣的血供。然后行子宫次全切除。将分离好的子宫带蒂浆肌瓣向后翻转，至阴道后壁缺损处，由会阴部切口处拉出，不要扭曲和过度牵拉。

（6）皮瓣移植法

▶带腹壁浅动脉或旋髂浅动脉的下腹壁皮瓣法，术前常规用超声多普勒在一侧腹壁探测出腹壁浅动脉或旋髂浅动脉走行并标记，将腹壁浅动脉或旋髂浅动脉或两者均包括在内设计皮瓣，皮瓣 10 cm×10 cm，蒂长 8～9 cm，沿腹外斜肌腱膜浅层掀起皮瓣，一直到蒂部，然后将皮瓣皮面朝内缝合成筒状。在腹股沟韧带与耻骨之间沿耻骨内侧面，向阴道腔穴方向行钝性分离，建立与阴道腔穴相通的隧道，将皮筒经隧道引入阴道腔穴内，完成阴道再造。

▶腹壁下动脉穿支皮瓣法，术前常规用多普勒超声检测腹壁下动脉的穿支点并标记，主要以脐旁外侧的穿支点为血管蒂，设计 10 cm×9 cm 或 12 cm×11 cm 的菱形皮瓣，将穿支点包括在皮瓣内。按设计切开皮肤和皮下组织至肌膜表面，从腹外斜肌和腹直肌肌膜表面由外向内掀起皮瓣。越过半月线后，应注意寻找自腹直肌前鞘穿出的腹壁下血管较粗的肌皮穿支血管束，然后在穿出点切开腹直肌前鞘，钝性分离穿支血管周围肌纤维，结扎其周围的血管分支，直至腹壁下血管主干，而不离断腹直肌。注意保留腹直肌纤维和进入肌肉的神经的完整性。继续向下解剖腹壁下血管至腹股沟韧带下方，将皮瓣内翻，缝合成皮筒状。同时在腹股沟韧带与耻骨之间沿耻骨结节及耻骨上支内侧面，向人工阴道穴方向行钝性分离，形成皮筒通过的隧道。将阴道皮筒转移到人工阴道腔隙或阴道肿瘤切除后的创面中。

▶腹直肌皮瓣法:皮瓣设计同腹壁下动脉穿支皮瓣法。切开皮肤和皮下组织至腹外斜肌腱膜表面,掀起皮瓣一直到腹直肌前鞘外侧缘,切开腹直肌前鞘,掀起腹直肌皮瓣,固定腹直肌与皮下组织数针防止肌皮分离。切开腹直肌上段,继续向下分离,注意勿损伤腹壁下动脉并将其包括在肌皮瓣内。将肌皮瓣做内翻缝合成皮筒状,通过盆腔移到阴道切除术后的创面。腹直肌前鞘缺损处用聚丙烯网片修补。

▶阴囊皮瓣法:以阴囊两侧为蒂设计 10 cm×5 cm 阴囊舌状皮瓣。两个皮瓣的远端交错缝合并将皮面朝内缝合成筒状,转移至阴道腔隙。

▶阴股沟皮瓣:以两侧会阴与大腿间的皱襞为轴各设计一个皮瓣,大小为 11 cm×5 cm,皮瓣蒂部平行于阴道口稍下方。按设计线切开皮肤,在深筋膜下由远端向下分离,将皮瓣掀起至蒂部。皮瓣蒂部去除 2 ~3 cm 宽表皮。两侧皮瓣分别通过阴唇皮下隧道转移至阴道造穴口,将两个皮瓣皮面朝内缝合成筒状,送入腔穴,完成阴道再造。皮瓣供区创面采用直接缝合。

(7)组织工程学技术与阴道重建:组织工程的核心是建立由细胞和生物材料构成的三维空间复合体,实现组织或器官解剖与功能的重建。Panici 等从 1 例 28 岁 MRKHS 患者的阴道前庭取 1 cm 全层黏膜,酶消化后将细胞进行培养,2 周后获得了 314 cm^2的阴道上皮组织。将该阴道组织冲洗后放置在涂有透明质酸的薄纱上作为组织衬里置入在膀胱与直肠间构建的腔穴中,并放置阴道模具。术后 5 d 阴道覆盖率达 90%,术后 6 周阴道镜检查和组织学观察均提示形成了正常的阴道组织。目前国内外均有学者使用同种异体脱细胞真皮基质(人脱细胞真皮基质,如瑞诺)进行阴道重建,也取得了较为满意的结果。

3. 重建骶曲

新直肠放在骶窝前形成骶曲,将肠管用 1 号丝线,同骶前组织和骶骨周围组织间断缝合固定。在缝合时,所缝合的组织一定不要太多,以免缝合太深,而引起骶前静脉或输尿管损伤。

4. 结肠经肛拖出固定

重建结束后,将近端结肠自肛管拖出,拖出时尤其注意要将肠系膜下动脉根部血管蒂全部拖出至肛缘外,动作要轻柔,防止撕裂边缘血管。腹部组要注意确定游离肠管不要扭转,保证肠管松弛地位于骶前间隙,如果长度不够还要游离结肠脾曲。保持肠管在距肛缘外约 5 cm 以上。最后将结肠浆肌层与肛管在 12 点、1 点间断缝合 2 ~3 针固定。

(三)拖出结肠二期手术

(1)手术后 4 周根据愈合情况,在局部麻醉或硬膜外麻醉下平肛缘平面切除多余的结肠。

(2)以 3-0 可吸收线间断缝合肠管残端与肛管残端 6 ~8 针,术后 72 h 吻合口一般可回缩至肛管上缘。

第三节　隧道式直肠肛门切除联合前列腺切除的直肠癌根治术

一、手术适应证

肿瘤位于肛缘 5 cm 以内，肿瘤 1/2 圈以内，大小 3 cm 以内，男性患者位于直肠前壁，术前 MRI 和 EUS 提示 T1 ~ T3 期的直肠和肛门部的高中分化的恶性肿瘤，肿瘤未侵及耻骨直肠肌，无腹膜或肝远处转移；或远处发生转移，但仍能获得根治切除者。如肿瘤浸润一圈，达T4 期，低分化，年龄大于 70 岁或者术前患者肛门自制功能欠佳者均不适宜。

二、麻醉与体位

持续硬膜外麻醉或全身麻醉，改良膀胱截石位，行会阴部操作时将手术台摇成头低足高位，使手术台与水平面成 10° ~ 15°。截石位时，躯干与大腿之间、大小腿之间的角度均应摆在舒适的功能位置上（120°左右），以防止损伤髋关节、膝关节周围的韧带及腓总神经。

三、术前准备

参照术前肠道准备方法。

四、手术步骤

（一）腹部组

按直肠癌腹会阴联合切除手术（Miles）要求完成腹部操作（具体内容同本章第二节）。

（二）肛门组

（1）会阴部消毒铺巾，双荷包缝闭肛门，距肛门 2 ~ 3 cm 行矢状的椭圆形切口，下端至尾骨尖，上端至肛门前会阴中点。切开皮肤，在外括约肌外侧向上分离皮下。

(2)切断肛尾韧带，经耻骨直肠肌(修复式)或耻骨直肠肌前方间隙(保留式)向上分离。继续分离、切开肛提肌与盆腔内贯通。创口后面已完全与骶骨前窝相通时，将乙状结肠切端和直肠经肛门后壁倒拉出肛门口外，仅剩肠管的前半面仍与前列腺相附着。侧切肿瘤前壁的前列腺组织时切忌损伤尿道，在男性患者可以用术前导尿管为引导，仔细地将直肠前壁与尿道膜部分离开，为了分离方便可将处在直肠前壁和尿道膜部之间的直肠尿道肌从中间钝性分离一分为二成两股，然后逐一切断。将直肠游离开来到达前列腺后，用 Lingsure 切断前列腺组织，前列腺切除后因视野形成"天花板样"结构，有时止血不当会引起大量、极难处理的出血。前列腺切除后如有出血，可缝扎止血，钝性分离出耻骨直肠肌，靠直肠后侧方切断其左、右侧肌瓣，保留两侧肌束。

(3)自肛提肌裂隙、两侧保留之耻骨直肠肌及肌瓣拖出乙状结肠近侧断端。

(4)于拖出乙状结肠后方缝合肛提肌，修复盆底。

(5)缝合两侧耻骨直肠肌肌瓣，重建 U 形瓣。

(6)肛门组术者经肛门伸入卵圆钳在腹部组的引导下将近端的乙状结肠或降结肠牵引线拖出肛门口，腹部组协助肛门组，注意肠管不能扭转，拖出肠管时动作轻柔，注意牵拉时勿损伤肠系膜边缘血管，结肠拖出肛门口 1 ~2 cm 即可，保证结肠在盆底无张力。定位好结肠的标志牵引线，暴露好 3、6、9、12 点的标志线，用大圆针 1 号丝线分别全层缝合 3、6、9、12 点的近端结肠与肛管残端，此吻合为结肠全层与重建的肛门吻合。然后依次在两针之间加针，保持针距 3 mm 左右即可，缝合吻合口一圈，一般共计需约缝合 20 针，再次检查确认每一个合适的针距后，一并剪除缝线，缝线不应剪太短，1 cm 左右为宜。缝合完毕后经肛门置入乳胶肛管超过吻合口 5 cm，缝线固定。

五、术后处理

(1)基本处理同本章第二节。

(2)因吻合口在肛管处，故术后应加强吻合口的换药，保持吻合口清洁，并注意观察吻合口黏膜血供。吻合口缝线建议术后 1 个月后拆除。

(3)直肠癌根治原位肛门重建术后，对于出现肛周皮肤灼热疼痛、皮肤瘙痒、肛周湿疹、黏液样便、大便次数增多及皮肤呈苔藓样变的患者，可用中药熏洗加以治疗。中医学认为这主要是因风湿热邪客于肌肤，凝滞肌腠之间，致经络阻滞，营卫不和，甚至湿毒热盛而引起的。中药熏洗是将药物煎煮后，先用蒸汽熏疗，再用药液洗局部患处的治疗方法，借助蒸汽和药液的熏洗，起到疏通腠理、散风除湿、透达筋骨、活血理气的作用。

所用的药方以黄柏、苦参、地肤子、五倍子为主，配伍制片而成，本方以治疗潮湿型兼皮肤糜烂的情况效果最好。对于皮肤干燥型苔藓样变的，应配伍白鲜皮，该方经临床施用，效果良好，治愈率达 95%。同时可配合使用红外线灯照射肛部创面进行理疗，达到改善局部血液循环、减少组织肿胀、消除炎症等作用。

(4)术后加强肛门功能锻炼：直肠癌根治原位肛门重建术后，训练新括约肌尽快恢复排便自控有以下方法。

▶主动缩提肛门功能锻炼：有卧位缩提肛法、蹲位缩提肛法、立位缩提肛法。由于重建外括约肌的肌肉在术前无直接缩肛功能，所以肛门再造内外括约肌术后，短期内尚不适应缩肛活动，需要进行充分训练，术前即指导病人主动缩肛、提肛，掌握缩肛要领。术后2周开始行缩、提肛锻炼，每次由30个动作开始逐渐增加，每日3次，直至排便功能恢复正常。应用股薄肌或臀大肌重建外括约肌的病人应体会各种姿势对排便自控的影响，从而迅速建立排便信息后的各种反应。

▶被动刺激收缩：尽快建立直肠肛门收缩反射。几乎所有原位肛门重建的病人在术后短期内都有新直肠的感觉，其功能明显减弱或缺乏，加之新括约肌缩肛作用较差，因而有肛门失禁现象。直肠肛门收缩反射是一个复杂的过程，一般认为，此反射本体感受器位于齿状线以上4～5 cm的直肠壁内，由于手术已将此段直肠切除，反射过程受到破坏，因而新直肠壁内的压力感受器敏感度低，需要充分训练方能使直肠肛门收缩恢复，可用WY-TB型肛门括约肌功能训练仪在术后2周开始对病人进行功能训练，每次30 min，每日2次，每5 d增加10 min，直至每次60 min后维持锻炼，大部分病人经锻炼2～3个月后，即恢复正常的直肠肛门收缩反应。

六、术后疗效评估

同本章第二节。

第四节　隧道式直肠肛门切除联合尾骨及部分骶骨切除的扩大直肠癌根治术

一、手术适应证

同"第三节"手术适应证：肿瘤位于肛缘5 cm以内，肿瘤1/2圈以内，大小3 cm以内，肿瘤位于直肠后壁，术前MRI和EUS提示T1～T3期的直肠和肛门部的高中分化的恶性肿瘤，肿瘤未完全侵及耻骨直肠肌，无腹膜或肝远处转移；或发生远处转移，但仍能获得根治切除者。直肠癌术后局部复发侵犯骶尾骨的也可适宜。如肿瘤浸润一圈，达T4 期，低分化，年龄大于 70 岁或者术前患者肛门自制功能欠佳者，均不适宜。

二、麻醉与体位

同“第三节”：持续硬膜外麻醉或全身麻醉，改良膀胱截石位，行会阴部操作时将手术台摇成头低足高位，使手术台与水平面成 10° ~ 15°。截石位时躯干与大腿之间、大小腿之间的角度均应摆在舒适的功能位置上（120°左右），以防止损伤髋关节、膝关节周围的韧带及损伤腓总神经。

三、术前准备

参照本书术前肠道准备方法。因该手术术中需改变体位，故术前对皮肤的消毒准备及无菌要求严格。

四、术中操作要点

在进行骶骨途径手术时，需要深刻理解盆底的解剖，正确理解盆腔筋膜的解剖学非常重要。术式操作的要点是正确的分离前列腺和直肠间的间隙。盆底膀胱、前列腺及直肠被盆腔深筋膜包裹，其外侧是肛提肌。肛提肌表面附有半透明筋膜，也称为直肠耻骨肌筋膜，在直肠两侧包绕侧韧带为盆腔壁层筋膜。前列腺与直肠之间有 Denonvilliers 筋膜，此筋膜到前列腺尖部增厚，在前列腺和直肠的外侧走行神经、血管束，在筋膜的外侧可见静脉丛。切断骶骨时勿损伤骶髓和骶尾部神经，切断骶骨断端时注意止血，缝扎骶中和骶外侧动静脉。

五、手术步骤

（1）按直肠癌腹会阴联合切除手术要求完成腹部操作。

（2）会阴部消毒铺巾，双荷包缝闭肛门，距肛门 2 ~ 3 cm 行矢状的椭圆形切口，下端至尾骨尖，上端至肛门前会阴中点。切开皮肤，在外括约肌外侧向上分离皮下。继续分离、切开肛提肌与盆腔内贯通。

（3）此时改变手术体位，变换体位为侧卧位，切开皮下组织及坐骨直肠窝脂肪组织。上端到骶尾关节和臀大肌下缘，下端从坐骨结节内侧到外括约肌上缘附近。直肠下动脉 2 ~ 3 个分支走行在脂肪组织中，结扎、切断。切断肛尾韧带，从骶尾关节上切断尾骨，注意结扎、切断骶正中动静脉，有时需要锯断骶骨，切断骶骨时注意不要损伤骶部神经和脊髓，一般距离 S4 根部和神经干的距离为 2.2 ~5.5 cm 和 1.4 ~4.2 cm。

(4)确定肿瘤的下切缘经骶骨入路手术创口，拖出近端结直肠到创口外，术中再次确认肿瘤的下切缘。根据肿瘤的部位、浸润深度、组织学类型及临床分期，肿瘤下切缘 1 ~2 cm，保证下切缘阴性。在拟定切断的部位缝合 2 针，作为切断部位的标志线。最后在直视下将肿瘤及尾骨同部分骶骨一并切除。

(5)肛门组继续操作，肛直肠角重建及经肛门结肠肛管手工吻合法同本章第二节内容。

第五节　经腹经肛隧道式直肠癌拖出切除联合纵向肛门括约肌侧切术

对于肿瘤位于齿状线以及齿状线以下的低位直肠癌，经典的手术通常会选择经腹会阴切除术(APR 术)。我们设想对一些合适的病例保留这些正常的括约肌及肛管来重建会阴区，一方面可以提供一种新的保肛术式，另一方面还可以获得术后良好的肛门功能。既往的各种肛门成形术包括 ISR 术都将神经丰富的肛管黏膜完全切除，导致术后感觉功能失常，而用各种的括约肌替代方式也始终无法取代真正的括约肌，致使患者术后的生活质量严重下降。纵向的括约肌切除，用正常的肛管及括约肌重建，不仅保留了正常的感觉功能，而且控制排便能力也接近正常。

一、手术适应证

(1)直肠癌位置低，肿瘤下缘通常位于齿状线或齿状线以下，通过低位前切除术或 ISR 术等已经无法保留肛门。

(2)组织学分级为高、中分化乳头状或管状腺癌，大体分型为隆起型或溃疡型，浸润型的肿瘤不适于此术式。

(3)术前通过直肠肛管内超声和 MRI 检查了解肿瘤浸润深度及括约肌受累情况。通常人选病例肿瘤向侧方侵袭已经达到括约肌，而且肿瘤对侧骨盆直肠间隙内没有转移。

(4)肿瘤在齿状线上 1 cm 以下横向侵犯直肠肛管不能超过肠管周径的 1/3 ~2/5。

(5)没有肝转移等远处转移，直肠系膜的淋巴结转移及盆腔局部的侵袭(例如阴道)不是手术禁忌证。

(6)术前直肠肛管向量测压显示括约肌功能良好,患者术前肛门感觉功能良好,没有便失禁。

(7)术前没有肛门狭窄,没有括约肌损伤病史,直肠肛管近期内没做过手术。

(8)保肛愿望极其强烈。

二、麻醉与体位

(一)麻醉

全身麻醉或持续性硬膜外麻醉。

(二)体位

改良膀胱截石位。

三、术前准备

同术前肠道准备方法。

四、手术步骤

(一)腹部组按 TME 原则行隧道式分离

具体操作同本书第三章。

(二)会阴部操作

(1)牵开肛门:分别于1、3、5、7、9、11点牵开肛缘。用普通的肛门拉钩不太方便,可以直接用7号丝线缝合在肛缘皮肤上牵开。牵开后就可以清楚地观察到齿状线,同时判断肿瘤的下缘及侧缘。

(2)切口:取肿瘤一侧的肛缘外侧环形切口。在肿瘤一侧的肛缘外侧环形切开皮肤,切开皮肤后去掉术区内的牵拉线,分别提起皮肤的内缘与外缘,用电刀切开脂肪组织,游离到肛提肌的下方,肿瘤一侧的切除范围相当于 Miles 手术。两端游离到距离肿瘤横向方向左右各1 cm 处,显露出外括约肌。

(3)切断括约肌:在两侧切缘平行肛管方向自肛缘向上纵向切开肛管皮肤直至齿状线上2~4 cm,这样在两侧的切缘处就只留下括约肌。用7号丝线缝补两侧切缘端括约肌做标记，这样可以避免此后寻找括约肌断端的困难，在结扎线的肿瘤侧切断括约肌，然后在齿状线上 2～4 cm 水平切断剩余的直肠，这时只有肛提肌处还与直肠有连接。

（4）切断肛提肌：如果肿瘤侵袭部分肛提肌，同样将侵袭部分及其两侧 1 cm 之内的肛提肌切除，保留肿瘤对侧的肛提肌，一般断端的出血用电刀都能止住。若肿瘤在肛提肌水平的侵犯较明显，可类似 Miles 手术将其全部切除。将直肠与肛提肌分离后，从会阴部取出标本送病理，若横向切缘有癌残留，立即改行 Miles 术。

（5）肛管重建：将剩余部分的肛管沿纵向方向结节缝合形成新的肛管，新肛管的管径要能够通过示指或小指。通常先缝合上端切缘，用可吸收线全层缝合，然后由上向下结节缝合直至肛缘皮肤，针距约 0.5 cm。新肛管管径不能通过手指时可用直径 1.2～1.5 cm的塑料管在新肛管内撑起，以免缝合后狭窄。如果剩余的肛管缝合后不能通过直径1.0 cm 的圆管，放弃此术式改行 Miles 术，或将新肛管直肠上端闭锁，近端乙状结肠腹部造口（类似 Hartmann 手术），等术后扩张肛管训练括约肌功能后再行乙状结肠肛管吻合。从齿状线上 2～3 cm 缝到肛缘时新肛管一般为 4～6 cm 长。这时的操作术野一般对于原肿瘤位于直肠前壁的相对容易些。

（6）乙状结肠与新肛管吻合：先将乙状结肠断端 12、3、6、9 点以及每两点之间，全层缝合 8 针，暂不结扎。注意勿让线头混乱，可每针在线头处打一虚结，牵拉 8 针缝线及肠管，将乙状结肠断端从骶前拉至会阴部，将上述 8 针再缝合在新肛管近端缘的对应 8 个方向上，同样为全层缝合，这时也可以用 Gambee 缝合法，但相对较困难些。结扎后每两针之间再加固缝合全层一针，完成吻合。因为此时的操作术野在原肿瘤侧，所以先吻合原肿瘤的对侧比较方便些。吻合后保证吻合口直径>1.0 cm，缝合过程中同样可放置塑料管，在吻合口内起支撑作用，以免吻合口过于狭窄。

（7）括约肌重建：通常在麻醉后已经予以扩肛，这时的括约肌一般长度足以包绕新肛管，将括约肌包绕新肛管后断端吻合在一起，形成新的括约肌环。这时的内外括约肌基本上已经无法分清，直接用丝线将两断端缝合在一起，同样可从上端向下结节缝合，注意结扎确切，避免线结脱落而导致术后大便失禁。

五、术后并发症的预防与处理

（一）肛门狭窄

此为本术式术后必然出现的并发症，一般在术后 1 个月左右，吻合口及切口完全愈合后就开始予以定期扩肛。刚开始由手术组医师完成，第一次扩肛通常会发现示指通过吻合口略微困难，此时操作需轻柔缓慢，切忌使用暴力。一般每半个月扩肛 1 次，3～4 次后就可以顺畅地通过示指。然后再用示指在肛管内向各个方向撑开肛管，因为括约肌及新肛管只在一个方向上有吻合，所以其他方向的扩肛比较容易。一般在 2 个月左右就可以由患者自行扩肛。本单位用自制的扩肛器，大小、型号不一，患者可以逐渐适应，反复的锻炼后多数患者只有轻微的排便困难。刚开始多数患者抱怨每次排便时间过长，需要 20 ~30 min，在半年以后基本上就可以达到普遍接受的程度，平均排便时间在 10 min 左右。手术组患者远期均无狭窄。

（二）肛门功能问题

此术式的最大的优点就是肛门功能，由于此术式保留了正常的黏膜，所以术后的感觉功能基本正常，很少有患者对感觉功能有所不满。此术式的括约肌的重建完全用自身的括约肌，也不存在Ⅰ，Ⅱ型肌纤维的问题，虽然在括约肌的吻合处会形成瘢痕，但是剩余部分括约肌完好。开始肛门内压力会较大，肛门测压结果显示收缩压通常为术前的 3 ~5 倍，在反复扩肛后，肛门内压力逐渐下降，在术后半年左右，收缩压可降到术前的 1.5 ~2 倍。

（三）会阴部切口及吻合口的愈合

术后早期要避免会阴部的局部感染，首先是避免盆腔内积液，所以必须使引流通畅，然后可以用侧灯每日照射肛门局部 2 次，使局部清洁干燥。本单位有自制的肛门抗炎栓剂，可用来控制局部的炎症。吻合口的愈合一是血供问题，二是局部的张力问题。

其次，由于选择本术式的肿瘤位置都超低，故有可能的话在根治前提下尽量保留肠系膜下动脉的降结肠分支。至于吻合口的张力，一般中国人的乙状结肠都比较冗长，通常情况下都足够使用，如果有张力的话，可以游离降结肠的侧腹膜甚至结肠脾曲。但是对于那些过于肥胖的患者，似乎不宜选择此术式，一方面是乙状结肠太短，另外肠管过于肥厚在吻合时也比较困难。至于新肛管的吻合，只要没有局部的感染，很少会发生愈合的困难。一旦出现吻合口瘘，由于已经有了提前的转流，只要引流通畅一般都能很快愈合。不过如果出现了吻合口瘘，愈合后有时会形成肛瘘，这时就需要延迟还瘘。

（四）其他问题

排尿困难及性功能障碍等其他问题和 Miles 手术类似。

第六节　直肠癌经腹经肛拖出切除结肠肛管吻合术

一、手术适应证

(1)肿瘤下缘距肛缘 5 ~7 cm 的低位直肠癌。

(2)患者肥胖、肌肉强度大,盆腔太窄,肿瘤下缘足够切除后,直肠肛侧切缘距齿状线不足 2 cm 者。

(3)高中分化腺癌,未浸润深肌层,<1/2 周,无肠旁淋巴结增大,距离齿状线在 1 ~2 cm 者。

(4)高中分化腺癌,浸润深肌层,>1/2 周,肠旁淋巴结增大,无盆壁淋巴结增大,距离齿状 2 ~3 cm 者。

(5)低分化腺癌、黏液腺癌未浸润深肌层,<1/2 周,距离齿状线 3 ~4 cm 者。

(6)肛提肌未受肿瘤侵袭,肿瘤肠管侧壁周围可以廓清者。

二、麻醉与体位

头低足高改良截石位,全身麻醉或连续硬膜外麻醉;先消毒腹部,其次消毒会阴部,注意摆体位时尽量将会阴部接近手术床的边缘,以便于肛门组手术操作。

三、术前准备

(一)术前结肠镜检查

明确肿瘤大体类型和组织分化,作为手术切除范围的参考。术前做全腹部磁共振增强扫描可明确有无肝及腹腔内转移,判断浸润深度及盆腔淋巴结转移情况。术前 MRI、EUS 评估肿瘤的分期。全身 PET-CT 不作为常规检查,但对评估腹腔以外远处转移可提供参考。

(二)术前肠道准备

长久以来,外科医师相信通过术前的肠道清洁准备,可以减少肠内容物的潴留、减低腹内压力，有利于术中操作，并通过减少肠道内细菌数量，降低腹腔感染、吻合口瘘的发生率。通常认为良好的术前肠道准备应达到下列标准。①结肠空虚，不增加肠黏膜水肿。②肠道内细菌总量减少，不造成菌群紊乱。③清洁方式耐受性良好，不影响患者水电解质平衡。④对肿瘤刺激小，不造成瘤体破裂、播散或出血。

四、手术设计思路及要点

1. 腹部组手术设计思路及策略

（1）一般采用下腹正中切口进腹，从脐周到耻骨联合，对于非常肥胖的患者或游离左侧结肠脾曲困难者，我们会果断地延长切口。开腹下方切口近耻骨联合时注意避免损伤膀胱，一旦损伤，应及时缝合修补。

（2）检查完毕游离乙状结肠，确定左侧输尿管走行，游离左侧结肠直至脾曲。由外向内游离乙状结肠系膜时需注意在 Toldt 筋膜表面，左侧生殖器血管和输尿管均在此筋膜平面深面。输尿管在髂内外血管交叉最表浅处，容易损伤，尤其在体型肥胖者，该操作平面不易掌握，容易损伤。Toldt 筋膜向上延续为 Gerota 筋膜，游离近端降结肠时平面在 Gerota 筋膜表面，防止打开该筋膜进入肾前脂肪层，甚至进入肾后间隙。然后是切开水平的盆底腹膜，无论从直肠左侧或右侧开始均可。向骶骨前方牵拉直肠，自盆底腹膜开口处钝性分离，可见非薄透明的 Waldeyer 筋膜覆盖骶骨和下腹神经。只要辨认出这些解剖结构，我们便可以继续用 Ligasure、超声刀或电刀游离直肠系膜。目前我们在低位盆腔内操作时不再使用单极电刀，以防止损伤盆神经侧支发生。当解剖层面正确时，向盆底游离全部直肠变得非常容易。当切开直肠腹侧腹膜后我们要辨认阴道弯隆或精囊腺，通过轻柔地牵拉和仔细分离，将其与直肠分开。特别强调要避免损伤自主神经系统。当直肠下段的背侧和腹侧游离完毕后可以分离含有直肠中动脉的侧韧带。一般情况下该动脉较为细小，完全可以用 Ligasure 或超声刀离断。下一步可以将低位直肠游离至肛提肌水平，这时会阴部操作就应该开始。

（3）结扎肠系膜下动脉。我们的经验是建议在左结肠动脉发出的分支下结扎，保留左结肠动脉以充分保证肠管的血供，建议在钳夹其根部之前检查降结肠和乙状结肠的侧支循环，有时必须要在左结肠动脉分出之后方可钳大动脉主干。肠系膜下动脉根部、腹主动脉的淋巴结应全部清除。值得注意的是在此区域内下腹神经有可能被损伤。然后应该决定在乙状结肠何处离断，在做出最后决定之前首先应该检查一下乙状结肠血供情况。从肿瘤学的角度考虑，对于低位直肠癌不必切除直肠和系膜以外的组织。如果其血供良好，我们不要切除太多的结肠，以保证有足够的结肠进行重建。通常使用直线型缝合器来离断结肠。血管蒂从离断的肠系膜下动脉开始延续到结肠的切除线，完全游离乙状结肠和降结肠后，我们可以估算可用于重建的肠管长度，通常满足吻合要求结肠在无张力情况下超过耻骨联合 2 cm 即可。腹部操作逐步向直肠的远端延伸，与会阴部操作越来越近。在盆底区域内同时进行经腹和经会阴手术，术中实时定位引导十分有用。当直肠完全游离后标本可从肛门移除。我们建议对切除的标本立即放在另一台面上进行检查，确认肿瘤切除是否充分。

2. 肛门组手术设计思路、策略及关键技术要点

(1)肛门组的操作应要求肛门足够松弛，术中需要麻醉师充分给予肌肉松弛药，充分扩肛 3 ~4 指。腹部组在远断端直肠用 6 ~8 针 7 号线全层缝合悬吊牵引以备肛门组经肛门拖出肿瘤操作，缝针过少或组织太少在经肛门拖出时容易撕裂肠管导致拖出失败。一般 3 cm 以内的直肠肿瘤经肛门拖出都不困难，较大肿瘤经肛门拖出的技术要点是需术中示指围绕肿瘤扩肛游离，缓慢左右旋转将直肠肿瘤拖出肛外，不能强行拖出，否则往往都会导致全层撕裂。特别强调，对比较大的直肠肿瘤拖出会存在一定难度，有文献报道建议在腹部切除肿瘤后再拖出，我们的经验不建议这样，因为切除肿瘤后再拖出，拖出的肠管长度很短，容易回缩，增加肛门部吻合难度，同时不利于在直视下判断肿瘤远切线的距离。注意在示指扩肛游离直肠的同时动作应轻柔，避免损伤直肠黏膜，一旦在有损伤的直肠黏膜上进行吻合，术后出现吻合口瘘的风险极高。近端乙状结肠或降结肠经肛门拖出更要轻柔操作，同样需用示指环绕肠管一圈扩肛缓慢拖出，避免过度牵拉损伤系膜血管，拖出肛门 1 cm 即可，过长会增加张力，同时会损伤系膜血管。

(2)直肠肿瘤完全经肛门拖出后，用 0.05% 碘伏水充分冲洗肛门避免种植，并用纱布包裹直肠肿瘤，在直视下评估肿瘤与齿状线的距离，保证远端切缘 2 cm。注意拖出直肠肿瘤切除建议先在直肠黏膜上环形切开，不直接切开肌层，切开黏膜后，我们可以切除更多的直肠系膜组织，该处往往存在转移的淋巴结，达到进一步清扫的效果。在齿状线上 2 cm 以上的直肠癌经充分游离后多半可保留完整的肛门外括约肌。切断移走肿瘤后我们常规更换手套并再次碘伏水冲洗。

(3)直肠肛管残端我们习惯用 6 ~8 支 Allis 钳定位前后、左右及之间的象限(3、6、9、12)，对接下来的乙状结肠或降结肠吻合定位非常重要。因为近端的乙状结肠或降结肠同样在腹部组缝合了 3、6、9、12 点四针定位线，且 Allis 固定肛管残端后不会回缩，方便在直视下进行结肠与肛管全层的吻合。

(4)肛管残端与近端的结肠进行拖出吻合，我们建议先用大圆针 7 号丝线先吻合固定前后、左右及中间约 8 针，之后选择在两针之间用中圆针 4 号线加针，保持针距 3 mm 左右，过密影响血供，过宽带来吻合口瘘的风险。

(5)吻合结束后再将吻合口送回盆底，我们的经验是不常规性回肠预防性造口，因为成熟的吻合技术加上我们肛肠中心设计的“三管引流法”极大降低了术后吻合口瘘的发生。即使术后出现小瘘，因为吻合口已重建在盆底以下，不存在反流至腹腔出现腹膜炎，加上三管低位持续引流 2 周左右吻合口基本愈合，无需行造口术。

(6)直肠-肛管吻合口位于齿状线,由于保留了完整的肛提肌、肛门外括约肌及支配神经、全部肛管上皮和齿状线,故术后肛门功能良好。

(7)经肛拖出外翻切除存在明显的优点。

1)切除充分:直肠游离后先不切除肿瘤,连同肿瘤外翻后可清晰看出肿瘤与正常黏膜分界线,一般可轻易判断出肿瘤下缘与下缘切除线的确切距离,可有效防止癌残留,减少局部复发。

2)吻合简单可靠:直肠外翻后可明显看出血供分界线,可有效保证吻合口的血供,同时牵拉肠管边切边缝,黏膜外翻,对合良好,操作简单,吻合可靠,回纳后吻合口无张力,基本上无吻合口瘘的危险。

3)污染轻:仅在腹腔内切断肠管,肿瘤切除及吻合过程皆在肛门外完成,只要保护得当,腹腔基本无污染,可有效避免腹腔及切口感染。

3. 盆底重建思路

(1)重建盆底腹膜时存在缺损,导致小肠疝入梗阻是一个严重的并发症,部分外科医师关闭腹膜忽略了这一点。如果不关闭盆底腹膜,小肠通常会下降至肛提肌缝合处及皮下层,此种情况下,小肠梗阻通常不会在术后早期发生。然而,如果小肠迟发性梗阻一旦发生,手术时必须游离大量与盆壁紧密粘连的小肠,容易导致小肠损伤,往往需要切除吻合受损肠管。为了防止此类并发症的发生,在保留足够的腹膜及相关组织,且没有过多的张力条件下应该关闭盆底腹膜。盆底腹膜的最底端应足够松弛,可降到重建的会阴部水平,消除盆底腹膜与会阴部其他结构之间的无效腔。当手术首要目的是切除低位直肠病灶时,没有必要过多切除直肠周围的盆壁腹膜,尽量多保留此层结构。如果不可能满意地关闭盆底,可完全敞开盆腔,不然盆腔底部与会阴之间的无效腔会导致关闭腹膜的缝线撕裂从而造成肠疝的发生。用带血管弓的大网膜和活组织填充盆腔从而阻止小肠降入其中,也是一个很好的办法。

(2)重建盆底腹膜,重建新直肠骶曲,尽可能达到直肠重建前的一个解剖状态,同时重建盆底腹膜可以将低位的吻合口关在盆底以下,对术后出现吻合口瘘也可发挥限制盆底感染的作用,结合我们的“三管引流法”将大大提高术后吻合口瘘的治愈率,避免肠造口带来的手术风险及降低患者的痛苦。

五、手术步骤

(1)腹部手术遵循 TME 原则,注意全直肠系膜分离、切除。隧道式分离平面到肛提肌。直肠后壁的解剖分离要超过尾骨尖和包括直肠后方的 Waldeyer 筋膜的分离,以便进入肛提肌的水平。由于肛管在这个接合处仅仅由纵纤维和肛门内括约肌支持,为避免损伤肛管,操作必须极为小心。侧方的解剖也应该从耻骨直肠肌的中层纤维中将肛管游离清楚。同样，前方必须向下分离，女性患者在肛管与阴道之间，而男性患者则在肛管与前列腺周围组织之间进行。其余操作同超低位 Dixon 术。

(2)上方廓清到肠系膜下血管时，注意近侧结肠的血液供应。可采用清扫动脉周围脂肪、淋巴组织而保留血管的方法，在左结肠动脉分支以下切断肠系膜下动脉，保留左结肠动脉分支与结肠中动脉左支组成的边缘动脉网良好，进行吻合前，要再次确认结肠断端的血供。

(3)保证吻合口无张力。必要时游离降结肠、结肠脾曲到横结肠右半部，当近端结肠的下端下拉超过耻骨联合 5～8 cm 时，方能使吻合口无张力。

(4)开始肛门部手术前，在腹腔距肿瘤近端 10 cm 处切断直肠，远端直肠全层 7 号丝线缝合 8 针牵引，近端乙状结肠缝合 4 针 4 号丝线牵引定位，在 12 点结肠带标志线上打结以方便拖出肛门口时定位用。缝合完毕后残端碘伏消毒，近端肠管纱布包裹避免污染，肛门组开始操作。

(5)切除直肠肿瘤：肛门组充分扩肛 3～4 指，经肛门深入卵圆钳，在腹部组的引导下夹住缝好的牵引线将直肠肿瘤完全外翻拖出肛门口，直视下用电刀在肿瘤远侧缘 2 cm 以上处切断直肠，或在齿状线处切断直肠肿瘤以获得足够的阴性远切缘，术中快速性冷冻病理检查，如提示切缘阳性，则行 Miles 切除范围。移除直肠肿瘤，用 8 支 Allis 钳分别在直肠残端 12、6、3、9 点固定，碘伏反复冲洗肛门，同时术者更换手套。在左侧坐骨结节下 1 cm 处做 1 条 1 cm 切口，切开皮肤、皮下，分离坐骨下筋膜层，置入大血管钳，在腹部组操作者的引导下将血管钳放入骶前最低点偏左侧位置，避免从骶前正中伸入，否则容易出现骶前大出血。放置低前引流管技术要点是注意角度，尽可能保持引流管与骶前行 10°角以内，若角度过大一是顶住骶前造成骶前出血，二是不利于低位引流。

(6)结肠-肛管吻合：肛门组术者再次经肛门伸入卵圆钳在腹部组的引导下将近端的乙状结肠牵引线拖出肛门口，这时腹部组协助肛门组注意肠管不能扭转，拖出肠管时动作轻柔，注意牵拉时勿损伤肠系膜边缘血管，结肠拖出肛门口 1～2 cm 即可，保证结肠在盆底无张力。定位好结肠的标志牵引线，暴露好 3、6、9、12 点的标志线，用大圆针 7 号丝线分别全层缝合 3、6、9、12 点的近端结肠与直肠肛管残端。然后依次在两针之间加针，保持针距 3 mm 左右即可，缝合吻合口一圈，打结时尽可能保持吻合口黏膜对拢。缝合结束后将吻合口送回盆底。肛门组经肛置入乳胶肛管两根超过吻合口以达到减压引流，同时限制重建的直肠早期蠕动，降低吻合口瘘率。

(7)重建骶曲：腹部组继续操作，将两侧盆底腹膜 4 号线间断缝合 5～6 针，抬高盆底，将吻合口关闭在腹膜以外骶前间隙处，之后将左右两侧腹膜分别与新直肠肠壁浆肌层间断固定数针，恢复新直肠的骶曲解剖形态。

六、术后常规处理及并发症的处理

(1)不常规留置胃管。

(2)术后禁食1周左右。

(3)术后加强胃肠外营养支持治疗,抗生素使用72 h。

(4)导尿管持续引流1周。

(5)双肛管及骶前引流管持续引流7~10 d,对吻合欠满意的或术前体质欠佳的可适当延长留置引流管的时间,一般满2周足够安全。

(6)膀胱功能可能会发生障碍,尤其是原先有前列腺疾病的患者,但比经腹会阴联合直肠切除术后膀胱功能障碍的发生率要低。一般来说,膀胱引流6~7 d以后,其功能即可恢复,对老年患者术前合并前列腺增生、肥大的患者,可口服坦洛新0.2 mg改善症状。

(7)术后吻合口袋或断裂吻合口瘘是手术最严重的并发症。术中的正确处理是预防吻合口袋的关键。应注意以下内容。①充分游离左半结肠,保证近端结肠的下端下拉能超过耻骨联合5~8 cm,方可保证吻合口无张力。下拉近端结肠肠管轻柔,系膜侧朝向后方,不能扭转系膜。②适度清理近端结肠下段套入部,黏膜的剥离不要超过1 cm,注意肠管血供。对肠管的血供有怀疑或对吻合的质量有怀疑时,应行近侧结肠的预防性造口。③术中要严格做到无菌操作,防止肠内容物污染手术野。并发症多发生在术后3~7 d,患者出现发热、白细胞升高或肠梗阻都应怀疑可能存在吻合口瘘和盆腔脓肿。直肠指诊往往能发现吻合口瘘口缺陷,且大多在吻合口后壁6点处。其发生率可高达13.7%。吻合口瘘导致盆腔感染是最严重的并发症。

原因可能如下。①近端结肠回缩,吻合口张力增大,导致吻合口瘘,甚至吻合口断裂。②拖出时结肠近端扭转及吻合口缝合不确切。③结肠近切端血供不良。④骶前部积血、感染。吻合完成后,彻底洗净盆腔,清除血液与不健康组织,充分引流以预防盆腔感染。保证吻合质量,充分暴露手术视野,在直视下进行切实可靠的吻合。缝合勿过疏、过密,勿造成黏膜缺损,一定要结肠断端全层与肛管吻合。对吻合质量有怀疑者,可于盆腔注满水,自肛门向肛管注气,检查盆腔有无气泡逸出,若发现吻合有不严密处,应及时补缝。改善患者营养状况,纠正贫血和低蛋白血症。对吻合口小瘘没有出现明显的腹膜炎,全身症状轻的患者,我们的经验是持续三管引流,碘伏水冲洗,保持骶管、双肛管通畅,因为吻合口被关在腹膜外,即使出现小瘘也不至于污染腹腔,再加上持续引流冲洗及营养支持疗法,多数患者经1周左右的治疗后吻合口能愈合良好。极少数仍然需要行横结肠造口术或回肠襻式造口术以将粪便改道转流。

(8)吻合口狭窄发生率为2%~6%。狭窄的形成与吻合口袋及盆腔感染的发生有关。此外,吻合不严密、黏膜缺损、残留的肛管直肠肌鞘过长等造成瘢痕过度增生也是常见原因。因而吻合操作时要轻柔而细致，避免局部组织损伤和局部炎症的发生。为预防狭窄发生，大多数学者认为术后 7 d 开始扩肛，以后再定期扩肛，可预防和治疗术后肛门狭窄，但常遗留排便功能障碍。

七、术后疗效评估

术后疗效评估见表 5-1。

表 5-1　综合评分方法

	优	良	较好	差
主观	8～9 分	5～7 分	3～4 分	0～2 分
客观	8～9 分	5～7 分	3～4 分	0～2 分

（一）客观评分法

1. X 射线检查排粪造影

现已成为最常用的检查方法，其中肛直肠角的测量即为主要指标。记分方法：肛直角<130°时记 1 分，>130°时记 0 分。

2. 肛管直肠静息压和肛管高压区

通过研究发现患者出现轻微大便失禁，需要经常使用肛门垫与肛管直肠静息压低及肛管高压区减少有关。

记分方法如下。①静息压>32 cmH_2O 时记 1 分，<32 cmH_2O 时记 0 分。②肛管高压区>3 cm 时记 1 分，<3 cm 记 0 分。

通过研究发现，应激性大便失禁和无法延迟排便与肛门自主收缩时间和最大压榨压减少有关。

记分方法：（1）当最大压榨压>85 cmH_2O 时记 1 分，当<85 cmH_2O 时记 0 分。

（2）当自主收缩时间>40 s 时记 1 分，<40 s 时记 0 分。

（3）肛门直肠反射：当引出直肠肛门抑制反射的阈值<20 mL 时记 1 分，>20 mL 时记 0 分。

（4）外括约肌肌电图检查：肌电图是作为评价移植后的外括约肌功能的主要方法。记分方法：当肌电振幅>150 fxV 时记 1 分；<150 fxV 时记 0 分。

（5）肛门反射潜伏期：当潜伏时间<11.3 ms 记 1 分，>11.3 ms 时记 0 分。

（6）热敏感：现在普遍认为肛管直肠对温度的灵敏度在区别气体、稀便及干便，尤其是在感觉到湿度方面起着重要的作用。记分方法：当热敏度<1.6 时记 1 分；>1.6 时记 0 分。

(7)观察肛周皮肤有无湿疹、皮肤炎:有明显湿疹记0分,没有湿疹记1分。

(8)肛门指诊:肛门指检不仅是诊断肛管、直肠疾病的一种行之有效的方法,也是一项了解肛门再造术的手术效果和肛门功能的重要检查方法。通过肛门指检能了解原位肛门重建术后的下列情况。原位肛门重建术后的患者,其肛门的宽窄度以指检时顺利通过示指为宜。肛门口过宽不利于控便,还可引起黏膜脱垂或外翻,肛门口过窄可引起排便困难。重建的肛管直肠角自肛缘起肠管先是向前,至距肛缘6~8 cm后,肠管方向改变,向后上延伸,形成一个角度,即肛管直肠角,重建的肛管直肠角对排便控制亦起到重要作用。对原位肛门再造术后患者而言,如肛门指检触及较明显的肛管直肠角,为90°左右,则肛门排便自控的功能较佳。若该角度过大,大便自控能力受到影响,甚至会引起肛门失禁;若该角度过小,则会引起排便困难。

(二)主观评分法

肛门功能如何从主观来看,主要取决于排便前是否有便意感、每日大便次数,以及出现明显便意时能控制多长时间,这三项主观指标在很大程度上反映了肛门功能。因此主张把这三方面指标作为主观评分的依据。

(1)排便前有便意感:时间超过30 min记3分;15~30 min记2分;3~14 min记1分;3 min以下记0分。

(2)每日大便次数多少,直接反映了肛门控制能力,直肠肛门的顺应性。记分方法:大便每日1~2次记3分;3~4次记2分;5~6次记1分;超过6次以上记0分。

(3)大便自控时间:当出现明显便意感时,大便是否能自控,取决于重建内外括约肌和修补的盆底肌肉的功能。评分标准:自控时间在30 min以上记3分;自控时间为15~30 min记2分;自控时间为5~14 min记1分;自控时间在5 min以下记0分。

术后总体5年生存率为80%,其中DukesA、B、C期分别为100%、70%和41%,5年局部复发率为6.2%。根据主客观评分法,术后患者在1年内51.3%达到优,23.7%达到良,22.8%较好,2.2%差,随着时间的延长,配合练习提肛动作训练,患者肛门功能都能进一步改善。

第六章 腹腔镜右半结肠癌根治性切除手术

第一节 腹腔镜下结肠癌根治术解剖要点

一、结肠系膜的解剖

早在1885年,英国的Treves教授就对结肠系膜的结构做了描述。他认为结肠系膜呈“分块状”结构,可分为升结肠系膜、乙状结肠系膜等几个部分,彼此并不相互连续。与他同时代的Toldt's教授则提出一种不同的观点:结肠系膜是一个整体的、连续性的结构,借由Toldt's筋膜与后腹膜相连。相较之下,后者的观点更接近现代解剖学理念。

现代解剖学认为,结肠系膜为一个整体,起自回盲部至乙状结肠和直肠。其脏层、壁层筋膜延伸至整个结肠,覆盖乙状结肠、降结肠,直至胰后,包含十二指肠、胰头及整个右半结肠。从微观层面看,结肠系膜由深、浅两层间皮细胞包裹其内部组织,呈“信封样”结构,而信封内部则富含淋巴管等结构。其深层间皮细胞层直接与Toldt's筋膜接触,并借由后者依附于后腹膜。

基于这一解剖学基础,德国学者Hohenberger于2009年首次提出完整结肠系膜切除术(CME),强调结肠系膜平面、壁层平面的锐性分离和系膜完整切除。该术式能有效清扫结肠系膜内的淋巴管等结构,清除淋巴结内特殊染色<2 mm的微转移和淋巴结内直径<0.2 mm的游离肿瘤细胞或簇,降低复发率和肿瘤相关病死率,改善结肠癌预后。

腹腔镜结肠癌根治术中维持正确的外科平面,可保持结肠系膜和肾前筋膜的完整性,能减少出血及术中损伤,并能有效保护输尿管、性腺血管等重要的腹膜后结构。

二、腹腔镜右半结肠切除术的解剖要点

(一)右半结肠切除术中的外科平面及层次

右半结肠切除术中的外科平面包括右结肠后间隙(RRCS)、右侧横结肠后间隙(TRCS)、系膜间间隙(IMS)。此三者共同构成游离右半结肠的天然外科平面。术中沿正确的外科平面解剖可保持结肠系膜和肾前筋膜的完整性,从而能够减少出血、确保结肠系膜的完整切除、保护输尿管等重要的腹膜后结构。

1. 右结肠后间隙

右结肠后间隙又名 Toldt's 间隙,位于盲肠、升结肠、结肠肝曲及其系膜与肾前筋膜之间,内含疏松结缔组织,是术中游离上述结构的天然外科平面。此间隙由“两面”“四界”构成。包括前面:升结肠和结肠肝曲系膜;后面:右侧肾前筋膜;中线侧界:肠系膜上静脉主干;外侧界:右结肠旁沟腹膜反折(右侧 Toldt's 线);头侧界:十二指肠降段和水平段,借由此界与横结肠后间隙相通;尾侧界为小肠系膜根尾端、回盲部。

其中,外侧界两侧系膜脂肪及腹膜脂肪颜色深浅不一,呈现内深外浅、黄白交接的外观,因而被称为“黄白交界线”。该交界线自盲肠外侧襞延伸至肝结肠韧带,是外侧入路进入右结肠后间隙与游离右半结肠的重要解剖学标志。

2. 横结肠后间隙

位于横结肠右部,与十二指肠降段和胰腺共同组成,亦有“两面”“四界”,具体包括前面,即横结肠系膜;后面,即胰腺;左界,即肠系膜上静脉(SMV);右界,即十二指肠降段;上界,即横结肠系膜根部;下界,即十二指肠水平部。此间隙有重要血管穿行,且解剖结构即血管变异多见,因人而异,一如右半结肠的“指纹”。左右结肠后间隙亦通过此间隙相通。

3. 系膜间间隙

位于大网膜后层和横结肠系膜上层之间,经横结肠系膜根后方可与横结肠后间隙(TRCS)交通,横结肠系膜的游离必须进入该间隙。

(二)右半结肠术中的血管解剖

1. 肠系膜上动脉

起自腹主动脉,自胰体下缘与十二指肠水平部之间穿出,于小肠系膜根部的两层腹膜间向右下方走行,发出动脉 12 ~ 16 支供应小肠,同时发出中结肠动脉、右结肠动脉及回结肠动脉供应结肠。该动脉位置较深,腹腔镜下无特征性外观标志物,故术中常根据回结肠动静脉和肠系膜上静脉的所处位置确定肠系膜上动脉与同名静脉间的位置关

系，进而指导解剖右、中结肠血管。

2. 肠系膜上静脉

肠系膜上静脉是右半结肠手术中最重要的解剖学标志，是中间入路 CME 手术的解剖主线。该静脉由两支回肠静脉汇合而成，与同名动脉伴行，起自右髂窝，于肠系膜根内侧向头侧偏左方向走行，并于胰颈部下缘进入胰后间隙，与脾静脉一同汇入门静脉。该静脉位置较为表浅，腹腔镜下呈清晰的蓝色条状外观，易于辨认。

术中寻找结肠上静脉与回结肠静脉的位置，并以回结肠血管解剖投影为手术起步点，打开结肠系膜即可进入右结肠后间隙。沿肠系膜上静脉解剖，沿途可逐个定位并处理回结肠血管、右结肠血管和中结肠血管。

3. Henle 干

Henle 干，又称胃结肠干、共同干（GCT）。德国医师 Henle 于 1868 年首次发现副右结肠静脉（SRCV）与胃网膜右静脉（RGEV）形成共干汇入肠系膜上静脉（SMV）。1912 年，法国医师 Descomps 研究发现 SRCV、RGEV 与胰十二指肠上前静脉（ASPDV）汇入形成 Henle 干。目前研究认为，Henle 干是于横结肠后间隙走行的静脉干，解剖出现率为 69% ~89%，最终在胰腺下缘处汇入肠系膜上静脉。正确解剖 Henle 干是减少右半结肠癌根治术（日本学者主张的 D3 与欧洲学者的 CME）术中并发症的重要保障。

Henle 干解剖变异多见，属支包括 RGEV、RCV、MCV、SRCV、ASPDV 中的 2 ~5 支。根据其属支数目分型，可将 Henle 干分为 4 型。

ASPDV 和 RGEV 是 Henle 干比较固定的两个属支，可见于各个分型，而 RCV、MCV 和 SRCV3 支结肠回流静脉的解剖变异则因人而异。值得注意的是，上述 3 支结肠回流静脉均可出现数目变异，可有 1 ~3 支，且根据血管粗细不同可分为主静脉和副静脉。其中，MCV 的数目变异最为常见，1 支以上 MCV 的出现率可达 50.6% ~62.1%，并可分别汇入 Henle 干、SMV、脾静脉等不同血管。

值得注意的是，上述 3 支结肠回流静脉均可出现数目变异，可有 1 ~3 支，且根据血管粗细不同可分为主静脉和副静脉。其中，MCV 的数目变异最为常见，1 支以上 MCV 的出现率可达 50.6% ~62.1%，并可分别汇入 Henle 干、SMV 和脾静脉等不同血管。

根据 3 支结肠回流静脉的血管走行及与 Henle 干的解剖关系，又可将 Henle 干分为 4 型：Ⅰ型 Henle 干无结肠回流静脉汇入，仅由胰十二指肠上前静脉（ASPDV）和胃网膜右静脉汇合而成；Ⅱ型 Henle 干最为常见，有 1 支结肠静脉汇入，表现为胰十二指肠上前静脉（ASPDV）、胃网膜右静（RGEV）、右结肠上静脉（SRCV）3 支合干；Ⅲ型是在Ⅱ型 Henle 干基础上增加 RCV 或 MCV 而形成的“4 支型”Henle 干；Ⅳ型 Henle 干则是除去胰十二指肠上前静脉（ASPDV）与胃网膜右静脉（RGEV）两属支外，另有右结肠静脉（RCV）、中结肠静脉（MCV）、右结肠上静脉（SRCV）3 支结肠回流静汇入，共计 5 个属支，此型最为少见。

(1)Henle 干虽变异多见,但仍具备普遍的解剖学特征。①Henle 干较为粗短,国人 Henle 干平均外径约为 5.0(2~10)mm,平均长度 14.0(2.0~47.0)mm。②Henle 干根部多贴近胰腺下缘,多于胰腺下缘 2.2 cm 左右处汇入肠系膜上静脉(SMV)。③Henle 干距结肠中动脉(MCA)的距离约为 1.0±0.6 cm。④Henle 干距回结肠静脉(ICV)(3.4±1.0)cm。

(2)横结肠后间隙(TRCS)与 Henle 干的解剖关系:右半结肠切除术需走行于结肠系膜层面中,其后的 Toldt's 间隙可分为右结肠后间隙(RRCS)与横结肠后间隙(TRCS),两者解剖学功能不同。RRCS 位于结肠系膜与肾前筋膜之间,无重要脏器毗邻,相对容易寻找与维持;TRCS 则相对复杂,Henle 干位于 TRCS 中,所以正确维持 TRCS 是右半结肠癌 CME 手术解剖的关键。由于 Henle 干变异的多元化 JRCS 类似于人的指纹,从某种意义上是右半结肠 CME 手术的"指纹与印章",具有解剖特异性。

(3)Henle 干解剖的径路选择:如何精准寻找 TRCS 是解剖 Henle 干的关键。右半结肠癌根治术中,中间入路解剖是主要手术径路。在此基础上,我们团队提出并实践了4 种中间入路。①联合中间入路:打开胃结肠韧带进入 IMS,自上而下解剖 Henle 干,上下联合解剖胰腺下缘。②完全中间入路:沿 SMV 为主线解剖血管。拓展 TRCS,侧方至 RRCS,经 TRCS 自下而上进入 IMS,自下而上解剖结肠中血管与 Henle 干、胰腺下缘。③翻页式中间入路:此为完全中间入路基础上的改进,从左向右寻找结肠系膜层面并掀开,以进入 TRCS。之后向上向右拓展,呈翻页式推进。④循 RCV 的中间入路:在完成外科干的清扫,显露十二指肠后,可沿 RCV 走向拓展 TRCS,即可于胰头下缘处找到 Henle 干。

(4)Henle 干解剖的若干问题。①根部离断还是分支解剖:笔者建议分支解剖,理由如下。第一,Henle 干粗短,近远端夹子处理后,根部离断空间很窄,易致夹子滑脱,处理不当会导致致命的大出血,增加手术风险。第二,ASPDV 有 2~3 分支,而且紧贴胰腺表面,往往最后汇入 Henle 干,如根部离断,要承担经历超声刀直接离断 ASPDV 之额外风险,如遇粗壮 ASPDV 易导致胰腺表面出血,腔镜下很难控制。第三,肿瘤位于回盲部、升结肠的右半结肠切除无须常规清扫幽门下淋巴结。而常规根部离断 Henle 干,亦断离了 RGEV,无意中扩大了手术范围,从而增加潜在手术并发症。②先处理 Henle 干还是结肠中血管:Henle 干与结肠中血管是横结肠系膜游离的主要刚性障碍,两者解剖位置均位于胰腺下缘,平均相差 1 cm 的距离。结肠中血管位于 Henle 干的左下侧,相对易于识别;而 Henle 干往往深在,且易被结肠中血管特别是静脉遮掩。因此,笔者通常沿 SMV 从下往上解剖至胰腺下缘,先解剖结肠中血管,离断之后更易于胰腺下缘层面的打开,从而更易于暴露 Henle 干的根部,增加手术的安全性。

三、腹腔镜左半结肠切除术的解剖要点

（一）左半结肠切除术中的外科平面及层次

左半结肠切除术中的外科平面包括左结肠后间隙（LRCS）、左侧横结肠后间隙（TRCS）和系膜间间隙（IMS）。此三者共同构成游离左半结肠的天然外科平面。

（1）左结肠后间隙。又称左侧 Toldt' s 间隙，位于降结肠、乙状结肠、结肠脾区及其系膜与后腹壁之间，是游离上述结构的天然外科平面，腹腔镜左半结肠切除术主要维持在该间隙内解剖。该间隙包括“两面”“四界”。前面：降结肠、乙状结肠及结肠脾区系膜；后面：左肾前筋膜；中线侧界：降结肠、乙状结肠系膜根部的腹膜；外侧界：左侧结肠旁沟的腹膜反折处；头侧界：胰腺下缘；尾侧界为骶骨岬。

左结肠后间隙经头侧界的胰腺下缘与横结肠后间隙、胰后间隙相通，经横结肠后间隙与右结肠后间隙相通。骶骨岬是盆腹腔最突出的骨性标志，腹腔镜下容易辨认，据此解剖标志物切开乙状结肠系膜根部从而进入左结肠后间隙，并维持在此间隙进行解剖和拓展。左侧肾前筋膜覆盖左侧输尿管等重要后腹膜结构，并向右侧越过腹主动脉和下腔静脉与右侧肾前筋膜相延续。

左结肠旁沟腹膜反折处亦存在一条“黄白交界线”（左侧 Toldt' s 线）。该交界线自乙状结肠第一曲外侧与左侧腹部交界处延伸至隔结肠韧带，是外侧入路游离左半结肠的解剖标志。

（2）横结肠后间隙。位于左侧横结肠与胰尾部之间。于胰尾下缘切开结肠系膜根即可进入该间隙，在向外侧拓展即可至结肠脾区与腹壁的交界处。横结肠系膜左份与胰尾的分离较为容易，分离两者后可向左拓展，直至结肠脾区与侧腹壁的融合线。

（3）系膜间间隙。位于横结肠系膜与胃系膜之间，是游离横结肠和胃的天然外科平面，于此间隙切开横结肠系膜、胃结肠韧带进而可完全游离结肠脾区。

（二）左半结肠术中的血管解剖

1. 肠系膜下动脉

起于腹主动脉前面，自十二指肠降段下缘距腹主动脉分叉上方约 4 cm 处发出，向左下走行，越过左髂总动脉，最后延续为直肠上动脉，途中发出左结肠动脉、乙状结肠动脉等分支。肠系膜下动脉是左半结肠手术的一条主干，在腹腔镜下表现为乙状结肠系膜内略微隆起的条索状外观，并呈节律性搏动。术中在进入左结肠后间隙后，以腹动脉分叉为标志向头侧寻找，即可找到肠系膜下动脉。

2. 肠系膜下动脉的分支

(1)左结肠动脉：左半结肠及脾区的血供基本来自肠系膜下动脉发出的左结肠动脉。该动脉是肠系膜下动脉的最上分支，由该动脉再发出的分支不再称为“动脉”而称为“支”。左结肠动脉在越过输尿管后可分为升、降两支，分别供应左侧横结肠和降结肠。腹腔镜下沿肠系膜下动脉向远侧解剖即可定位左结肠动脉。

(2)乙状结肠动脉：可起自肠系膜下动脉或左结肠动脉，自起源后与同名静脉伴行，向左向下走行，在乙状结肠内呈扇形分布供应对应肠管。当与左结肠动脉共干时，两者血管根部可距离较近，甚至可于肠系膜下动脉同一部位发出上述 2 支血管。腹腔镜下沿肠系膜下动脉向远侧解剖即可定位乙状结肠动脉。

(3)肠系膜下静脉：该静脉不与同名动脉伴行，而走行于其左侧的结肠系膜内，自十二指肠空肠襞左侧越过胰尾进入胰后间隙，最终汇入脾静脉或肠系膜上静脉。腹腔镜下常根据十二指肠空肠襞及胰尾的位置定位肠系膜下静脉，并维持在左结肠后间隙进行解剖。

综上所述，在左半结肠癌的手术操作中，维持在左结肠后间隙内解剖，并保持肾前筋膜和结肠系膜的完整，能够有效减少出血、避免损伤输尿管及腹膜后的血管、神经。精准识别各个解剖标志和肠系膜下动脉等主干血管，并始终于正确的外科平面内拓展是左半结肠癌手术的关键。

第二节　腹腔镜右半结肠中间入路——血管解剖要点及处理

2009 年，德国 Hohenberger 教授基于胚胎发育和解剖学理论基础提出结肠癌完整结肠系膜切除术(CME)，CME 逐渐受到国内外学者的广泛认可，并成为结肠癌的规范化手术方式。国外学者认为 CME 联合中央血管结扎(CVL)能显著提高Ⅰ～Ⅲ期结肠癌患者术后 4 年无病生存率，CME 的淋巴结清扫数量、切除系膜面积、肿瘤距高位血管结扎点距离、切除结肠的长度各方面，均优于传统结肠癌手术。

CME 的操作要点包括以下几点。①保证脏层筋膜完整的锐性游离。②高位结扎主干血管。③对肠系膜根部淋巴结清扫。④侵及周围脏器时行联合脏器的扩大切除。

腹腔镜右半结肠切除的需遵循的手术原则：Non-touch(不接触原则)、D3 根治术、CME。腹腔镜右半结肠手术中间入路，优先处理血管，清扫根部淋巴结，然后再行结肠系膜完整切除，是微创及无瘤原则的完美结合。腹腔镜右半结肠切除术的难点是主干血管的高位结扎，而右半结肠切除需要处理血管多、变异大，术中出血等危险因素，以上因素常导致手术时间延长、创面感染甚至中转。CME 手术的核心区域为胰颈十二指肠区域，其中结肠中动脉、胃结肠干等周围解剖复杂、血管变异多。

一、适应证与禁忌证

(一)适应证

阑尾、盲肠、升结肠及结肠肝曲的恶性肿瘤。

(二)禁忌证

1. 肿瘤学禁忌证

腹膜广泛肿瘤种植者；淋巴结广泛转移者，腹腔镜下清扫困难者；腹腔内广泛粘连，腹腔镜下分离困难者。肿瘤侵及十二指肠胰头，需行胰十二指肠联合脏器切除者；不能达到充分减压的肠梗阻者。

2. 患者本身禁忌证

全身情况差，有严重心、肺、肝、肾疾患不能耐受全身麻醉及腹腔镜手术者。

二、麻醉、体位、戳卡位置及手术站位

(一)麻醉

气管插管，全身麻醉，可加用连硬外麻醉。

(二)体位

仰卧位，水平分腿固定，呈“人”字形，手术开始后调整体位至头高脚低 15 ~ 30°角。

(三)套管放置

采用 5 孔法，脐与耻骨中点处戳孔放置直径 10 mm 套管作为观察孔；左侧锁骨中线肋下 6 cm 作为主操作孔。右侧锁骨中线肋下 5 cm、双侧髂前上棘及脐连线中点作为辅助操作孔。主刀主操作孔可依据患者体型适当向下向外移动，左下操作孔可适当向内移动，有利于超声刀解剖肠系膜上静脉(SMV)。

(四)术者站位

主刀医师站在患者右侧，第一助手站在主刀医师对侧，扶镜手位于两腿之间。

三、手术具体步骤及要点

(一)手术入路

(1)探查腹膜、网膜和器官表面(肝脏、胆囊、胃、横结肠、结肠脾曲、降结肠、乙状结肠和小肠探查回盲部、升结肠、结肠肝曲和横结肠近端),明确肿瘤位置、肠管浆膜浸润情况与肿瘤周围组织的关系,决定手术切除范围(标准右半或扩大右半结肠切除术)。

(2)通过中央/内侧入路调整体位至头高脚低左侧倾斜位,助手将大网膜向头侧卷起,置于横结肠上方,助手左手肠钳将横结肠系膜牵向头侧,展平。小肠置于左下腹,显露术野。助手右手提拉牵引回结肠血管蒂,腹腔镜下隐约可见淡蓝色的 SMV,扶镜手将肠系膜上静脉始终垂直于镜面,肥胖的患者十二指肠水平消失的内侧约 1 cm 即为 SMV 投影,SMV 左侧即为肠系膜上动脉(SMA)。

(二)分离右侧 Toldt's 间隙

回结肠血管蒂是腹腔镜右半结肠切除术最为恒定的解剖学标志,助手右手向腹侧及右侧牵拉回结肠血管蒂,使其被覆的结肠系膜张紧,主刀左手对抗牵引,右手持超声刀在回结肠血管蒂下缘切开结肠系膜与回肠系膜交界,即所谓"开窗",由此进入 CME 后方的平面——右 Toldt's 间隙,稍微分离显露十二指肠即可。

(三)肠系膜上静脉(外科干)解剖

肠系膜上静脉直径较大,在腹腔镜下呈淡蓝色隆起样外观,易于准确定位。肠系膜上静脉是腹腔镜右半结肠癌 D3 根治术最重要的解剖学标志,引导全部淋巴结清扫的步骤。肠系膜上静脉也是手术平面-右结肠后间隙的中线侧界标。在回结肠静脉汇入 SMV 下方约 1 cm,切开系膜表面、脂肪、SMV 血管鞘,进入鞘内无血管间隙。应用左手分离钳,右手超声刀的技术,逐层切开 SMV 表面各层及血管鞘,由下至上分离到胰腺下缘即可(因为胰腺下缘血管解剖较复杂),注意如有在 SMV 前方出现的回结肠动脉及右结肠动脉需逐一结扎、切断。

(四)回结肠血管解剖

回结肠血管蒂较为恒定存在且腹腔镜下容易准确定位,回结肠血管蒂与肠系膜上静脉相交处是腹腔镜右半结肠癌根治术中间入路的最佳起始点。回结肠动脉位于回结肠静脉前方约 1/3(前交叉)位点,而回结肠动脉位于回结肠静脉后方约 2/3(后交叉)位点,绝大部约 ICV 汇入 SMV,约 2.5% ICV 汇入胃结肠干 GCT。肠系膜上静脉解剖后,可顺藤摸瓜寻找解剖回结肠静脉,回结肠静脉通常血管较长,分离较容易。回结肠静脉附近可寻找到回结肠动脉,动静脉之间可紧贴,亦可距离较远。

(五)右结肠动静脉解剖

右结肠后间隙向头侧拓展,经十二指肠水平部进入横结肠后间隙,保持右结肠系膜完整。显露胰腺十二指肠,隐约可辨别右结肠静脉、胰十二指肠上静脉、胃结肠干。需要辨别优先处理的是右结肠动静脉直接汇入 SMA、SMV。右结肠动脉的出现率报道不一,约 1/2 缺如,约 2/3 的右结肠动脉从 SMV 表面跨过。90% 存在右结肠静脉,约75.0% 右结肠静脉汇入胃结肠静脉干,25.0% 右结肠静脉直接汇入肠系膜上静脉,15.0% 与右结肠动脉伴行。

(六)结肠中动静脉解剖

扩大右半结肠切除的难点在于中结肠动静脉根部的高位结扎。由于横结肠及其系膜冗长,故中结肠血管根部定位难。更为重要的是横结肠癌极少见,大多数医师处理中结肠血管根部经验少。中结肠血管解剖变异度高,与胰腺、十二指肠、胃结肠静脉干等解剖结构关系密切,手术医师以胰腺、肠系膜上静脉为解剖学标志,在其出胰颈处定位中结肠血管是更加合理、可行的方法。若助手经验丰富,左手提拉横结肠系膜,右手牵引拉紧中结肠血管,亦可快速辨认中结肠动脉。中结肠动脉(SMA)发出点距胰腺下缘远近不一,有点紧贴胰腺,有的距胰腺下缘甚至长达 3 ~ 4 cm,扩大右半结肠切除可在根部钳夹切断,彻底清扫 223 组淋巴结。标准右半结肠切除时需要保留中结肠左支,中结肠动脉左右分支发出点距根部距离变异较多,长短不一;有时需仔细辨认的究竟是右结肠动脉、中结肠动脉汇合,还是中结肠动脉左右分支汇合。

结肠中静脉汇入变异较多:约 70% 直接汇入肠系膜上静脉,20% 汇入胃结肠干、少数可汇入脾静脉、空肠静脉、肠系膜下静脉。处理中结肠静脉最佳的方法是打开 SMV 血管鞘,由干到支,细心辨认,切勿包裹脂肪组织盲目结扎,一旦误伤其他血管出血或损伤 SMV,可导致难以控制的大出血。

(七)胃结肠静脉干解剖

标准右半切除的难点在于胃结肠干的处理,胃结肠干属支变异多,静脉壁薄,一旦出血,超声刀、电凝止血困难。分析本中心 56 例腹腔镜右半结肠手术患者中,49 例(87.5%)患者出现 GCT,其属支共有右结肠静脉(RCV)、中结肠静脉(MCV)、胃网膜右静脉(RGeV)和胰十二指肠静脉(PDV)4 个来源。GCT 组成情况:其中 19 例(38.8%)由 RGeV 和 RCV、MCV 构成“2 支”型或“3 支”型胃结肠干;4 例(8.2%)由 RGeV 和 ASPDV 构成“2 支”型胃胰干;26 例(53.1%)由 RGev、ASPDV,RCV 和 MCV 构成“3 支”或“4 支”

型胃胰结肠干;7 例(12.5%)不存在 GCT 的患者中,RGeV 直接汇入 SMV。

解剖肠系膜下静脉在胰腺下缘 2 cm 的范围内可发现胃结肠静脉干在右侧或右前侧汇入,结合横结肠后间隙时显露的右结肠静脉远端,可初步判断胃结肠干及右结肠静脉的走行,及各分支类型。这时需足够耐心、细心,由干到支,利用左手分离钳及超声刀非功能面,解剖分离胃结肠干各分支,保留胰十二指肠上前静脉、胃网膜右静脉,切断右结肠静脉。如遇静脉牵拉过度的少量出血,压迫数分钟大多可止血。

扩大右半结肠切除需要保留胰十二指肠上前静脉,钳夹切断右结肠静脉、胃网膜右静脉、中结肠静脉;如果根部有肿大融合淋巴结,各分支显露困难或出血,亦可于根部钳夹切断胃结肠干,这种处理方式更为简洁明了,但需要注意的是胰十二指肠上前静脉较为粗大要预先凝闭、切断。

(八)网膜右动静脉解剖

结肠下区分离完毕后,将横结肠放下,标准右半切除时于胃网膜弓外分离胃结肠韧带,分离胃系膜与横结肠系膜之间的融合筋膜间隙,于胰腺下缘切开横结肠系膜前叶,与结肠下区会师。结肠肝曲癌需行扩大右半结肠切除,需要清扫第 6 组淋巴结及距幽门 10 cm 弓内淋巴脂肪组织,胃网膜右静脉已切断,可以此为线索分离寻找到胃网膜右动脉,幽门下区约有 40% 幽门下动脉存在,幽门下动静脉是此区域出血的常见原因,需耐心凝闭细小血管。这样就完成了右半结肠根治术 CME 血管的高位结扎及根部的淋巴结清扫。

(九)拓展右 Toldt's 间隙、游离右半结肠

强调在 Toldt's 间隙内锐性、钝性分离,以保证结肠系膜的完整性,若盲肠或升结肠肿瘤侵犯浆膜时,需切除该处腹膜后脂肪。

(十)离断其他右半结肠固定结构调整

体位至头低脚高 15°~30°角,左倾 15°角。自回盲部、小肠系膜根部、结肠旁沟的"黄白交界线"向头侧游离回盲部、升结肠、结肠肝曲,因内侧右结肠后间隙已充分分离,此步骤有水到渠成、瓜熟蒂落的感觉,中间入路及腹腔镜的优势得到完美体现。

(十一)切除、吻合切除右半结肠、回肠横结肠吻合

中止气腹,取上腹部正中约 5 cm 的小切口,置入塑料套保护切口,脱出右半结肠体外,切除右半结肠包括肿瘤、结肠系膜和足够的肠段并移除标本。回肠横结肠端侧吻合(也可作侧侧吻合)。横结肠系膜与回肠系膜的游离缘可缝合关闭,也可不缝合。

(十二)术后处理

冲洗、检查、摆放及引流关闭小切口,重新建立气腹,生理盐水冲洗腹腔,并检查创面有无出血,注意摆放好肠管以防内疝,继续于右结肠旁沟放置引流管1根,由右下腹穿刺孔引出。

四、讨论

腹腔镜扩大右半结肠切除术中处理的最核心区域是胰颈、十二指肠区及胃网膜右血管,而标准右半结肠切除的难点是胃结肠干的处理。中间入路更符合肿瘤 Not-touch 原则,手术步骤采用自下而上、自内而外、由左至右、血管平面并进的方法。熟悉血管变异、重点区域血管的处理是手术成败的关键。

第三节　尾侧入路法腹腔镜右半结肠根治性切除术

目前,腹腔镜根治性右半结肠切除术分为头侧(腹侧面,即前面)入路与尾侧(腹侧面和背侧面,即前面或后面)中间入路。尾侧入路法右半结肠癌根治术的提出和临床应用可追溯到21世纪初。2001年,日本的 Fujita 首次报道了腹腔镜下尾侧中间入路(腹侧面)右半结肠癌根治术。2013年,日本的三毛牧夫在他主编的《腹腔镜下大肠癌手术》一书中,较为系统地描述了从尾侧回盲部背侧中间入路的腹腔镜右半结肠切除术(韩方海教授主译)。2011年,我们中心开始应用尾侧入路(回盲部背侧)进行右半结肠癌根治术,目前已完成300余例。按照经验,尾侧将回盲部向头侧翻起的背侧中间入路较尾侧在回结肠血管下方(腹侧)中间入路,更易找到正确的右腹膜后间隙,然后将回盲部复位,转向腹侧行血管淋巴清扫和高位结扎更易进行。现将尾侧入路法腹腔镜右半结肠癌根治术步骤进行详细的阐述。

一、适应证

适用于阑尾、盲肠、升结肠及结肠肝区恶性肿瘤。

二、体位及套管放置

患者仰卧分腿位，双上肢可外展，呈“大”字形。术者位于患者右侧，扶镜手位于患者两腿之间，助手位于患者左侧，器械护士位于患者左侧紧邻施术者。套管放置采用5孔法。

三、手术步骤

(一)右结肠系膜后间隙的游离

(1)患者取头低脚高位，将小肠移至上腹部，助手右手提起阑尾或盲肠，左手提起小肠系膜，充分暴露并张紧右结肠系膜尾侧及后腹膜，显露右结肠系膜与后腹膜之间的“黄白交界线”，即膜桥。

(2)沿该膜桥切开，辨认右结肠系膜后叶及肾前筋膜，可看到白色网状“天使的发丝”，进入Toldt's间隙。此步骤常常容易进入腹膜后间隙，保持肾前筋膜完整是其关键。

(3)继续切开膜桥，向外侧达侧腹膜(如肿瘤位于回盲部，切到盲肠内侧附近即可，遵循肿瘤非接触原则)，向内达十二指肠升部左侧。应用锐性、钝性分离相结合的方法，拓展右结肠系膜后间隙(右侧Toldt's间隙)。

(4)沿肾前筋膜向内侧、头侧拓展，进入胰十二指肠前间隙，可显露胰腺及肠系膜上静脉(SMV)远心端。注意勿损伤从SMV进入胰腺的细小分支，包括胰十二指肠下前静脉。然后向外侧继续进入Toldt's间隙，达升结肠内侧(肿瘤位于升结肠)或侧腹膜处(肿瘤不位于升结肠)，向头侧达横结肠肝曲下缘。由外侧间隙向内上方扩展胰十二指肠前间隙，内达SMV右侧，显露胃结肠干，解剖胃结肠干及其主要属支。右结肠系膜后方的游离到此结束，在胰头前方置入小纱布做标识及隔离作用。

(二)SMV及其属支的解剖及淋巴结清扫

(1)助手左手向腹侧头侧提起结肠中血管蒂，右手提起回结肠血管蒂，使系膜紧张。在右结肠系膜与小肠系膜交界处(自然皱褶处)切开系膜前叶，并以后腹膜SMV投影作为航标，分层切开后腹膜，打开SMV血管鞘膜，完全显露SMV主干。

(2)在右结肠系膜与小肠系膜交界处切穿系膜，裸化SMV尾侧及回结肠动、静脉，分别根部结扎切断回结肠动、静脉，清扫203组淋巴结。

(3)应用钝性分离、锐性分离相结合的方法，游离SMV主干，裸化并根部结扎，切断右结肠静脉结肠中动脉，整块清扫NO. 213、N0. 223淋巴结。从SMV根部与胰颈交界处爬坡进入胰腺前间隙，显露胃结肠干。

（4）解剖胃结肠干及其属支，根部结扎、切断副右结肠静脉。根据肿瘤位置结扎、切断网膜右静脉、动脉。该步骤容易损伤胰十二指肠前静脉导致难于控制的出血，诀窍在于血管鞘内平行分离，热刀朝外，不要向胃结肠干后方拓展间隙。

（5）横结肠上区及升结肠外侧缘的游离与中间入路法一致，不再赘述。

四、讨论

右半结肠手术是结直肠手术中最为复杂的手术，其涉及解剖学层面、脏器、血管最多，在手术操作中常常会遇到各种变数，因此手术风险最大，学习曲线也相对较长。手术的难点主要有以下两点。

（1）解剖学层面的寻找。目前，最为经典的中间入路很好地做到了回流血管优先处理，但是对于肥胖或者过于消瘦的患者，往往容易走错间隙，从而导致损伤系膜间血管引起出血，甚至损伤输尿管、十二指肠胰头等脏器。尾侧入路从右半结肠尾侧系膜与后腹膜交界处的膜桥处切开，能较为容易地进入 Toldt’s 间隙，且在拓展间隙过程中手术视野好，操作方便，能有效缩短学习曲线，提高手术安全性。然而，对于部分患者，该入路仍然容易进错层面，最为常见的是进入后腹膜间隙，从而损伤输尿管。我们的经验是，切开膜桥后，要找到光滑的右结肠系膜后叶，紧贴右结肠系膜后叶进行钝性分离，遇到剥离面的成角处，用超声刀锐性切割，可防止微小血管的出血。

（2）SMV 主干、属支的解剖及脂肪淋巴组织的彻底清扫。经典的中间入路在处理 SMV 及其属支过程中，由于担心损伤 SMV 血管壁、其属支及后方组织，往往在 SMV 右侧不敢轻易向后方进行立体清扫，从而导致 SMV 主干右侧及右后方“淋巴链”残留。在尾侧入路手术过程中，由于 SMV 后方间隙已经提前打开并置入小纱布块隔离后方组织，SMV 的解剖可轻而易举地与后方间隙会师，这样，既能安全裸化 SMV 及其属支，又能做到彻底的淋巴脂肪组织清扫。

尾侧入路与中间入路的区别，狭义上来说，就是层面优先于血管的区别。因此，对于尾侧入路最大的争议，在于担心在没有预先结扎肿瘤回流血管及滋养血管的情况下分离系膜，不符合肿瘤手术原则。事实上，右半结肠癌根治术中间入路法的基本思想和乙状结肠癌、直肠癌是一样的。它们均以结肠系膜与后腹膜中间交界线（膜桥）为起点，切开腹膜，沿此线进入并适当拓展 Toldt’s 间隙，高位结扎根部血管，清扫相应淋巴结，从而游离所要切除的肠管、系膜及淋巴结缔组织。从这个层面看，尾侧入路法也是符合中间入路法思想的。因为尾侧入路也是以脏壁层筋膜的内侧边界的膜桥为入口，先进入 Toldt’s 间隙并充分拓展之，再高位结扎血管，这个过程中始终没有骚扰和挤压肿瘤，同样符合肿瘤手术原则。必须强调，这个手术要始终遵循一个原则：右半结肠系膜后间隙的分离要限定在系膜区域，尤其是不能在肿瘤后方间隙进行分离，从而避免对肿瘤的骚扰和挤压，也就是肿瘤区域的最后处理原则。

第四节　动脉优先入路法腹腔镜右半结肠癌根治术

自从2009年德国学者Hohenberger提出全结肠系膜切除（CME）以来，CME逐渐成了右半结肠癌根治术的要求和标准。CME的核心是：在脏层及壁腹膜之间进行锐性分离，对拟切除血管进行高位结扎、切断，以及确保最大范围的淋巴结清扫。从这个理念不难看出，CME事实上就是强调标准的D3淋巴结清扫。按照《肠系膜淋巴结引流规律及日本指南》建议，右半结肠癌D3根治手术要求清扫右半结肠滋养血管根部周围淋巴结。这就是说，右半结肠癌根治术需要在右结肠供血动脉根部进行裸化，并清扫根部周围也就是SMA旁淋巴结。这符合胃癌、直肠癌等胃肠肿瘤的淋巴结清扫原则。然而，目前国内外学术界却普遍将右半结肠癌清扫范围的内侧界局限于SMV。究其原因，主要原因有以下两点：①担心SMA裸化的手术难度和可能带来的如严重腹泻腹泻、乳糜漏等并发症。②认为SMV右侧淋巴结无须清扫。

广东省中医院胃肠外科于2016年1～10月应用“动脉优先入路”法行腹腔镜右半结肠癌根治术22例，核心理念在于完全按照右半结肠淋巴结引流规律，以SMA中线作为内侧界进行解剖学上的D3淋巴结清扫。数据显示，该手术方法并不增加手术的风险，且能提高淋巴结检出数目及清扫程度，有可能改善患者预后。现将该手术介绍如下。

一、适应证

适用于阑尾、盲肠、升结肠及结肠肝区恶性肿瘤，临床分期T2或T2以上，临床评估可达到R0切除。

二、体位及套管放置

患者仰卧分腿位，双上肢可外展，呈“大”字形。术者位于患者右侧，扶镜手位于患者两腿之间，助手位于患者左侧，器械护士位于患者右侧紧邻施术者。套管放置采用5孔法。

三、手术步骤

(一)SMA 的裸化及周围淋巴脂肪组织清扫

助手左手用肠钳提起结肠中血管蒂向头侧腹侧牵引,右手用无创抓钳提起回结肠血管蒂,使系膜紧张。在右结肠系膜与小肠系膜交界处(自然皱褶处)切开系膜前叶,向SMA 远心端方向切开系膜,并以后腹膜 SMA 投影作为航标,分层切开肠系膜脂肪淋巴组织(拟行鞘内清扫者可以打开 SMA 血管鞘膜),完全显露 SMV 主干及其分支,清扫 SMA 旁淋巴结。

(二)SMV 的裸化及其属支、SMA 分支动脉的处理

在右半结肠系膜与小肠系膜之间切开线处拓展,进入右结肠后间隙,并适当拓展,显露 SMV 远心端。沿 SMA 动脉鞘内间隙或鞘外间隙清扫 SMV 与 SMA 之间淋巴链,血管鞘内裸化 SMV 主干。裸化、高位结扎、切断回结肠血管,继续适当拓展右结肠后间隙,再裸化右结肠动静脉,整块清扫 NO. 203、213 组淋巴结。紧贴 SMV 右侧壁切开胰头前深筋膜,拓展胰头前间隙。裸化 SMA、SMV、胃结肠干近端和结肠中动静脉,清扫 NO. 223、14 组淋巴结。高位结扎、切断右结肠血管和结肠中血管。

(三)右结肠系膜后间隙的充分拓展和胃结肠干属支的处理

从内向外拓展横结肠后间隙和右结肠系膜后间隙,向外达侧腹膜,肿瘤所在区域除外(暂不处理)。向头侧拓展并显露胃结肠干,结扎、切断副右结肠静脉、网膜右动静脉,切断横结肠系膜前叶,显露胃窦后壁,向头侧拓展 Toldt's 间隙达肝脏下缘。

(四)右半结肠的游离、标本切除和吻合

在血管弓外切断胃结肠韧带。向左离段胃结肠韧带至近脾曲,在胃大弯中点处进入大网膜血管弓内,紧贴胃壁向右离断胃结肠韧带及胃网膜右系膜。紧贴胰腺下缘离段横结肠系膜前叶,向左达 SMA 左侧。切除胃网膜右系膜。紧贴肝脏下缘切断横结肠系膜,游离结肠肝曲。张紧右半结肠系膜尾侧,展示右半结肠系膜与后腹膜交界处的膜桥,沿该膜桥切开,向内达十二指肠升段起始部,向外并向上切断,完全游离右半结肠。

四、讨论

研究显示,CME 手术能有效降低肿瘤 5 年复发率,提高 5 年生存率。CME 手术的要

点如下。①高位结扎滋养血管,以达到最多的淋巴清扫。②锐性分离,寻找并维持外科解剖学平面,保证脏层筋膜光滑、完整无破损。

但是,右半结肠癌 CME 手术淋巴结清扫的内侧界到底应该在 SMA,还是在 SMV,或者是两者之间,一直没有定论。因此,有必要建立一套手术方案,明确规定内侧界的右半结肠癌 CME 标准术式,以最大限度地提高疗效。

从结肠系膜胚胎发育过程及淋巴结引流规律来看,右半结肠引流淋巴结分布于肠管滋养动脉周围,手术的清扫范围应以动脉为导向,在滋养动脉的根部进行清扫。1977 年,日本结直肠癌学会对结肠引流淋巴结进行了编号,将回结肠动脉根部淋巴结、右结肠动脉根部淋巴结、结肠中动脉根部淋巴结、肠系膜下动脉根部淋巴结分别命名为 NO. 203、NO. 213、NO. 223、NO. 253 淋巴结,属于 D3 手术的清扫范围。文献报道进展期右半结肠癌第三站淋巴结转移率在 0 ~ 5.8% ,甚至达到 11% 。因此,日本的《结直肠手术指南》规定,结肠癌 D3 清扫必须裸化并根部结扎其灌注血管,整块清扫周围淋巴结。按照这个规定,仿照胃癌 D2 淋巴结清扫、直肠癌 TME 手术的淋巴清扫原则,右半结肠癌 CME 术的内侧界需要到达 SMA 中线。我们看到,日本、欧洲、美国很多专家,包括国内的池畔教授都是按照这个原则来手术的。然而,SMA 的裸化和清扫势必会损伤肠系膜的部分自主神经,导致严重的术后腹泻以及胃肠功能紊乱,同时也会大大增加淋巴漏的风险。日本有一项研究显示,右半结肠的淋巴引流很少跨越 SMV 前方向左引流,据此推断不论 SMA 在 SMV 的后方还是在 SMV 的左侧,可能都无须裸化 SMA。目前,学术界绝大部分学者仍然将以 SMV 作为右半结肠癌切除的内侧界。显然,这种做法与结肠淋巴引流的规律是不相符的,也与胃癌、直肠癌等消化道肿瘤的淋巴结清扫原则不一致。另外,有研究表明,即使没有淋巴结转移的Ⅱ期结肠癌患者,也能从扩大淋巴结清扫手术中获益。

我们认为,右半结肠 CME 手术应该清扫回结肠动脉根部、右结肠动脉根部、结肠中动脉根部淋巴结,也就是说它的切除内侧界应该为 SMA 中间,这既符合淋巴结的引流规律,与胃癌、直肠癌的手术原则一致,同时,也符合日本、欧洲的指南规定。在手术安全性方面,从我们 40 余例手术经验看,术中出血的风险并没有比较经典的 SMV 入路增加。SMA 入路的一个明显优点是在裸化血管的时候,由于 SMA 前方多数没有血管跨越,因此很少会像 SMV 入路那样容易损伤前方跨越的血管导致出血。很多学者担心打开 SMA 血管鞘清扫容易损伤自主神经导致术后严重的腹泻。我们早期的手术的确进行血管鞘内的清扫,这 26 病例中有 2 例发生术后胃肠功能紊乱,经治疗后得到缓解,对照经典的 SMV 入路没有统计学差异。该手术的另一个常见并发症是术后淋巴漏的问题。我们早期进行鞘内清扫的数据看,术中淋巴漏的发生率达到 40% 左右;而鞘外清扫淋巴漏的发生率在 15% 左右,术中应用生物胶水封堵淋巴管是预防淋巴漏的可靠办法。所以,我们现在的做法是,不打开 SMA 动脉鞘,常规进行鞘外淋巴结清扫,这样既能降低手术难度,提高手术安全性,又能减少术后胃肠功能紊乱的发生。术后淋巴结清扫方面,我们的数据显示,平均清扫 SMV 中线左侧淋巴结约 4 枚,发现转移淋巴结 1 枚,有效提高了手术的淋巴结清扫范围及肿瘤根治程度,从而有望改善患者的预后。

因此,以 SMA 中线为内侧界的右半结肠 CME 手术符合右半结肠系膜的解剖学理论、淋巴结引流规律及欧洲、日本的指南建议,有可能成为右半结肠癌的标准化、规范化手术和质量控制标准,从而改善患者的预后。从我们的经验看,该手术方式能很好地达到肿瘤根治性切除的目的,同时并不明显增加手术风险,具有可行性、安全性。

第五节　“互”字式腹腔镜右半结肠切除术

目前,右半结肠癌根治术两个热点的概念就是 CME 和 D3 手术。以此为中心,延伸出了许多种入路和做法,那么在概念纷杂的今天,怎样能找到一个既简单易记又确切实用的办法呢?

欧美学者提出的“信封样结构”及将游离间隙比喻成“angelhair”等,可以看到文化和信仰均影响着外科医师对手术及解剖学结构的领悟。受到日本学者提出的 Toldt’s 融合筋膜像汉字“互”字的启发,通过运用汉字“互”标示右半结肠切除术中的几个重要的解剖学结构,便于理解和记忆手术的主要操作流程。这也是基于 CME 理论及其所描述的“信封样结构”的东方式理解吧。

“互”字式游离理念的设计:通过对“互”字每个笔画和相关区域的阐释,确立了游离的起点和止点,明确了切开线、游离面,从点、线、面上立体地解释了“互”字在此手术中代表的含义,同时也强调“互”字中间的“口”正是十二指肠包绕胰腺的区域,其与周边筋膜相互独立的区域,该区域的解剖学也自然成为本手术的重点及难点。

一、适应证和禁忌证

(一)适应证

盲肠、升结肠及结肠肝曲部位的肿瘤。

(二)禁忌证

(1)肿瘤合并急性梗阻。
(2)既往手术史,腹腔广泛粘连。
(3)重度肥胖者。

(4)6 个月内有心肌梗死或有不稳定性心绞痛的病史。

(5)严重的肺部疾病。

二、麻醉、体位、戳卡位置及手术站位

(一)麻醉

气管插管全身麻醉,可加用连续硬膜外麻醉。

(二)体位

患者采用仰卧分腿位。

(三)套管放置位置

采用 5 孔法。

三、手术具体步骤及要点

(1)"互"字式第一步:下方一"横"。要点:将小肠自回盲部翻向头侧,显露小肠系膜根;助手夹持阑尾及小肠系膜向腹侧提拉,辨识右侧髂总血管与右侧输尿管交界处,在其上方 10 cm 处切开小肠背侧系膜。游离界限:外侧到达盲肠外侧腹膜,内侧到达腹主动脉前方小肠系膜附着处(亦即十二指肠水平部),沿 Toldt's 间隙向头侧游离,游离层面在 gerota 筋膜之上。

(2)自尾侧向头侧拓展游离平面,寻找"互"字中的撇折"∠",以其代表十二指肠降部及水平部。

要点:自下腔静脉腹侧掀起十二指肠水平部,而后将十二指肠水平部自结肠系膜上松解下来(此步骤并非必须将十二指肠完全掀起,有时是分离的过程中顺势而为,应该在游离过程中随时调整视角进行判断,防止误伤十二指肠水平部),此处为 Toldt's 筋膜内外侧不为相通的部位,需切开 Toldt's 融合筋膜才能显露胰腺及沿此平面游离十二指肠降部。沿十二指肠和胰腺表面向内侧头侧继续游离,内侧显露可见肠系膜上动、静脉停止游离,此处的游离目的是将肠系膜上动、静脉从背侧显露。

(3)"互"字式第二步:以"互"字上横"一"标示胃结肠韧带。要点:根据肿瘤位置在胃网膜血管弓内或者弓外切开,回盲部及升结肠肿瘤在弓外切开,不清扫 6 组淋巴结;肝曲肿瘤在胃网膜血管弓内切开,清扫 6 组淋巴结。

(4)离断胃结肠韧带血管之后,需要显露胰腺,以横撇"フ"中"—"标示胰腺。要点:

其目的为了提示胰腺地显露在本术式中的作用，以胰腺为解剖标识点显露胃结肠干各属支血管，暂不予以处理，待内侧会师后再行离断，游离转向内侧。

(5)“互”字式第三步：血管的处理。要点：回结肠血管蒂与肠系膜上血管交角处切开结肠腹侧系膜，因背侧间隙已经拓展完成，可沿预定切开线全层切开。

(6)结肠中血管的处理。要点：根据肿瘤位置不同，选择切除范围。回盲部及升结肠肿瘤在结肠中血管右侧切开，保留结肠中血管的左支，肝曲肿瘤在结肠中血管左侧切开，在结肠中动脉根部离断。

(7)属支血管的处理：以横撇“フ”中“丨”标示肠系膜上静脉。要点：因结肠后方系膜已被游离，此时可沿回结肠血管和肠系膜上血管交角全层切开结肠系膜，以外侧游离显露的肠系膜上动静脉为指示，此时血管的处理会很轻松，因头侧胃结肠干各属支已经解剖显露，在回结肠血管处理以后，该手术剩下需要处理的也只有 5 ~ 6 cm 长的外科干了。

鉴于本术式实际上就是外侧入路的衍生术式，必然面对一个无法回避的问题，那就是肿瘤的“notouch”原则，针对于此，我们试图用“互”字左外侧的区域表述肿瘤生长的区域，此处操作可待血管处理完毕后进行。

解释：回盲部及升结肠肿瘤，不首先切开盲肠外侧腹膜，将小肠背侧系膜切开后，沿 Toldt’s 间隙直接上行显露十二指肠，不在外侧做更多游离。

四、讨论

自从 1991 年 Jacobs 报道第 1 例腹腔镜结肠切除手术后，经过 20 多年的发展，腹腔镜结肠癌切除术无论从根治性及安全性方面，均已得到了多项随机临床试验的论证。随着高清腹腔镜的出现和外科医师技艺的精湛，手术已经不再单纯局限在切除的层面，大家开始在胚胎学发生的角度去重新审视局部解剖学结构，包括 CME 技术、日本学者的 D3 原则，还有膜解剖技术等，其目的均是为了获得肿瘤的最大程度根治，还有就是做到术中少出血甚至无出血。

那么，在概念纷杂的今天，怎样能找到一个即简单易记又确切实用的办法呢？基于欧美学者提出的“信封样结构”及将游离间隙比喻成“angelhair”等，可以看到文化和信仰均影响着外科医师对手术及解剖学结构的领悟。同时通过大量的临床实践也发现右半结肠游离过程中，在十二指肠包绕胰腺的区域其膜性结构相对独立，如何能进入到正确的解剖间隙，如何能和其他间隙融会贯通，对初学者来说是很难掌握和无法理解的，受到日本学者提出的 Toldt’s 融合筋膜像汉字“互”字的启发，通过运用汉字“互”标示右半结肠切除术中的几个重要的解剖结构，这也是基于 CME 理论及其所描述的“信封样结构”的东方式理解吧。

本文作者通过对“互”字每个笔画和相关区域的阐释，确立了游离的起点和止点，明确了切开线、游离面，从点、线、面上立体地解释了“互”字在此手术中代表的含义，同时也强调“互”字中间的“口”正是十二指肠包绕胰腺的区域，其与周边筋膜相互独立的区域，该区域的解剖也自然成为本手术的重点及难点。

而“互”字左外侧的区域则为肿瘤生长的区域，本着肿瘤的非接触原则，此处操作可待血管处理完毕后进行。但笔者认为初始游离阶段如果能从外周完全掀起右侧结肠，可避免后期此处处理的重复动作，期待日本一项关于肿瘤“notouch”的随机对照研究 JCOG1006 的结果。

此概念为单中心经验的总结，完全从下外侧、上外侧游离右半结肠，最后在中间血管区域会师，定义“互”字形可便于理解和记忆，但难免有个人理解偏差及牵强附会的可能，尚需临床资料的完善和整理，也期待不同入路的随机对照研究。

第六节　完全中间入路腹腔镜下右半结肠切除术

2009 年，德国学者 Hohenberger 基于肿瘤外科学和胚胎学原理，首次提出完整结肠系膜切除术（CME）。与传统 D3 手术相比，CME 更强调以下几点。①锐性分离结肠系膜平面与壁层平面，保持结肠系膜的完整。②沿肿瘤引流血管根部解剖，廓清区域与中央淋巴结。③根部离断结肠供血血管，扩大肠管纵行切除范围。该术式能有效地清除淋巴结内特殊染色<2 mm 的微转移，以及淋巴结内<0.2 mm 的游离肿瘤细胞簇，降低复发率和肿瘤相关病死率，改善结肠癌预后。

施行 CME 有两种手术入路，即外周入路和中间入路。开腹手术多采用外周入路，而腹腔镜下 CME 多通过中间入路实现。CME 术中横结肠系膜的完整游离必须进入系膜间间隙（IMS）。术中可通过打开胃结肠韧带进入 IMS，自胰腺下缘上下联合解剖，亦可通过横结肠后间隙（TRCS）自下而上拓展进入 IMS。中间入路可分为：联合中间入路和完全中间入路。前者在团队之前发表的研究成果中已有报道。后者主要包括传统的单纯完全中间入路、“翻页式”完全中间入路，以及以右结肠静脉（RCV）为解剖学标志进行操作的循 RCV 的中间入路。本节主要介绍完全中间入路。

一、手术适应证

适用于盲肠、升结肠及结肠肝曲癌。

二、手术禁忌证

(1)肿瘤广泛浸润周围组织器官和(或)融合包绕重要血管。

(2)全身状况不良,不能耐受手术者。

三、传统完全中间入路(CMA)

(一)CMA 特点

CMA 以回结肠动脉(ICA)和静脉(ICV)的解剖学投影为手术起始点,沿肠系膜上静脉(SMV)主线解剖血管。拓展横结肠后间隙(TRCS),侧方至右结肠后间隙(RRCS),经 TRCS 自下而上进入系膜间间隙(IMS),自下而上解剖结肠中血管与 Henle 干,自下而上解剖胰腺下缘。

(二)具体手术步骤

(1)手术起步:以 ICA 与 ICV 解剖投影为起步点。

(2)右结肠后间隙(RRCS)的寻找与拓展:锐性拓展结肠系膜层面,确保肾前筋膜与结肠系膜脏层筋膜完整。

(3)寻找 SMV 和 SMA 与 ICV 和 ICA,沿血管根部清扫淋巴结。

(4)由下往上拓展横结肠后间隙(TRCS),使之与 RRCS 相通,确保结肠系膜完整。以 SMV/SMA 为主线清扫外科干,沿途寻找右结肠动静脉(RCA/RCV)、结肠中动脉右支(RMCA)。多数患者 RCA 缺如,RCV 汇入胃结肠共同干。Henle 干及其属支的解剖:Henle 干多由(RCV)、胃网膜右静脉(RGEV)及胰十二指肠上前静脉(ASPDV)汇合而成。此例患者存在变异,结肠中静脉(MCV)亦汇入之。Henle 干的出现提示胰腺下缘已经非常接近,此时应朝前上方解剖,做好胰腺下缘的“爬坡”准备;胃网膜右静脉(RGEV)的出现则提示应做好进入系膜间隙(IMS)的准备,沿此静脉左缘解剖,可较易进入 IMS。

(5)拓展 TRCS,于血管根部离断 RMCA,完整游离结肠系膜。

(6)幽门下淋巴结(NO.6 淋巴结)的清扫:对于盲肠及升结肠癌,需清扫回结肠、右结肠及结肠中血管根部淋巴结。而对于进展期横结肠肝曲癌,还需清扫幽门下淋巴结。打开腹膜外间隙(EPS),完成右半结肠的游离。

(7)手术切除标本:结肠系膜完整切除,系膜脏层完整光滑,手术质量达到 West 分级系统 C 级标准。

（三）CMA 解剖学基础及优势

腹腔镜 CME 右半结肠的游离是基于一个外科平面及肠管和 3 个无血管的潜在外科间隙。即游离右半结肠时的肾前筋膜（PRF）平面，以及邻近的 RRCS、TRCS 和 IMS。IMS 位于大网膜后层和横结肠系膜之间，经横结肠系膜根后方可与 TRCS 交通，因此横结肠系膜的游离必须进入 IMS。TRCS 直接向头侧拓展进入 IMS 即可完整切除横结肠系膜。

CMA 从下往上游离结肠系膜，一气呵成，更符合 CME 原则。同时可避免 HMA 中反复上下翻转肠管及系膜，造成上下解剖层次不同而不能达到 CME 要求；在清扫胰腺下缘淋巴结时可直视下处理胰腺下缘的小血管分支，减少出血。本团队研究结果显示：相比 HMA，CMA 能明显缩短中央血管结扎时间以及腹腔镜手术时间。血管并发症，尤其是胰十二指肠血管并发症显著减少。这表明，CMA 入路是腹腔镜下右半结肠 CME 的更好选择。

四、“翻页式”完全中间入路（CMAPA）

（一）CMAPA 特点

CMAPA 是在 CMA 基础上加以改进的一种手术入路，强调以“由点到线，由线到面”的手术策略。所谓的“点”，即以回结肠血管解剖学投影为起步点；“线”是指以 SMV 为主线解剖血管，清扫淋巴结；而“面”是指 RRCS 或 TRCS 的无血管外科平面。这一策略将手术的起步、肠系膜上静脉的裸化、沿途血管的高位结扎和根部淋巴清扫，再到外科平面的探寻拓展等过程都顺势连贯，一如平时翻书时的动作特点。

（二）具体手术步骤

（1）从左向右寻找结肠系膜并掀开，沿 SMV 解剖血管，从左向右进入 TRCS，再向右进入 RRCS，向上自胰腺下缘进入小网膜囊，呈翻页式推进。

（2）“翻页式”右半结肠癌手术步骤：遵循“由点到线，由线到面”的手术策略。①点：以回结肠血管解剖投影作为手术起步点，在其下缘打开结肠系膜。②线：以 SMV 主线清扫外科干，依次高位结扎各属支血管，清扫血管根部淋巴结。③面：从左向右拓展 TRCS，呈“翻页式”推进。④完成 CME 与淋巴结清扫后术野。

（三）CMAPA 优势

（1）沿结肠系膜层面从左向右拓展，向右、向上拓展 TRCS 和 RRCS，避免了单纯采用完全中间入路时的“杠杆”效应。

(2)相比从下往上入路,CMAPA能缩小镜头与操作杆间的盲区,扩大手术视野。

(3)游离肠段及接触肿瘤前先处理血管,更符合"无瘤"原则。

(4)对变异血管,尤其是外科干、Henle干及其属支的处理更为安全,避免遭遇不同变异造成的出血或误伤。

(5)手术操作方向始终由内到外,由下到上,配合容易,避免术中损伤。

五、循RCV的中间入路

(一)循RCV中间入路特点

绝大多数RCV汇入Henle干,循RCV的中间入路解剖法是术中寻找Henle干的推荐路径。循RCV中间入路采取由内到外的手术径路,在显露Henle干后,沿RCV解剖学层面,拓展横结肠后间隙。该径路在打开结肠系膜、清扫外科干方面与完全中间入路基本一致,而在Henle干的解剖上更精细、更安全,以期明确其血管变异,减少手术风险。手术技巧上强调解剖学层面优先,血管则自然显露。

(二)具体手术步骤

(1)以ICA与ICV解剖学投影为手术起步点,进入并拓展RRCS,清扫外科干以SMV为主干,从下到上依次处理外科干各属支。

(2)打开胰腺下缘层面:Henle干与结肠中血管是横结肠系膜游离的主要刚性障碍,两者均位于胰腺下缘,平均相差1 cm。MCA/MCV位于Henle干的左下侧,易于识别;Henle干位置较深,易被MCA/MCV特别是MCV遮掩。因此,笔者通常先解剖并离断结肠中血管,此时打开胰腺下缘层面更为容易,更易于Henle根部的暴露,增加了手术安全性。打开胰腺下缘层面,在完成外科干的清扫,显露十二指肠后,可沿RCV走向拓展TRCS,即可于胰头下缘处找到Henle干,离断RCV。

(3)依次离断HT各属支:由于绝大多数RCV最终汇入HT,则循RCV可寻找到HT。建议分支解剖并离断HT各属支,而非从根部离断HT,同时保留RGEV,确保胃大弯处血液回流及血供,在保证肿瘤根治性的基础上,减少手术创伤。依次离断HT各属支;对于HT属支较为粗壮者,更应强调HT各属支的分支解剖和离断,否则容易导致难以控制的出血。此例中HT属支较为粗壮。

(三)循RCV中间入路的优势

(1)沿SMV从下往上解剖至胰腺下缘,先解剖MCA/MCV,离断之后更容易在胰腺下缘层面的打开。

(2)更易于暴露 Henle 的根部,有利于充分显露 Henle 干各分支。

(3)强调对 Henle 干进行分支解剖而非直接行根部离断,从而增加手术的安全性。理由如下。①Henle 干粗短,近远端夹子处理后,根部离断的空间小,夹子易滑脱,如处理不当将导致 SMV 致命大出血,增加手术风险。②ASPDV 有 2 ~3 个分支,且紧贴胰腺表面,往往最后汇入 Henle 干,如根部离断,有超声刀直接离断 ASPDV 之额外风险。如患者 ASPDV 较粗壮,则容易导致胰腺表面出血,腔镜下控制困难。③回盲部、升结肠肿瘤的右半结肠切除无须常规清扫幽门下淋巴结。常规根部离断 Henle 干,亦断离了 RGEV,无意中扩大了手术范围,潜在手术并发症增加。

六、讨论

如何精准寻找 TRCS、解剖 Henle 干是腹腔镜下右半结肠切除术的关键。完全中间入路解剖法是腹腔镜右半结肠癌根治术的主要方法。我们团队提出并实践了上述 3 种完全中间入路解剖法,从手术技巧而言,强调层面优先,血管自然显露。总体而言,完全中间入路腹腔镜下右半结肠切除术在手术技巧上具有一定难度,对于仍处于学习曲线早期的外科医师推荐循 RCV 的完全中间入路。此入路在处理 Henle 干及其属支时较为容易。此外,右半结肠解剖结构复杂,血管变异多见,没有一种术式可以适用于所用患者,术中须根据患者解剖变异情况,选择合适的手术入路,个性化治疗,以期提高手术质量。

第七章
腹腔镜结肠癌其他手术

第一节　腹腔镜横结肠癌根治性切除术

腹腔镜结直肠癌手术历经多年的发展，其优势已得到外科同行们的广泛认同，尤其是全结肠系膜切除概念的提出，进一步规范了结肠系膜切除并使淋巴清扫最大化。

横结肠癌由于病例数相对较少，且横结肠与肝、胰、脾、胃等重要脏器相邻，手术范围大，解剖层次复杂，步骤繁多，因此腹腔镜下横结肠癌根治术具有一定的难度。

一、适应证

横结肠中段癌。

二、禁忌证

(1)肿瘤侵犯周围器官，如胃、胰腺。

(2)横结肠癌并发肠梗阻、肠穿孔。

(3)腹腔严重粘连。

(4)全身情况差，不能耐受手术者。

三、术前准备

(1)基础疾病的控制：高血压、糖尿病、冠心病、肺气肿等基础疾病控制在平稳状态。

(2)纠正贫血和低蛋白血症：血红蛋白应纠正至≥90 g/L，血白蛋白应纠正至≥35 g/L。

(3)肠道准备：术前 1 d 流质饮食，予以口服泻药。

四、麻醉

气管插管，全身麻醉。

五、手术切除范围

见图7-1。

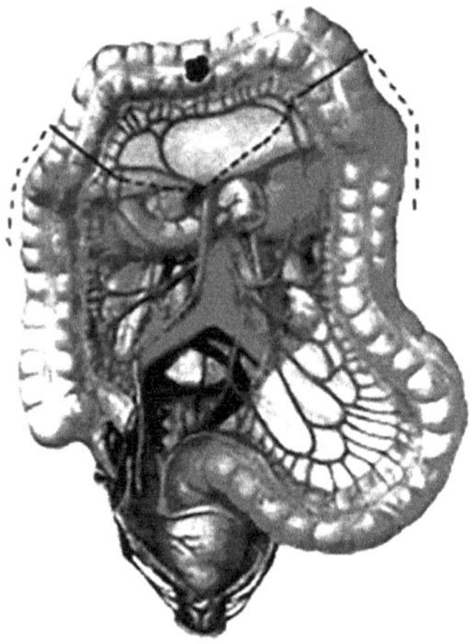

图7-1　手术切除范围示意（虚线）

六、手术步骤

气管插管，全身麻醉。仰卧体位，两腿分开呈“人”字固定。术者先站位于患者左侧，第一助手位于患者右侧，扶镜者位于患者两腿之间。穿刺孔位置采用5孔法，脐下4 cm置入10 mmTrocar作为腔镜孔，左锁骨中线与剑突脐连线中点横线的交点置入12 mmTrocar为主操作孔，两侧髂前上棘与脐连线中点及右锁骨中线肋缘下3 cm分别置入5 mmTrocar作为辅助操作孔。常规探查腹腔之后采用中间入路的手术方式。

在十二指肠水平部下方，打开浆膜向中间延续至肠系膜上动脉（SMA）左侧折向上行至胰腺下缘。清扫SMA前方的脂肪淋巴结缔组织，打开肠系膜上静脉鞘完全显露肠系膜上静脉（SMV）。

向右侧进入胰十二指肠筋膜下间隙，沿SMA分离解剖出中结肠血管，根部清扫淋巴结（223组淋巴结）后自根部离断中结肠动、静脉。分离解剖出Henle's干、离断右结肠静脉，保留胃网膜右静脉。

胰腺下缘上坡胰前间隙并向前推进分离胰胃间隙，离断横结肠系膜根部胰腺附着处。分离进入右侧 Toldt's 间隙，向上、向外分离拓展，上至结肠肝曲韧带、向外至升结肠外侧融合筋膜。

术者换位于患者右侧，分离左半结肠。提起肠系膜下静脉，在其上方打开浆膜上至胰腺下缘、下至肠系膜下动脉根部，分离进入左侧 Toldt's 间隙，向上、向外分离拓展，上至胰尾下缘、向外至降结肠外侧融合筋膜。转向结肠上区。

打开胃结肠韧带，切除整个大网膜。向右外切断结肠肝曲韧带，离断升结肠外侧融合筋膜，与下方分离间隙汇合；向左外切断结肠脾曲韧带，离断降结肠外侧融合筋膜，与下方分离间隙汇合，完全游离横结肠、肝曲、升结肠、脾曲和降结肠。

上腹部正中 6 cm 切口进腹，切口保护套保护切口，将横结肠提出体外完成经典横结肠 CME 切除，升结肠与降结肠端侧吻合后放回腹腔，重建气腹排列肠管，肝下、右结肠旁沟及脾窝、左结肠旁沟各放置 1 根引流管。

七、讨论

标准的横结肠中段癌病例数相对较少，病灶稍偏向肝曲或脾曲，临床经常习惯按右半结肠癌或左半结肠癌处理。标准的横结肠癌根治术需要同时解剖肝曲和脾曲，充分游离升结肠和降结肠，游离范围较大。淋巴清扫的重点主要在中结肠血管根部的 223 组淋巴结。血管的处理要求：自根部离断中结肠血管，右侧需保留回结肠血管，左侧需保留直肠上血管及部分乙状结肠血管。术者站位于患者两腿之间或可同时兼顾中间及左右两侧的位置操作；我们习惯先站位于患者的右侧按照右半结肠癌根治的方法完成右侧及中结肠血管根部的操作，再换位到患者的右侧完成左侧的操作，亦可方便地完成全部手术。

第二节　腹腔镜左半结肠根治性切除术

一、腹腔镜中间入路左半结肠根治性切除术

近年来，随着腹腔镜技术蓬勃发展，腹腔镜技术在结肠癌手术中的运用也得到了一系列临床随机对照研究的证实，其可行性、安全性、近远期疗效得到初步肯定。在2017 版《结直肠癌 NCCN 指南》中，腹腔镜结肠癌根治术可应用于除 T4b 以外的结肠癌。左半结

肠癌约占结肠癌的15%，病例数相对少，腹腔镜下左半结肠切除术做到理想CME存在较大难度，主要表现在膜解剖平面复杂，肠管切除范围、血管离断及淋巴结清扫范围存在争议，如何安全暴露胰腺及游离结肠脾曲。本中心腹腔镜左半结肠切除术多采用中间入路。因其更符合无瘤原则，即由中央血管区寻找正确膜解剖学平面（Toldt's间隙），优先处理中央血管并清扫附属淋巴结，再由内向外、由下向上拓展手术平面，最后顺势在结肠脾曲游离过程中延续中间入路为主，外侧入路及横结肠上缘横向入路为辅的"三路汇合"方式，完成CME下左半结肠切除术。既达到肿瘤根治性切除，又避免脾、胰腺等重要脏器损伤。

（一）适应证与禁忌证

适用于结肠脾曲、降结肠和乙状结肠癌。但最终适应证是要根据腹腔镜下探查结果决定，预计腹腔镜检查进行困难的病例要及时中转为开腹手术。

（二）麻醉、体位、戳卡位置及手术站位

1. 术前准备和麻醉

与普通开腹手术相同。

2. 体位

采用平卧分腿位，右上肢内收，左上肢可内收或外展，在进行降结肠下段和乙状结肠操作时，可采用头低脚高30°角位置，同时适当向右侧倾斜15°角左右。在进行脾曲和横结肠的处理时，可采用头高脚低位30°角位置，同时适当向右侧倾斜15°角左右。

3. 穿刺器套管位置

采用5孔法。

（三）手术具体步骤及要点

1. 肿瘤定位问题

腹腔镜下对比较早期的肿瘤病变部位的定位比较困难，目前定位的方式主要有以下几种。

（1）术中肠镜直接定位，比较明确，但容易出现肠胀气影响视野，如果内镜操作者少打气体或和腹腔镜医师配合好也可避免胀气问题。

（2）术前肠镜检查时于肿瘤肛侧肠管内标记金属夹，拍片低位，但须于术前2 d内进行。另外一种办法可以在手术前1 d进行内镜下使用印度蓝染色标记。

2. 腹腔探查

腹腔镜进入腹腔后，先查看腹腔肠管表面、大网膜、左右肝脏，以及腹腔腹壁侧、膈肌和盆腔表面有无种植结节。在各穿刺器安置好后，在肠钳等的帮助下，借助体位改变，依

次探查盆腔、卵巢和小肠系膜，同时暴露左侧后腹腔及其左半结肠系膜，之后依次探查直肠上段、乙状结肠、降结肠、脾曲及横结肠，并探查肿瘤。多数肿瘤在腹腔镜检查时是可以探查到的，但较早期的肿瘤无法探查到时，可借助术中结肠镜或术前的定位来确定肿瘤位置。

3. 手术具体步骤及要点

(1)中间入路：采用中间入路的方式开始切开乙状结肠右侧系膜，助手左手钳夹直肠上段提向腹侧，右手钳夹肠系膜下中动脉主干投影区的系膜并拉向腹侧和头侧，充分暴露乙状结肠系膜右侧，用超声刀切开乙状结肠系膜，从骶岬部逐步沿着髂血管中央和腹主动脉表面向头侧延伸并在靠近肠系膜下动脉根部时转向左侧。

(2)左半结肠腹膜后 Toldt's 间隙的游离：在切开内侧乙状结肠系膜之后，可见系膜的部分疏松组织，此时，主刀可用左手器械轻轻剥离上提乙状结肠系膜或者让助手向腹侧拉紧牵拉系膜的器械，使得乙状结肠系膜切开部分更加暴露，同时主刀用超声刀沿着间隙做钝性剥离或锐性剥离，如果易于剥离或有时可以看到疏松的铅丝状的组织说明进入了正确的平面，继续向左侧及头尾侧拓展分离，有时可清晰地看到 Toldt's 间隙下的输尿管及其外侧的生殖器血管。或者看到左侧下方的左髂总动脉及其跨过血管的输尿管。向头侧分离直肠系膜下动脉下方，左外侧尽量分离至近左侧腹壁处。

(3)裸化肠系膜下血管：在游离左侧腹膜后的 Toldt's 间隙后，助手将肠系膜下血管向腹侧提起并拉向尾侧，使得肠系膜下动脉处于紧张状态便于主刀游离肠系膜下血管。主刀左手用分离钳抓取肠系膜下动脉根部周围组织，右手用超声刀仔细分离肠系膜下动脉周围的淋巴结和脂肪组织，同时逐步向肠系膜下动脉远侧分离裸化血管，并在裸化过程中可以找到左结肠动脉及肠系膜下静脉。应该注意，在分离腹主动脉的髂血管分叉处，可见到肾前筋膜覆盖的灰白色的呈网状的上腹下神经丛自尾侧向头侧分布，并分布至肠系膜下动脉根部周围形成。在分离过程中必须注意保护这些神经丛。

(4)分离切断左结肠动脉：在沿着肠系膜下动脉向远侧裸化过程中，可以找到第 1 个分支，这个分支多为左结肠动脉。继续向远侧裸化肠系膜下动脉，直至第 1 支的乙状结肠血管分支出现，之后，在肠系膜下动脉根部向左侧清扫根部周围左侧的脂肪组织和淋巴结组织之后，在旁开约 1 cm 处可见蓝色的肠系膜下静脉。同时在静脉的内侧可以和之前分离的后腹膜 Toldt's 相通。确认左结肠动脉后，予以夹闭，切断。

(5)分离乙状结肠第 1 分支血管，沿着肠系膜下动脉继续分离和裸化，在远侧可见分支到乙状结肠的动脉，这是第 1 支乙状结肠血管，根据肿瘤位置和切除肠管的范围决定是否夹闭和切断这支动脉，同时分离与肠系膜下动脉相伴而行的肠系膜下静脉，并在拟行系膜裁剪处夹闭并切断肠系膜下静脉。

(6)肠系膜下静脉根部处理：于前述游离肠系膜下动脉根部之外上侧继续向头侧和外侧扩大 Toldt's 间隙，向头侧沿空肠起始部外侧游离直至肠系膜下静脉起始部并游离血管于其根部夹闭切。

(7)肾脂肪囊周围的腹膜后 Toldt's 间隙的分离:在切断肠系膜下静脉之后,调整患者体位,使患者处于头高脚低右侧倾斜位,同时助手两把抓钳提起并展开降结肠系膜,主刀继续沿着原来的 Toldt's 间隙向头侧和外侧游离,并逐渐将整个左肾脂肪囊暴露,向头侧直至看到胰腺组织。向外侧逐渐分离至降结肠外侧之结肠旁沟。

(8)胰腺的显露:在显露胰腺组织之后,沿胰腺背侧下缘分离第3层、第4层大网膜在胰腺的附着点,并沿着胰腺表面向胰尾部游离,逐渐将胰腺背膜(大网膜第3层、第4层)游离。显露中下部的胰体尾部。

(9)降结肠外侧的游离:在完全游离降结肠及乙状结肠内侧系膜并处理肠系膜下动静脉之后,主刀左手和助手将降结肠和乙状结肠拉向右侧,使得降结肠旁沟的腹膜紧张,沿着结肠旁沟的自尾侧向头侧逐步游离直至脾曲附近,分离找到降结肠韧带并切断。

(10)大网膜的处理:患者采取头高脚低右侧倾斜位,扶镜手换位置站在患者的两腿之间。主刀左手夹持胃壁,助手两手展开大网膜,找到胃大弯侧血管弓,于横结肠中部在血管弓外切开大网膜,逐步向脾下极区靠近。在靠近脾下极区时有时会碰到来自脾门的供应大网膜的血管应予以夹闭切断。下拉整个横结肠,显露横结肠系膜,根据横结肠长度决定是否向右侧拓展大网膜的游离,以便横结肠容易被拖出切口外。

(11)横结肠系膜的游离展开横结肠系膜之后,可以看到菲薄的横结肠系膜,沿着胰腺下缘向胰尾侧游离,将整个胰体尾下缘游离并与之前游离的腹膜后 Toldt's 间隙相通。游离过程中注意靠近胰尾、脾下极时,有时可见到来自脾门的血管,予以夹闭并切断。此时,助手将结肠脾曲部向下适当牵拉,进一步暴露脾曲和胰尾部,仔细游离,可以看到脾结肠韧带,予以切除。这样就完全游离结肠脾曲,将结肠脾曲移除,检查脾和后腹膜区域,检查其完整性及是否有出血。

(12)结肠系膜的裁剪:在整个游离完左半结肠及其系膜之后,患者体位改为平卧位,再次确认原来的肿瘤远切缘定位处,根据血管供应情况决定裁剪位置,按预定线裁剪结肠系膜逐渐向结肠壁靠近,注意保护好边缘血供,同时检查远侧乙状结肠游离度和血供。以便将左半结肠易于被拖出切口外。

(13)腹壁切口:取上腹脐上约3 cm处的腹部正中切口,长约5 cm,逐层切开,进入腹腔,用卵圆钳将左半结肠拖出切口外,在拖出过程中可以先将大网膜拖出,之后是结肠,注意动作轻柔,避免撕扯,保护好游离好的血管和系膜及结肠。标本拖出体外后,按横结肠,降结肠顺序摆放好,找到肿瘤,注意无瘤操作,进一步游离大网膜,在肿瘤远侧结肠预定切除线处用荷包钳夹闭并切断远侧降结肠,置入吻合器钉舱,将横结肠与远侧结肠行端侧吻合,在预定横结肠切断处用闭合器夹闭并切断结肠,移除标本,同时加固缝合断端和吻合口,检查血供情况后放入腹腔内。

(14)检查吻合后的腹腔情况:将吻合后的肠管放入腹腔,重新建立气腹后,检查整个术野是否有出血，冲洗术野，完全止血后，将吻合后的结肠放入原结肠位置，同时注意肠管有无扭转并再次检查肠管和吻合口区域的血运和张力情况。并于结肠外侧旁沟放置一根引流管，经腹壁左下方穿刺孔引出并固定。逐层关闭腹壁切口及各穿刺孔，手术完成。标本放置好，检查其完整性并拍照，最后送病理检查。

（四）腹腔镜左半结肠切除术的技术关键点及手术体会

1. 体位的调节

结肠手术由于小肠的干扰，尤其是左半结肠受到的干扰比较大，系膜和血管的暴露受到一定的影响，所以手术过程中根据手术步骤，依靠体位的改变来帮助暴露能起到比较好的效果。比如，裸化肠系膜下动脉时采用头低脚高右侧倾斜位。内侧入路游离肾周围的 Toldt’s 间隙时采用平卧头稍高右侧倾斜位，游离脾曲时采用头高脚底位置。

2. 肠系膜下动脉周围的淋巴结清扫问题

左半结肠切除术必需保留肠系膜下动脉主干，但由于肠系膜下血管根部淋巴结（N0. 253）是左半结肠肿瘤主要的转移区域，既往回顾性研究分析提示左半结肠癌 253 组淋巴结转移率分别为结肠脾曲癌（2.4%）、降结肠癌（4.1%），所以，此区域的淋巴结清扫至关重要，腹腔镜下如果不保留肠系膜下动脉主干，清扫淋巴结相对容易，但在保留肠系膜下动脉的前提下进行淋巴结清扫，术者要有比较娴熟的腹腔镜操作技术，同时要有团队良好的配合。在清扫过程中建议先游离左半结肠腹膜后的 Toldt’s 间隙，在助手的帮助下，将肠系膜下动脉向尾侧腹侧拉紧便于主刀进行周围的淋巴结清扫。主刀可以用功能面沿着肠系膜下动脉表面活动，但要注意力度和接触时间，肠系膜下动脉鞘不建议打开，这样可以减少风险。沿着主干向远侧分离自然可以找到左结肠动脉或乙状结肠动脉第 1 分支。

3. 胰腺的暴露步骤

左半结肠的手术尤其是脾曲的游离，在分离左半结肠腹膜后 Toldt’s 间隙向头侧的游离过程中，由于解剖的关系，如果不注意很容易顺着间隙分离到胰腺后间隙。所以，在分离过程中辨别胰腺的位置很重要。Toldt’s 间隙游离到胰腺下缘水平即应该终止，之后在胰腺的表面下缘水平切开横结肠系膜在胰腺的附着处（横结肠系膜的腹侧叶及与之融合的大网膜第 4 层，大网膜第 3 层），将左侧横结肠系膜在胰腺的附着处游离后，为下一步切开大网膜暴露胰腺提供方便。

4. 脾曲的游离方法

左半结肠的切除难点之一就是脾曲的游离，因为脾曲位置深在，周围关系密切，如果分离不清楚容易造成周围脏器的损伤。所以在游离结肠脾曲上需要讲究一定的策略和方法。

5. 切口的选择

在整个左半结肠游离之后，辅助切口的选择也是比较重要的一点，个人建议选择脐上正中的位置，这个位置对绝大多数游离后的左半结肠都可以拖出体外来，选择切口前，术者可以在腹腔镜下判断游离后的左半结肠的长度，可以适当上下移动位置，考虑选择正中位置是为了减少手术后切口的并发症。

二、腹腔镜下外侧入路根治性左半结肠切除术

左半结肠肿瘤发病率低，以降结肠肿瘤为例，包括结肠脾曲肿瘤在内，仅占所有结肠肿瘤的5% ~6% 。腹腔镜下左半结肠切除术因手术实践经验相对较少，手术操作范围较广，解剖层面相对复杂，脾曲游离难度大，对腹腔镜手术初学者不易掌握。腹腔镜下左半结肠切除手术需利用腹腔镜局部放大的优势，清晰显露解剖层次和细微结构，进行精准的筋膜间隙分离与血管根部的精细解剖，同时可选择术者熟练操作的手术入路，使手术更安全便捷，符合肿瘤根治的原则。我们根据自身的临床实践经验，对外侧入路的腹腔镜左半结肠切除手术的手术解剖及技术要求进行总结。

（一）适应证与禁忌证

1. 适应证

适用于近脾曲 10 cm 以内横结肠、结肠脾曲、降结肠及乙状结肠的恶性肿瘤。

2. 禁忌证

（1）肿瘤学禁忌证：肿瘤直径≥6 cm 和（或）与周围组织广泛浸润；肿瘤在腹膜内广泛种植、淋巴结广泛转移；左半结肠恶性肿瘤的急症手术（如急性梗阻、穿孔等）。

（2）患者自身禁忌证：腹腔脏器严重粘连，重度肥胖者；全身情况差，伴发其他严重疾病，无法耐受麻醉及腹腔镜下手术者。

（二）麻醉、体位、戳卡位置及手术站位

麻醉：气管插管全身麻醉，可加用连续硬膜外麻醉。

体位：患者仰卧、分腿位，也可根据肿瘤位置取小截石位，右上肢内收，术中根据需要适当调整，手术开始后可调整体位至头低脚高倾斜 30°角，并左高右低，游离结肠脾区时调整为头高脚低位。

手术具体步骤及要点如下。

手术入路：采取由外向内、由下而上的外侧入路。

1. 游离降结肠、乙状结肠后外侧

向右牵引乙状结肠系膜，以乙状结肠系膜与左侧壁腹膜间粘连带为起点，沿黄白交界线（Toldt's 线）薄层切开即进入左侧 Toldt's 间隙。

向上、向下继续切开乙状结肠外侧腹膜，仔细拓展 Toldt's 间隙，注意保持左半结肠系膜及肾前筋膜的完整性以避免损伤左输尿管和外侧的左生殖器血管。

继续沿左侧 Toldt's 间隙向头侧游离降结肠外侧缘至结肠脾曲。游离至脾下极时，牵拉力量要适当，避免撕裂脾下极。在胰尾表面先后切开膈结肠韧带和部分脾结肠韧带。

2. 游离胃结肠韧带、脾结肠韧带

沿胃大弯抓持网膜，将大网膜展平，切断胃结肠韧带，进入大网膜囊。向右分离横结系膜与胃后壁间粘连至幽门下区。

向左侧切断剩余的脾结肠韧带，与外侧平面汇合，至完全游离结肠脾曲。

若行扩大左半结肠切除，则于血管弓内游离，离断所有胃网膜左血管分支，直至根部切断胃网膜左血管并切断脾结肠韧带。

3. 切开乙状结肠系膜中线侧，扩展 Toldt's 间隙

沿着右侧髂总血管表面黄白交界线骶髂水平作为入刀点切开，进入了左侧 Toldt's 间隙。

将左内侧 Toldt's 间隙继续向头侧、外侧、尾侧扩展并逐渐与左外侧汇合，分离范围从中央与左外侧 Toldt's 间隙汇合，自尾侧向头侧达肠系膜下动脉根部。

4. 肠系膜下动静脉的处理及淋巴结清扫

于肠系膜下神经丛远心端骨骼化分离肠系膜下动脉，于肠系膜下动脉根部距离腹主动脉 10 mm 处裸化肠系膜下动脉，并在根部结扎切断，注意保持左半结肠系膜及肾前筋膜的完整性以避免肠系膜下神经丛、左输尿管与左生殖血管损伤。

完成肠系膜下动脉根部的清扫。继续向头侧及外侧分离左 Toldt's 间隙，内达十二指肠空肠曲。

向上近胰腺下缘显露肠系膜下静脉，于肠系膜下静脉根部离断。

5. 切开横结肠系膜处理中结肠血管并清扫淋巴结

由曲氏（Treitz）韧带上方胰体表面开始，向左、向外侧沿胰腺表面切断横结肠系膜根部进入网膜囊。向右侧将横结肠系膜沿胰体表面剪开至胰颈下缘，根据病灶位置也可夹闭、切断中结肠血管及左支，清扫其周围淋巴结。

6. 游离直肠上段后外侧

将直肠向头侧并腹侧牵引，游离直肠后间隙。注意辨认盆筋膜脏壁两层之间的融合间隙，保持直肠后系膜光滑及保持壁层筋膜的完整，避免损伤腹下神经和骶前静脉丛。再以直肠后方间隙为指引分别切开直肠左右侧腹膜。

至此，横结肠左侧半、结肠脾曲、降结肠、乙状结肠、直肠上段及其系膜已经完全游离。若肿瘤位于降结肠与乙状结肠交界处或乙状结肠上段，选择经肛吻合时，应于直肠、乙状结肠交界处用超声刀游离系膜裸化肠管，用切割闭合其切断闭合肠管。

7. 标本取出及吻合

终止气腹，患者调整至平卧位。若肿瘤位于降结肠或结肠脾曲，则可取左中上腹经腹直肌切口约 5 cm，取出游离的左半结肠标本，仔细辨认中结肠血管、左结肠血管断端及其周围淋巴结，游离系膜至预切除肠管处，保证远近端切缘距肿瘤 10 cm 以上，行端端或侧侧吻合。

若肿瘤位于降结肠与乙状结肠交界处或乙状结肠上段，可于左中下腹经腹直肌切口约 5 cm，取出游离的左半结肠标本。游离系膜至预切除肠管处，保证近端切缘距肿瘤 10 cm 以上。裸化肠管后离断肠管、移除标本，近端肠腔内置入管状吻合器抵钉座，将其放入腹腔，关闭切口，重新建立气腹。在腹腔镜监视下经肛门置入吻合器，与近端肠管抵钉座对合后完成吻合。经肛充气吻合口测漏。

8. 术野处理

检查创面有无活动性出血，肠管有无扭转、有无张力、内疝等。冲洗腹腔，于左结肠旁沟吻合口旁放置一根双套管自左下腹穿刺孔引出。

（三）讨论

自从 20 世纪 90 年代腹腔镜技术应用于结直肠肿瘤以来，腹腔镜下结直肠肿瘤手术日渐成熟并已经广泛开展。腹腔镜下左半结肠切除手术已成为治疗左半结肠肿瘤的重要手段，其应遵循与开腹手术相同的基本原则，即无瘤原则与 CME 原则。根据 Hohenberger 的观点标准左半结肠 CME 应符合以下标准：保持切除肠管的系膜完整。即在结肠系膜脏壁层间游离；高位血管结扎；彻底清扫滋养血管根部淋巴结；足够的肠管切除范围。为了保证手术的安全与便捷，如何选择手术入路是临床实践中遇到的实际问题。现阶段腹腔镜下左半结肠切除多采用从内到外、自下而上的中间入路解剖策略，因为中间入路更符合肿瘤根治原则，操作简便，解剖清晰，有利于维持正确的外科平面。但对于初学者及肠系膜根部肥厚的患者亦有一定困难，可能存在解剖层次过深、肠系膜下血管出血、输尿管损伤的风险。因此，采用外侧入路左半结肠切除亦是不错的选择，先自外向内游离乙状结肠、降结肠、结肠脾曲后间隙，再自内向外解剖与外侧平面汇合，此种手术入路的优势在于可减少在肠系膜血管周围操作的难度，减少由于技术不熟练造成的出血等并发症，寻找输尿管相对简单，对于初学者的两大难题“肠系膜血管和输尿管的解剖”，通过外侧入路可以更快、更安全地解决。

为了顺利完成手术，术者与助手的站位及套管针的位置与数量不必拘泥于一种形式，遇到肥胖、术中粘连、手术视野暴露困难等情况应及时更换术者站位、调整患者体位或增加套管针数目以保证手术顺利安全地完成。

具体操作为从乙状结肠、降结肠与侧腹壁的粘连带开始切开 Toldt's 线进入左半结肠系膜与肾前筋膜之间的 Toldt's 间隙，自外向内、自下向上拓展左侧 Toldt's 间隙，暴露左侧输尿管及生殖器血管。沿左侧肾周脂肪囊表面自下向上分离 Toldt's 间隙至胰腺体尾部下缘，因左侧 Toldt's 间隙与胰后间隙相通，向头侧扩展 Toldt's 间隙易进入胰腺后间隙，它和网膜囊不在同一解剖层面，因此分离左侧 Toldt's 间隙至胰腺下缘时需仔细辨认胰腺下缘，不可向胰腺后方拓展间隙，切开结肠脾曲与侧腹壁粘连，以胰腺作为解剖分离平面的标志，自外向内将结肠脾曲与胰体尾分离，暴露胰体尾部。自外向内切断部分脾结肠韧带，可在胰尾及结肠脾曲间置入一块小纱布起引导作用，切开胃结肠韧带进入网膜囊（如肿瘤位于结肠脾曲需胃网膜血管弓内游离胃结肠韧带），以小纱布为引导切断剩余的脾结肠韧带（如肿瘤位于结肠脾曲需切断胃网膜左血管），将脾曲完全游离。然后自中间入路切开乙状结肠系膜根部腹膜，解剖出肠系膜下动脉，清扫其根部的淋巴、脂肪组织后离断，注意保护肠系膜下神经丛，向外侧稍加分离即可很方便地与外侧已充分游离的 Toldt's 间隙相汇合。为彻底清除 253 淋巴结需自肠系膜下静脉，根部离断，患者体位可采用头高足低右侧倾斜位，将小肠翻转至右下腹，可以方便地暴露肠系膜下静脉根部结扎后切断。结扎切断结肠中动脉的左支（如肿瘤位于结肠脾曲需于结肠中动脉根部切断，清除其根部淋巴结）；游离直肠后间隙，确认肿瘤位置，确定肠管切断线，裸化肠管，远端肠管可在腹腔镜下闭合切断。可作左侧经腹直肌小切口，将左半结肠及其系膜提出腹腔，将肿瘤连同近远端肠管及系膜完整切除，消化道重建可选择腹腔镜下行端端吻合。

第三节　保留左结肠动脉和直肠上动脉的腹腔镜乙状结肠癌根治术

经典的乙状结肠癌根治术，特别是进展期患者，均在肠系膜下动脉的根部进行结扎切断，以获得更好的中央组和中间组淋巴结的清扫，提高肿瘤的根治水平。但肠系膜下动脉根部结扎后，即截断左结肠动脉、乙状结肠动脉和直肠上动脉的血液供应。临床研究表明，影响手术成功最关键的因素是吻合口的愈合情况，而影响吻合口愈合的重要因素之一就是血运情况。如患者出现血管解剖变异，降结肠切缘近端和直肠切缘远端血液供应不良，术者不得不游离脾曲寻找血运良好的肠段与直肠进行吻合，往往需要游离结肠脾曲甚至切除部分降结肠。因此，在腹腔镜下行保留左结肠动脉和直肠上动脉的乙状结肠癌根治术，对吻合口血供的保留有重要意义。

一、适应证

适用于中段乙状结肠癌。一般降、乙状结肠交界处癌按降结肠癌处理，乙状结肠、直肠交界处癌按直肠癌处理。

二、禁忌证

（1）肿瘤学禁忌证：肿瘤直径>10 cm 和（或）广泛侵犯周围组织器官，合并有急性肠梗阻、穿孔等。

（2）患者本身禁忌证：全身情况差，合并有严重的心、肝、肺及肾等脏器疾病，无法耐受麻醉或手术，腹腔脏器广泛粘连，重度肥胖，合并易引起出血的基础性疾病。

三、术前准备

（1）术前检查了解全身各脏器功能及肝、肺、腹膜后，以及肠系膜淋巴结转移情况。

（2）控制影响手术的相关疾病，如高血压病、糖尿病和冠心病等。

（3）纠正贫血和低蛋白血症，必要时术前1周加用肠内营养。

（4）术前有慢性支气管炎、阻塞型肺气肿等呼吸系统并发症，术前应评估呼吸功能并行呼吸功能锻炼，必要时加用雾化吸入促进排痰。

（5）患者如有泌尿系统症状，术前应行膀胱镜检查或泌尿系造影检查，排除肿瘤侵犯泌尿道可能，必要时术前留置输尿管导管，便于术中辨认输尿管。

（6）肠道准备：术前1 d流质饮食，术前晚口服泻药。

四、麻醉

气管插管全身麻醉，可加用连续硬膜外麻醉。

五、体位

截石位，两侧髋关节微曲、外展45°角，膝关节屈30°角，双下肢高度低于或与腹部平齐，臀部垫高，右上肢内收（方便主刀和扶镜手站位），左上肢根据需要采取内收或外展位，手术开始后调整体位至头低脚高30°角。

六、术者站位、套管放置及主要手术步骤

(一)术者站位

主刀医师和扶镜手在患术者右侧,第一助手站在主刀医师对面。

(二)套管放置

采用5孔法。

(三)主要手术步骤及要点

(1)游离肠系膜下血管及其淋巴结清扫:完成探查后,先分离乙状结肠与侧腹膜的生理性粘连,辨认腹主动脉分叉处,沿骶骨岬水平切开乙状结肠系膜右侧,寻找Toldt's间隙,在Toldt's间隙中分别向尾侧、头侧及左侧壁游离,尾侧达直肠及乙状结肠交界,头侧达肠系膜下动脉根部,左侧达Toldt's线,从而形成一个乙状结肠系膜与腹主动脉之间的隧道,沿该隧道继续向尾侧分离进入直肠后间隙,大约在骶3水平,注意保持左半结肠系膜及肾前筋膜的完整性以避免损伤肠系膜下神经丛、左侧输尿管及左侧生殖血管。仔细解剖IMA,显露出IMA主干,自IMA根部向其远侧端清扫周围淋巴脂肪组织,保留左结肠动脉,在IMA分出左结肠动脉远侧端依次离断2~5支乙状结肠动脉,直至其分为左右两支直肠上动脉进入直肠侧壁。继续沿Toldt's间隙向头侧、左侧分离即可寻及肠系膜下静脉(IMV),清扫其周围淋巴结后于胰腺下缘离断IMV。离断IMV后继续向胰腺尾侧游离Toldt's间隙并紧贴胰腺下缘向脾曲切开结肠系膜,必要时需游离结肠脾曲以保证吻合口无张力。裁剪降结肠系膜要在靠近IMV的无血管区进行,避免损伤降结肠边缘血管弓。

(2)游离乙状结肠、裁剪系膜:离断乙状结肠分支动脉和IMV后,可沿着乙状结肠左侧Toldt's线切开侧腹膜及左结肠旁沟后腹膜,若先前之"隧道"游离充分,Toldt's线切开即可与之前"隧道"相通。如若游离不充分,即可向右侧牵拉乙状结肠而充分暴露Toldt's间隙,沿该间隙游离与原"隧道"会师即可完成整个乙状结肠的游离。如若发现乙状结肠较短,评估除肿瘤后肠段长度不够吻合时,可游离结肠脾曲。

(3)切除肿瘤、重建消化道:若乙状结肠较长,估计可拖出腹腔外切除吻合时,可充分利用原镜孔行绕脐正中切口,切除肿瘤后行侧侧或端侧吻合。注意切除肿瘤两端肠管各10 cm。若不能拖出腹腔外吻合,在肿瘤下缘10 cm处裸化肠管后利用腔镜下直线切割闭合器离断,近端肠管预切点钛夹标记,保证离断后无张力吻合。切除肿瘤后近端肠管置入吻合器抵钉座,回纳腹腔,重建气腹。经肛门置入吻合器,与近端肠管完成吻合,注意

勿扭曲肠管。如若发现吻合时张力较大，需进一步向头侧游离降结肠脾曲。完成吻合后，常规检查吻合器上两吻合圈是否完整，并放置引流管于吻合口旁，关腹。

七、讨论

乙状结肠癌淋巴结转移是目前公认的导致患者预后差的重要因素之一，因此淋巴结清扫范围和手术标本质量都会对患者预后产生影响。对局部进展期乙状结肠癌患者，我们通常推荐 D2 淋巴结清扫，即清扫结肠旁、中间组及肠系膜下动脉根部淋巴结。经典的乙状结肠癌根治术会在肠系膜下动脉根部离断结扎以保证更好的淋巴结清扫范围。Kanemits 等报道肠系膜下动脉高位结扎可延长患者生存期，术后病理证实，存在肠系膜下动脉根部淋巴结转移的患者 5 年生存率达 40%。Chin 等也有类似发现。这一手术操作简单，且能缩短手术时间，对松解降结肠并降低降结肠-直肠吻合口张力有一定帮助。但是从肠系膜下动脉根部结扎离断，同时也就将左结肠动脉、乙状结肠动脉及直肠上动脉的血液供应完全截断，减少降结肠-直肠吻合口血供。生理解剖学知识告诉我们，齿状线以上的直肠血供大部分来自直肠上动脉，而远端直肠肛管的血供主要依靠直肠中动脉和阴部内动脉，降结肠主要靠结肠中动脉左支和左结肠动脉供血。有文献报道，约有 12% 的患者存在左结肠动脉的缺如。如果患者存在一定程度上的生理解剖结构的异常，左结肠动脉为降结肠，尤其是降结肠远端的优势供血动脉，这就要求我们必须最大限度保留该动脉，同时为了达到最佳肿瘤学根治效果，在清扫肠系膜下动脉旁淋巴脂肪组织时，彻底裸化并保留左结肠动脉和直肠上动脉，在乙状结肠动脉分支起始处结扎、离断，这样不仅可以充分保证肿瘤学根治效果，同时也满足降结肠和直肠血供的生理解剖学要求，术后降结肠-直肠吻合口张力也没有增加。我们在清扫肠系膜下动脉根部淋巴脂肪组织并保留左结肠动脉和直肠上动脉时，手术时间和出血量并不比肠系膜下动脉根部直接结扎、离断明显增加，而且术后病理证实淋巴结获取数两组相当，这与文献报道的相一致。

第八章 腹腔镜直肠癌根治术

第一节 腹腔镜腹会阴联合直肠癌根治术

由于组织来源、肿瘤特性、发病机制和治疗方式等方面的相似性，直肠癌和结肠癌常分为一组。但直肠癌在临床表现、疾病进展、诊治经过、病情演变、临床转归等方面有其独特的表现。另外，直肠癌和结肠癌不是一种疾病，将两者区别处理可能更恰当，上皮组织类型研究也支持了这一观点。同时，在大小便控制、肛门括约肌的保留及性功能等问题的处理上直肠癌也不同于结肠癌。

直肠癌手术经过几百年的不断发展，针对不同位置的肿瘤，出现了经腹、会阴联合直肠癌根治术，直肠低位前切术，并相继发展了其他保留直肠括约肌的术式，包括直肠切除结肠肛门吻合术、经肛门局部切除术等。

以上描述的各种直肠癌外科治疗方法均为不同的手术方式。随着20世纪90年代腹腔镜外科技术的出现，事实上所有直肠手术均可采用微创技术。自从1992年Sackier等报道首例经腹会阴腹腔镜直肠手术以来，其他外科医生也相继开展了这一项目。由于腹腔镜技术特有的放大特征及微创分离技术，结合直肠手术盆腔这一解剖部位的专有特点，近年来腹腔镜下直肠癌手术已越来越受到这一专科领域医师的偏爱。

近年来，直肠癌的发病率逐年上升，居消化道恶性肿瘤之首。迄今为止，手术仍是直肠癌治疗的重要手段。目前TME手术已越来越受到外科医生的重视，已为越来越多的外科医生作为直肠癌治疗的“金标准”。随着TME理念的深入和腹腔镜技术的发展，腹腔镜下全直肠系膜切除术、超低位前切除术等术式正在兴起，国内外有前瞻性临床研究表明这一微创技术有良好的应用前景。

一、适应证和禁忌证

(一)适应证

(1)浸润性、分化差的距离肛缘 5 cm 以内的直肠癌患者。

(2)距离肛缘 3 cm 以内的直肠癌。

(3)肛管和肛门周围癌。

(二)禁忌证

(1)年老体弱、一般情况差、伴发其他严重情况、无法耐受全身麻醉者。

(2)癌肿局部广泛转移。

二、术前准备

(1)肠道准备。术前 3 d 开始口服半流食或流食,常规口服肠道不吸收抗生素,如甲硝唑等。术前清肠,术晨清洁灌肠。

(2)纠正贫血和低蛋白血症,一般血红蛋白应高于 100 g/L。如有必要,术前给予静脉营养支持。

(3)女性患者常规进行阴道检查,了解肿瘤是否侵犯阴道后壁。

(4)患者如有泌尿道症状,应行膀胱镜检查或泌尿道造影检查,了解肿瘤是否侵犯泌尿道。

(5)术前放置胃管、气囊导尿管。

三、手术病人选择

腹腔镜直肠癌根治术的病人选择同开放式直肠癌根治术。但腹腔镜手术对患者体质、年龄有一定要求,特别是心肺功能的储备尤为重要。

直肠指诊和肛门镜可确定肿瘤距肛门的距离。也应收集有关盆腔潜在转移的资料,盆腔 CT 可以提供更多局部病变程度的准确信息,也可评估盆腔脏器及骨盆是否受累。直肠腔内超声可以提供肿瘤侵犯深度和直肠周围淋巴结受累程度的信息。

经过仔细的术前分级,可决定是否需要其他辅助治疗。病变局部进展不是腹腔镜下肿瘤切除术的禁忌证,术前辅助化疗的适应证同开腹手术。针对术前预计可能造口的患者,术前应由造口专家进行评估,标记预定的肠造口点,指导患者对肠造口的护理。

四、腹腔镜手术方法和技巧

（一）患者体位与手术室设置

患者于手术室电动床上取仰卧位，双腿由可调动的牵引镫支撑，使医生容易地到达会阴和肛门。女性病人如子宫妨碍盆腔解剖，可放置阴道套管牵引子宫。牵引镫固定后应使股骨与地面平行，因松弛的股骨运动会影响腹腔镜和腹腔镜器械。患者右肩垫高，术中手术床向右肩倾斜。术者位于患者右侧，扶镜手位于术者左手侧，助手位于术者对面，监视器分别位于患者两侧。

（二）套管的位置

一般来说，手术可用 5 根套管针技术完成。10 根套管针置于脐上 3 cm，置 30°镜观察。于右侧髂前上棘连线右下腹直肌外侧放置 10 根管作为主操作孔。于脐旁左右腹直肌外侧缘、左下腹麦氏点分别放置 3 个 5 mm 管作为辅助操作孔和助手的操作孔。

（三）手术步骤

1. 气腹

麻醉成功后，完成腹会阴准备和铺巾同开放式腹会阴直肠癌根治术。注意因为腹部两侧需要放置穿刺套管，腹部铺巾范围应较大。病人取头低仰卧位，术者站病人右侧。气腹针经脐上切口穿刺建立 CO_2 气腹，也可用 Hasson 技术。CO_2 气腹压力达到 12 ~ 15 mmg 时，在气腹针穿刺处重新放置 10 mm 管，并由此放入腹腔镜，另 4 根套管针在腹腔镜直视下放置。

2. 腹腔镜下分级

探查腹腔并行腹腔镜下分级。病人取头高仰卧位以利于显露和到达肝脏，30°腹腔镜常使肝脏表面视野最佳。仔细检查肝脏表面后，直视下仔细检查腹腔内其他脏器及结构。仔细检查大网膜有无转移性结节，分段顺序检查小肠，最容易的方法是由回肠末端开始向上进行检查。如遇到小肠结肠粘连，分离松解可能影响手术操作视野的部分，以提供充分的手术野。探查中遇到的任何可疑性结节或包块均应行诊断性活检。腹腔探查结束后，患者改为头低仰卧位，仔细检查盆腔，在高位直肠癌患者应当注意检查肿瘤浆肌层浸润情况、与周边脏器有无粘连、肿瘤大小、活动度及系膜淋巴结肿大情况。低位直肠癌应注意肿瘤与盆底腹膜返折关系。同时注意观察盆底腹膜有无粟粒样结节，盆腔有无腹水。在女性患者，要注意仔细进行双侧卵巢的检查以确定有无转移。

3. 腹腔镜下解剖

腹腔镜操作中，腹腔镜下高位直肠癌根治术与腹腔镜下中低位直肠癌根治术操作相似，其主要区别在于直肠下端的分离范围及吻合技术上的差异。经腹、会阴腹腔镜下直肠癌根治术（Miles 术），经腹、会阴腹腔镜直肠癌根治术，人工肛门重建术在分离操作中基本一致，但肿瘤肠段切除后的近端结肠的处理方式不同。

将小肠上推至盆腔外，患者取最大限度的头低足高位，使小肠、大网膜远离手术解剖区。术者站在病人右侧，摄像镜头操作者站在患者右侧、术者左侧，操作助手站在患者左侧。

首先由乙状结肠及降结肠解剖入手，助手自病人左侧操作孔分别放置两把无损伤抓钳，分别于乙状结肠上段及下段，向左、向上牵拉，显露乙状结肠右侧系膜。可很容易显露髂总血管、腹主动脉行程。持续向上牵拉，将腹膜抬起远离髂血管，以超声刀或电剪刀自盆腔入口上方、腹主动脉分叉处剪开乙状结肠右侧腹膜。

向上沿腹主动脉表面向肠系膜下动脉根部方向进行分离，分离后腹膜直至肠系膜下动脉根部上方。在无血管平面钝性解剖乙状结肠系膜，有助于辨认腹膜后结构。

用超声刀或电剪刀仔细解剖腹膜附着处并保持正确层面能确保干净的手术野。带血的组织结构辨认困难，且其吸收腹腔镜光线使图像模糊。另外，过于向后解剖可能解剖到子宫、性腺血管甚至肾脏的后方，而过于向前解剖可使解剖平面位于乙状结肠或降结肠系膜内，导致出血。腹腔镜图像经放大后比开腹手术时更容易看清有无血管平面，使解剖更容易。在分离过程中，自肠系膜下动脉根部可能更加容易进入此平面。

乙状结肠和降结肠系膜平面自后腹膜游离后，左侧输尿管和性腺血管可马上辨认出来。如同开腹手术一样，左侧输尿管在跨越髂血管处很容易辨认，如输尿管辨认实在困难，特别是在肥胖的患者，应警惕在松解结肠平面时过于靠后的可能，此时解剖平面位于输尿管和性腺血管的后方，这些结构均被包裹在结肠系膜内牵向前方。

助手用无损伤抓钳推开肠系膜血管根部周围的小肠和网膜后，向上提起乙状结肠和直肠系膜，术者用超声刀分离肠系膜血管根部周围的侧腹膜。解剖并清扫肠系膜下血管周围脂肪和淋巴结。进一步解剖显露出肠系膜血管和腹主动脉，于肠系膜下动脉根部给予钳夹、切断处理。

动脉处理完毕后，同一系膜水平向内分离约 1 cm 可见肠系膜下静脉，同法给予处理。

在断离血管时，特别是处理根部时，要注意保护左侧的输尿管，在牵拉乙状结肠系膜时，输尿管受到牵拉提起，容易损伤。因此，在离断血管的过程中，明确显露左侧输尿管的位置和走行是必要的。在分离血管同时，应当注意避免损伤左结肠动脉，以免出现吻合口供血不足。

向左沿 Toldt 间隙继续分离至左侧侧腹膜。

沿 Toldt 线打开侧腹膜，并沿侧腹膜切口分离，游离乙状结肠及降结肠，根据解剖需要可向近侧抓持结肠以充分显露结肠侧面，同时使床左侧抬高辅助结肠中央牵拉和便于解剖。在游离降结肠侧腹膜水平时，可根据乙状结肠长短及肿瘤位置进行区别对待。

降结肠和乙状结肠被充分游离后，进行盆腔方面的操作。沿下腹下神经前间隙分离进入盆腔，沿直肠后间隙疏松结缔组织向下分离进入盆腔，镜下可以看到骶前血管表面有一层筋膜覆盖，同时直肠系膜完整地包裹着直肠周围的脂肪组织。

沿结肠系膜右侧向下分离，打开直肠右侧与骨盆右侧壁处腹膜返折，向下直至直肠膀胱陷凹或直肠阴道陷凹。

抓持直肠、乙状结肠向前侧面或头侧牵拉，使床右侧抬高有助于结肠的牵拉。解剖骶前间隙时，持续向前及头侧牵拉直肠，可以辨认直肠系膜的深筋膜和直肠后间隙（Waldeyer 筋膜）之间的间隙并锐性加钝性解剖分离。注意保持恰当的解剖层面，避免损伤前面的直肠上动脉及后部局限的下腹部神经丛。放大的腹腔镜图像可提供极好的下腹神经图像，应注意保留相应神经，同时注意同侧输尿管的保护。在分离过程中，应注意保持平面的清洁，注意止血，往往少量的出血将造成骶前间隙的丢失。

应当交替进行直肠后间隙的分离与直肠侧壁的分离，逐渐向下进行分离。游离右侧结束后转向左侧壁，沿左侧腹膜切开处打开直肠左侧腹膜，直至盆底腹膜返折与右侧切开处会师。在分离左侧壁时，因为后间隙的游离已完成，因此左侧游离将变得相对容易。在分离过程中，应当注意保持直肠系膜的完整性。

直肠侧、后方解剖完成后，准备直肠前部解剖，此为手术中较难的阶段。在分离直肠前壁时需要助手的相应配合，协助牵引。术者以抓持钳钳夹或肠钳钳夹直肠两侧前面的腹膜并向后（骶骨方向）牵拉直肠。为显露解剖平面，应向前牵拉直肠前部结构，男性须向前牵拉膀胱，女性可经阴道插入手指并向前牵拉阴道，如子宫影响解剖平面，可于子宫底缝线将其固定于腹壁。显露直肠前间隙后，以电剪或超声刀剪开 Denonvilliers 筋膜（直肠膀胱膈），Denonvilliers 筋膜是男性精囊腺及女性阴道后层与直肠之间的间隙，这层筋膜是从腹膜返折至泌尿生殖膈，是直肠腹膜返折以下的前间隙。直肠前部解剖推进到骨盆底，男性解剖到前列腺水平以下。

在分离过程中，女性患者应当注意勿损伤阴道，男性患者应注意精囊腺和前列腺的保护。如解剖确实困难，则由会阴部操作医师协助完成。

在进行超低位保肛手术时，进行直肠下段分离时，应当注意要在正常的间隙内进行，防止损伤直肠。在分离过程中，注意环形交替分离，一般情况下，分离直至肛门括约肌环水平是可行的。

（四）会阴部解剖

会阴部解剖开始时应保持气腹，腹腔镜手术医师对会阴部手术医师的解剖给予视觉证实,也可根据需要提供协助解剖。会阴部解剖与传统开腹经腹会阴手术解剖相同。

术中用7号丝线荷包缝合关闭肛门,切开周围皮肤,皮缘用 Kocher 钳钳夹。经皮下和坐骨直肠窝解剖到肛提肌,分离、结扎直肠下血管。首先分离直肠盆底后部结构,辨明尾骨后分离肛尾韧带,进入骶前间隙后,用一个手指插入到肛提肌后,用电凝器在手指表面分离肛提肌。接着分离盆底前部结构,起自会阴浅横肌,纯性分离直肠前平面,在分离直肠尿道肌和耻骨直肠肌后完成直肠前部解剖。会阴部手术医师沿骶骨用手钝性解剖直肠后无血管平面,与腹腔镜分离平面汇合。如已经腹腔镜将直肠周围向下游离到盆底,会阴部手术医师可将手自左或右侧滑到直肠前平面,钝性分离残留附着部分,完成直肠周围的解剖。

如腹腔镜未能完成直肠下段的游离,可使用腹腔镜解剖与会阴部解剖相结合的方法。如直肠后筋膜未经腹腔镜剪开,会阴部操作医生用手指使其紧张,由腹腔镜医生在直视下用电凝器分离。对于直肠前平面的解剖,可由腹腔镜医生向前牵拉膀胱或阴道,向后牵拉直肠加以显露,会阴部手术医生用手指向前推进,钝性解剖直肠前平面。

直肠解剖完毕后,标本的横断面可交由会阴部手术医生,由会阴部切口取出,同时气腹随之消失。所有残余的附着点均可用电凝器分离,随后标本移出手术野。

(五)会阴创面的关闭

病人取轻度头高足低位,会阴部手术医生以大量生理盐水冲洗盆腔,会阴切口穿刺,经该穿刺孔及肛提肌放置负压引流管。由内向外间断缝合逐层关闭肛提肌、皮下组织、皮肤。

(六)结肠造口

会阴部创面关闭后重建气腹,将左下腹部套管孔改扩为直径 3 cm 的切口,逐层切开皮肤、皮下组织,分离肌肉切开腹膜后将近端结肠残端自造瘘口引出,将结肠逐层固定于腹膜、腱膜、皮肤层。

(七)人工肛门重建

在患者肿瘤体积小、会阴部切除满意、无周边组织浸润的患者,在腹会阴联合直肠根治后,可考虑行会阴人工肛门重建。此手术方法由高春芳 1986 年创建。

距离近端结肠残端约 12 cm 处建造新直肠角,在结肠系膜对侧缘将结肠远端与近端横向用1号丝线间断浆肌层缝合 7 ~9 针,使远端结肠向前与近端结肠构成 90° 内角,成为新直肠角。

将结肠下端从会阴部切口拖出,新直肠角的内角向前,用丝线将新直肠角以上结肠紧靠腹壁前间隙与盆底周围组织缝合固定数针,再将新直肠角以下的结肠前壁在距下端

2 cm 左右与周围组织缝合固定数针，使之能保持在良好的向内 90°内角的位置，会阴部间断缝合缩小创面，直至形成直径约两指通过管状通道，将近端结肠残端向下拖出，间断缝合皮肤与结肠黏膜，重建肛门，使人工肛门可容纳术者一指，盆腔放置引流管从切口旁引出，术毕。

五、术后处理

（一）常见并发症

（1）尿潴留、性功能障碍。

（2）术中、术后出血。

（3）造口黏膜坏死、回缩。人工肛门黏膜坏死、回缩。

（4）排便功能障碍。

（5）盆腔及切口种植转移。

（二）术后处理及并发症预防

（1）术后密切观察生命体征、腹部情况、腹部盆腔引流管的性状及引流量，预防术后腹腔、盆腔出血。

（2）术后常规使用抗生素，继续治疗代谢性疾病，积极纠正贫血及低蛋白血症，促进吻合口及切口的愈合。注意保持引流管通畅，观察引流液性状的变化。观察进食后腹部情况及引流管引流物性状的变化，预防吻合口瘘发生。

（3）观察肠道功能恢复后大便次数、性状及排便量，直肠术后患者早期大便次数在短期内会有所增多，针对具体情况可用药物予以调整。

（4）术后加强排尿及排便功能的康复训练，包括肛提肌的缩肛运动训练，养成定时排便、排尿的习惯。针对人工肛门的患者，在术后早期应当注意检查患者有无肛门局部狭窄，如有此情况，注意早期扩肛训练。

六、总结

腹腔镜下直肠癌根治手术必须遵循与传统开腹手术一样的原则，包括：肿瘤及周围组织的整块切除；无瘤操作；足够的切缘；彻底的淋巴结清扫。

直肠癌腹腔镜下手术与开腹手术比较，具有如下优点。

（1）出血量少、创伤小、切口小、恢复快。

（2）由于腹腔镜下手术空间相对大，放大的手术视野，使术者对骨盆内的组织、脏器观察更加精细、准确，对盆筋膜脏、壁两层之间疏松结缔组织间隙的判断和入路的选择更为准确。

(3)腹腔镜直肠肿瘤手术在不能保肛的情况下，在直肠环周及直肠系膜的部分按照TME手术原则完整切除全直肠系膜，会阴部按照传统手术方法进行，由于腹腔镜下手术视野好，可较传统手术更容易完整地游离和显露盆底肌和肛门括约肌，会阴部分切除比传统开腹直肠癌Miles手术方法切除更加容易和安全。

(4)远期疗效的评价，CLASICC试验在后续的3年更新数据后显示，腹腔镜组和开腹组的肿瘤学远期疗效相当，腹会阴联合切除术存活率的差异亦无统计学意义。LacyAM报道219例随机腹腔镜与开腹手术对比临床研究中，在TNM分期Ⅰ期和Ⅱ期中腹腔镜与开腹组在长期手术疗效无显著差异，在Ⅲ期中，腹腔镜组较开腹组具有更好的肿瘤治疗效果。LacyAM认为腹腔镜下手术对机体的免疫应激反应较小，在直肠癌手术方式上，腹腔镜更具有优势。SokolovicE研究腹腔镜手术和开腹手术术后长期生活质量，认为腹腔镜下手术后长期生活质量明显优于开腹手术。

目前，随着手术治疗原则的规范化、手术设备器械的发展，腹腔镜在结直肠癌治疗中的应用越来越广泛；然而，如同科学史上的任何一门新兴技术的发展一样，在不断提出新观点的同时也伴随着种种争议。从长远的角度来看，在适应证掌握的前提下，腹腔镜技术是值得进一步临床推广和应用的。

第二节　腹腔镜直肠前切除术

一、适应证

(1)中上段直肠癌，癌肿直径5 cm以下。

(2)中下段直肠癌，肿瘤体积小，活动度良好，切除癌肿下缘2 cm以上后，肛管直肠环、肛提肌完整，无癌肿浸润。

(3)直肠指诊，癌肿距离肛缘4～5 cm以上。

二、术前分级

直肠指诊和肛门镜可确定肿瘤距肛门的距离。针对前切除术式，因为强调保留肛管括约肌，因此术前肛门指诊显得尤为关键，强调术者一定要亲自进行评估。盆腔CT可以提供更多局部病变程度的准确信息，也可评估盆腔脏器及骨盆是否受累。直肠腔内超声可以提供肿瘤侵犯深度和直肠周围淋巴结受累程度的信息。

三、术前准备

患者的术前准备同其他开腹手术。术前应进行心肺功能评估、肠道清洁和抗菌准备，预防性静脉滴注抗生素。

四、腹腔镜手术方法和技巧

（一）病人体位与手术室设置

同腹腔镜下腹会阴联合直肠癌根治术。

（二）套管的位置

同腹腔镜下腹会阴联合直肠癌根治术。

（三）手术步骤

腹腔镜操作中，腹腔镜下高位直肠癌根治术、腹腔镜中低位直肠癌根治术操作相似，其主要区别在于直肠下端的分离范围及吻合技术上的差异。经腹会阴腹腔镜直肠癌根治术（Miles 术）和经腹会阴腹腔镜直肠癌根治、人工肛门重建术在分离操作中基本一致，其不同在于肿瘤肠段切除后的近端结肠的处理方式不同。

低位前切除的患者，分离肿瘤下缘应该有一定的距离，确保在残端闭合器切断下缘后使用吻合器时不至于损伤阴道。

在直肠游离完毕后，在距离癌肿下缘 3 ~ 5 cm 直肠壁进行裸化，用直线切割闭合器在此离断直肠。

对直肠肥厚，使用腔内闭合器难以完成离断的患者，可待在左下腹做切口后，由此放入开腹手术闭合器进行直肠远端离断、闭合。将左下腹穿刺孔延长至 4 ~ 5 cm，用塑料薄膜保护切口，将离断的结肠近端及其系膜提出腹腔外，直视下完成肠系膜血管的游离，在距离肿瘤上缘 10 cm 处切断乙状结肠，从而切除直肠肿瘤、相连的部分乙状结肠及其系膜淋巴组织。在乙状结肠残端放置 29 ~ 33 mm 的吻合器针座，重新建立气腹。肛门扩肛后放入直径相当的吻合器，与腹腔内吻合器帽衔接后，击发完成吻合。

吻合完毕后小心拉出吻合器，仔细检查切圈是否满意。另外，吻合完毕后检查吻合口是否有张力,在有张力的情况下,需要游离降结肠和结肠脾曲,以保证吻合口无张力。吻合时,还要注意吻合的肠管有无扭转,要避免吻合时周围组织嵌入吻合口内。低位或超低位保肛手术后,直肠远端离断吻合口可见直肠纵肌"裸化"。盆腔侧壁应达到"肌化"状,远端肛提肌清晰可见。在超低位保肛手术,即游离完毕后进行结肠、肛管吻合的患者,应当注意结肠的游离及边缘血管弓的保护。应保持吻合口血供良好、张力适中。吻合完毕后做注水充气试验检查吻合口,用大量蒸馏水冲洗手术创面。放置引流管于骶前直肠吻合口旁,引流管由右下套管引出。

五、术后常见并发症

(1)尿潴留、性功能障碍。

(2)术中、术后出血。

(3)吻合口瘘,直肠阴道瘘。

(4)排便功能障碍。

(5)吻合口狭窄。

第三节　腹腔镜直肠超低位前切除术(ISR 手术)

内括约肌切除术或经内外括约肌切除术是现代结直肠外科理论与技术不断进步的情况下发展起来的一项极端保肛技术,针对距肛缘 5 cm 以下的超低位直肠癌,经腹游离后再经肛门途径在肛门内外括约肌之间的间隙中分离并切除部分或全部内括约肌,以获得足够的 R0 远端切缘并得以保留肠道的连续性,其本质上仍属于前切除术范畴。直肠癌根治术的发展始终从肿瘤学效果与功能两者形成一条平衡主线进行,腹腔镜直肠超低位前切除术(ISR 手术)发展的关键在于解决了令人担忧的局部复发问题。在 TME(全系膜切除术)手术多年体验和有效验证的同时,对盆底肛端解剖也有了更深刻的认识。现实意义上的 ISR 手术是直肠癌功能性 R0 根治术的进一步延伸,可看作是 TME 直肠游离技术、深部闭合技术、结肛吻合技巧、肛管解剖游离技术、外翻拖出切除技术等发展的混合体或终端技术平台。同时,术前新辅助放化疗更加强了 ISR 手术组织学安全性,扩大了 ISR 手术适应证范围(T3 期),减少了 ISR 手术技术误差所致的复发率。

(一)适应证和禁忌证

1. 适应证

(1)肛门外括约肌或耻骨直肠肌未受到明显浸润,这必须依据术者术中经验判断。

(2)括约肌功能测定良好,术前可通过排、控便状态和肛门指诊做简单判断。

(3)直肠肛管区域多发、广基绒毛状腺瘤或腺瘤恶变超过齿状线、范围广泛者。

(4)T3 期超低位直肠癌和直肠肛管癌,依据术者经验决定。

(5)术前病理诊断不明确,临床高度怀疑极低位肿瘤。

(6)少见类型肿瘤,如直肠恶性间质瘤。

(7)癌灶距肛门有一定距离的低位直肠癌,但因盆腔极度狭窄或肿瘤巨大,系膜肥厚而行前切除术无法经腹内闭合者。

2. 禁忌证

(1)巨大溃疡型的 T3 期侧壁和前壁癌侵及齿状线者,主要依据手术者自身经验判断,一般不推荐。

(2)已明显浸润盆侧壁、盆底肛提肌和外括约肌,此类患者应选择新腹会阴局部扩大切除术。

(3)部分阴道壁浸润者,可行扩大 ISR 手术,但功能影响显著,要特别注意肛门吻合口感染、回缩,直肠阴道瘘并发症发生,一般不推荐。

(4)高龄体弱伴有大便失禁者。

(5)术前病理检查证实肿瘤为低分化黏液腺癌者或术中发现黏膜下肌层广泛浸润僵硬者,是 ISR 手术最主要禁忌证。

(6)重要脏器及凝血功能障碍以致不能耐受手术。

(二)术前准备

(1)肠道准备。术前 3 d 开始口服半流食或流食,常规口服肠道不吸收抗生素,如甲硝唑等。术前清肠,术晨清洁灌肠。

(2)纠正贫血和低蛋白血症,一般血红蛋白应高于 100 g/L。如有必要,术前给予静脉营养支持。

(3)女性患者常规进行阴道检查,了解肿瘤是否侵犯阴道后壁。

(4)患者如有泌尿道症状,应行膀胱镜检查或泌尿道造影检查,了解肿瘤是否侵犯泌尿道。术前放置气囊导尿。

(5)术前给予盆腔 MRI 重建,了解肿瘤浸润范围。尤其有无括约肌浸润。

(三)手术病人选择

腹腔镜 ISR 术的病人选择同开放式直肠癌根治术。但腹腔镜手术对患者体质、年龄有一定要求,特别是心肺功能的储备尤为重要。

直肠指诊和肛门镜可确定肿瘤距肛门的距离。也应收集有关盆腔潜在转移的资料,盆腔 CT、MRI 可以提供更多局部病变程度的准确信息,也可评估盆腔脏器及骨盆是否受累,评估括约肌是否浸润。直肠腔内超声可以提供肿瘤侵犯深度和直肠周围淋巴结受累程度的信息。

经过仔细的术前分级,可决定是否需要其他辅助治疗。术前新辅助放化疗更加强了 ISR 手术组织学安全性,扩大了 ISR 适应证范围(T3 期)。

(四)腹腔镜手术方法和技巧

患者体位、鞘卡穿刺部位、手术仪器放置及腹腔镜乙状结肠游离、盆腔分离步骤同低位前切除术。需要提出的是,由于 ISR 手术要求较低位前切除术更高,在盆腔游离时,最好能够分离至肛门括约肌水平,同时为保证患者向下牵拉的结肠有足够的长度、良好的血供,游离乙状结肠后可以适度向上游离降结肠,必要时适度游离脾曲。

腹腔镜下按照 TME 原则尽量向下分离直肠,切断骶骨直肠韧带和部分肛提肌至耻骨直肠肌后方,达肛门外括约肌环上缘,在外括约肌环和肠壁(内括约肌)之间再向下分离,以便于会阴操作。会阴部手术在癌灶下缘 2 cm 左右的齿状线下方,垂直于肛管长轴切开内括约肌全层直达内外括约肌间隙,然后沿肛门内、外括约肌间的少血管区间隙向上游离,并达到经腹手术游离而与腹部手术组会师,将直肠连同内括约肌整块移除,将近端结肠拖出与肛管齿状线行端端吻合。

(五)术后管理

1. 常见并发症

(1)尿潴留、性功能障碍。

(2)吻合口坏死,回缩。

(3)吻合口瘘。

(4)排便功能障碍,肛门控制功能不良。

(5)盆腔及切口种植转移。

2. 术后处理及并发症预防

(1)术后密切观察生命体征、腹部情况、腹部盆腔引流管的性状及引流量,预防术后腹腔、盆腔出血。

(2)术后常规使用抗生素,继续治疗代谢性疾病,积极纠正贫血及低蛋白血症,促进吻合口及切口的愈合。针对 ISR 手术结肠肛管吻合的患者,注意观察吻合口黏膜的血供,注意观察肠管远端有无坏死、回缩的迹象。注意保持引流管通畅,观察引流液性状的变化。观察进食后腹部情况及引流管引流物性状的变化,预防吻合口瘘发生。

(3)观察肠道功能恢复后大便次数、性状及排便量,直肠术后患者早期大便次数在短期内会有增多,针对具体情况可用药物予以调整。

(4)术后加强排尿、排便功能的康复训练,包括肛提肌的缩肛运动训练,养成定时排便、排尿的习惯。

(六)总结

自 AnnSurg 杂志 2005 年发表的一篇 Rullier 基于他近 100 例 T1 ~ T3 期低位、超低位直肠癌患者 ISR 手术后 5 年生存率 80% 的临床结果,提出了所有直肠癌均可保肛和终结 2 cm 原则。临床上关于 ISR 手术的专题报道逐渐增多,同时,多家大中心相关病例手术的报道也逐渐增多。

直肠环状肌延伸至肛管形成增厚的内括约肌环,其终端融合于齿状线下约 1 cm,外括约肌皮下部包绕肛管最下部,在内括约肌终端与外括约肌皮下部之间有一肌间沟。局部解剖学研究证明,内外括约肌间构成一个潜在的少血管解剖间隙,它是内脏结构和周围的躯体骨骼结构融合的胚胎平面,容易经钝性分离。因此这构成了 ISR 手术入路的重要解剖标识,也是其解剖基础。

根据 ISR 手术的切除范围和分离层面,四川大学华西医院将 ISR 划分为 4 类。

1. 局部 ISR 切除术

即 T1 期和 T2 期放疗后的肛管直肠癌的经肛极低位局部切除术。

2. 部分 ISR 切除术

对于肿瘤下缘距齿状线上 2 ~3 cm 的超低位进展期直肠癌,给予超低位前切除及结肠肛管吻合。

3. 全部 ISR 切除术

对肿瘤下缘距齿状线 2 cm 左右甚至侵及超越齿状线的进展期直肠肛管癌患者,实行 TME 超低位前切除及结肠肛管吻合。

4. 扩大 ISR 切除术

需要切除部分外括约肌,尤其是会阴体前方会合肌束。

根据 ISR 手术原则及笔者自身经验,认为在进行 ISR 手术时要注意以下要点。

(1)首先要严格掌握手术适应证,这是所有治疗的原则和基础。在以往的低位脱出吻合中,低位结肠齿状线吻合是笔者较常采用的一种手术方法,部分患者在实际操作中其实已经破坏了肛门内括约肌。因此,目前许多医生往往将两者混为一体。而实际上,ISR 手术无论从基础、操作等多方面都与其有本质的区别,因而要加以分别。

(2)在进行 ISR 手术前,从学习曲线上讲,要有一定量的低位直肠癌腹腔镜下盆腔游离技术,要在腹腔镜下能够正确地认识肛提肌及肛管直肠环。同时对会阴部手术操作,也同样要有熟练的技术及解剖概念。

(3)术中正确地认识内外括约肌间隙,并保持环形、持续在此间隙中进行操作。通常依据术者个人习惯,自后方进入后,逆时针或顺时针进行操作均是比较合理的方式。

(4)在术者肉眼不能准确判断或存在疑虑的情况下,行术中远切缘的冰冻切片检查是比较明智的选择。

(5)结肠肛管吻合要精细,如患者术前曾给予盆腔放疗或对残端血供、张力存在疑虑的情况下,预防性回肠造口是一种不错的选择。

第九章
结直肠癌的预防

结直肠癌是人类最常见的恶性肿瘤之一，其发病率和死亡率分别居所有肿瘤的第3位和第4位。在美国，结直肠癌是恶性肿瘤死亡的第三大原因，死亡率居于第2位。按照目前的发展速度，5% ~6% 的人一生中会罹患结肠癌或直肠癌。在世界范围内，大多数结直肠癌依旧发生在工业化国家，但较不发达国家的发病率也正在迅速上升，因为他们越来越多地选择西化的生活方式。移民研究也表明，与在高发病率工业化国家的移民相比，留在本国低发病率国家的居民结直肠癌发病率较低。综上所述，这些数据强调了环境因素对结直肠癌发生存在重要影响。

我国原属于结直肠癌发病率较低的国家。但近年来，结直肠癌的发病率也呈逐年上升趋势，在所有肿瘤的发病率中列第5位，甚至大城市结直肠癌发病率每年递增的速度比全球年均递增的速度还快。结直肠癌属于可预防、部分可治愈、大部分可通过治疗延长生存时间的恶性肿瘤。但由于结直肠癌早期症状不明显，就诊时大部分已属中、晚期，一旦发生转移或复发，其预后极差。因此，结直肠癌的预防和后期随访研究亟须引起我们的重视。

第一节　一级预防

结直肠癌的发生与西化生活方式密切相关。在过去的几十年里，人们已经了解了饮食、生活方式和药物因素等对该肿瘤的影响。饮食和生活方式的改变能从实质上大幅降低结直肠癌的患病风险，并可在降低结直肠癌发病率的同时进行筛查。

一、饮食

（一）水果、蔬菜和膳食纤维

高膳食纤维，尤其是水果和蔬菜的饮食可以降低结直肠癌患病风险的概念已经存在超过40年，并且观察到非洲人群中食用高膳食纤维者结直肠癌的发生相对罕见。其可以稀释或吸附粪便致癌物，调节结肠运输时间，改变胆汁酸代谢，降低结肠pH，或增加短链脂肪酸的产生。大多数病例对照研究表明，膳食纤维摄入量较高则结直肠癌发病风险较低。包含6个病例对照研究的Meta分析发现，大量摄入高膳食纤维则结直肠癌发病风险降低40%～50%。虽然关于膳食纤维饮食假说的病例对照研究的证据似乎显得很可靠，但来自大型前瞻性队列研究的结果却显示膳食纤维摄入与结直肠癌之间不存在或仅存在弱相关性。来自一项由加入护士健康研究（NHS）的美国女性护士发起的前瞻性研究数据显示，通过半定量食物频率验证问卷调查，高膳食纤维并没有起到预防结直肠癌或结肠腺瘤的作用。此外，没有观察到特定的纤维亚型，包括谷类、水果、植物纤维与肿瘤亚型或肿瘤原发位置及分期有关。在该队列中，水果和蔬菜摄入量与结直肠癌发生风险的分析结果显示未存在相关性。最近，对包括700 000名受试者在内的13个前瞻性队列的汇总分析表明，膳食纤维摄入和结直肠癌之间的确存在中度的负相关性。然而，在考虑其他饮食风险因素后，这种关联变得不再显著，表明高膳食纤维摄入可能仅仅与其他保护性生活方式或饮食因素相关。对水果和蔬菜摄入的汇总分析也未能发现与总体结直肠癌发病风险的相关性。

病例对照研究令人鼓舞的结果与队列研究的大部分阴性结果之间明显不一致的原因尚不完全清楚。然而，病例对照研究可能更容易产生偏差，因为在肿瘤被诊断后收集饮食的信息时，肿瘤患者更容易回忆起不健康的饮食行为。值得注意的是，最近对来自10个欧洲人群（EPIC研究）超过500 000例个体的前瞻性研究表明，在摄入最高量膳食纤维的个体中结直肠癌的发病风险大约降低了40%。同样，在这个群体中大量摄入水果和蔬菜与结直肠癌发病风险中度下降有关。欧洲研究中膳食纤维的摄取与结直肠癌发病之间负相关性不一致的原因及在美国主要进行的其他队列研究缺乏相关性可能与摄取其他营养物如叶酸的差异有关；叶酸可能具有抗肿瘤作用。在美国，食用含有叶酸等多种维生素、叶酸强化的面粉及谷物早餐比较盛行，虽然这可能会削弱高膳食纤维、水果和蔬菜的额外效果，但这是欧洲人群叶酸的主要来源。因此，虽然水果、蔬菜和膳食纤维可能会影响结直肠癌发病的风险，但如果叶酸的效应存在的话，则上述影响可能会比先前认为的弱得多，或者仅在明显低于叶酸摄入基线水平的个体中显现出来。

为了明确膳食纤维、蔬菜、水果在肿瘤预防中所发挥的作用，在既往有腺瘤病史的个体中已经进行了几个随机、安慰剂对照的干预研究，比较补充膳食纤维对腺瘤复发风险的影响。但大量的水果和蔬菜、麦麸纤维补充剂等饮食对腺瘤复发的风险均没有影响。虽然由于膳食纤维剂量不足导致这些试验的结果都是阴性的，而且更大的膳食纤维量不太可能获得很好的耐受性，如在小麦麸皮补充研究中，高纤维组只有 74% 的个体消耗了 75% 以上的补充剂，而低纤维组却有 84%。因此，对常人来说每天、长期摄取更高水平的膳食纤维可能不切实际。在大多数前瞻性流行病学研究的背景下，膳食纤维补充剂不仅没有降低结直肠癌发病风险的作用，而且这种方法的可行性也受到了质疑。

总而言之，增加水果、蔬菜或膳食纤维的摄入不太可能预防大部分结直肠癌，尤其是在美国人群中，其食物供应已经被叶酸和其他可能预防结直肠肿瘤的饮食因素所强化。很少有证据表明，一种膳食纤维的集中来源是有效的，尽管富含膳食纤维的饮食被认为对其他胃肠道疾病如憩室病、便秘，以及其他慢性病有益处。

（二）红肉、脂肪和碳水化合物

在许多流行病学研究中已经被研究了红肉（如牛肉、猪肉或羊肉）的影响，大多数的研究发现罹患结直肠癌或腺瘤风险的增加与摄入更多的红肉相关。在对美国男性保健专业人员的一项前瞻性研究（HPFS 研究）中发现，每周吃 5 次以牛肉、猪肉或羊肉为主食的男性，其发生结直肠癌风险比每个月吃不到一次这些肉类的男性高 3 倍。其他的研究还发现加工肉类与发生结直肠癌的风险相关。在 EPIC 研究中，以最高级别红肉和加工肉类摄入量而言，一名 50 岁受试者在 10 年内发展成结直肠癌的绝对风险为 1.71%，而最低摄入量者则为 1.28%。红肉与结直肠癌发生之间的具体机制尚不清楚。红肉可能刺激内源性胰岛素分泌，而胰岛素有促有丝分裂的作用。其他相关假设包括红肉是总饱和脂肪、血红素铁或致癌杂环胺的主要来源等，且一般来说，无论是病例对照或前瞻性研究都支持脂肪和结直肠癌发病之间有特定相关性的观点。

有证据表明，红肉与结直肠癌的关系可能与烹饪过程有关。几项研究发现，食用外表为重褐色或在高温下长时间持续烹制的肉食者发生结直肠癌的风险显著提高。当肉在高温下长时间煎炸、烧烤或烘烤时，会导致肌酐变成突变的杂环胺。在 HPFS 研究中，诱变剂的高摄取与远端结肠腺瘤的发生有关，而与总体肉类摄入量无关。同样地，使用尿液或白细胞测定的杂环胺水平与其他人群中结肠腺瘤的发生相关。最后，肉类摄入量、烹调方法和调节杂环胺代谢的遗传多态性之间相互作用的研究，也为这些致癌物与结直肠肿瘤之间的相关性提供了间接但有力的支持。例如，在 NHS 研究中，携带肉类相关致癌物快速乙酰化相关基因型的妇女具有与红肉摄入增加相关的结直肠癌特别高的发病风险［HR3.01，95% CI（1.10，8.18）］。相反，携带慢乙酰化相关基因型的女性并没有显著升高的与红肉摄入增加相关的患结直肠癌的风险［HR0.87，95% CI（0.35，2.17）］。其他动物脂肪来源，包括低脂乳制品、鱼类和家禽，在大多数研究中与红肉相比降低了患结直肠癌或腺瘤的风险。这些结果不支持蛋白质摄入对肿瘤发病风险的总体存在不利影响，甚至还能降低患病的风险，但其机制尚不清楚。此外，一些研究提示动物蛋白来源，尤其是富含 n-3 脂肪酸的鱼类可以降低患结直肠癌的风险。最近来自一个大型的前瞻性美国队列研究的数据提示，海洋 n-3 脂肪酸摄入与患结直肠癌风险之间可能不存在或存在较弱的相关性，但存在性别差异，男性受试者海洋 n-3 脂肪酸摄入与降低患结直肠癌风险无关，而女性受试者与降低患结直肠癌风险适度相关。不过在调整了其他危险因素之后，这种获益也减弱了。在研究鱼类摄入与罹患结直肠癌风险的 Meta 分析中也提出了同样潜在的性别差异。多种动物和体外研究表明，n-3 脂肪酸能够减少炎症、干扰 NF-κB 和环氧化酶-2（COX-2）的活性、竞争性地抑制花生四烯酸代谢并诱导一种生理性 COX-2 拮抗剂-15-前列腺素脱氢酶（15-PGDH）的活性。这些机制都可以延缓癌变。总之，限制加工肉类和红肉，特别是高温烹调后的摄入，以禽类或鱼类代替这些食物作为其他蛋白质来源可能是降低结直肠癌发病风险的合理方法。

除了脂肪和蛋白质外，还有一些证据表明摄入高度精制的碳水化合物与结直肠癌的发生有关。摄入高度精制的碳水化合物能刺激胰岛素分泌的短期激增，这可能会刺激结直肠癌变。一些研究将饮食与高血糖负荷或血糖指数与结直肠腺瘤或肿瘤发生的风险相关联。不过，许多其他研究未能证实该相关性。

（三）钙和维生素 D

钙可通过结合次级胆汁酸和离子化脂肪酸在结肠中形成不溶性脂肪酸盐，或直接通过减少增殖、刺激分化和诱导结肠黏膜细胞凋亡来降低结直肠癌发病的风险。大型前瞻性研究一致显示钙摄入量和罹患结直肠癌风险之间存在适度或显著的负相关性。在 NHS 研究和 HPFS 研究的病例分析中，总钙、膳食钙和补充钙均能降低远端结肠癌的发病风险。值得注意的是，大多数结直肠癌发病风险的降低是通过达到 700～800 mg/d 钙摄入量来实现的，如果在该阈值水平之上再增加钙则并非有益。在最近一项汇集了 10 项大型前瞻性队列研究结果的分析中，与最低的五分位数相比，钙摄入量最高五分之一的人群中结直肠癌的患病风险降低了 22%。

钙的保护作用完全取决于那些具有较高的 25-羟基［25-（OH）］维生素 D 水平者。维生素 D 可以通过多种机制降低结直肠癌发病的风险，包括减少细胞增殖、抑制血管生成、促进细胞分化和刺激细胞凋亡。较多的数据表明抗炎机制在降低结直肠癌发病风险中的作用。在结肠炎动物模型中，维生素 D 受体的缺乏可导致严重的炎症，而维生素 D 补充剂则可抑制结肠炎和 COX-2 的表达。人维生素 D 受体的多态性及维生素 D 缺乏与炎症性肠病、牙龈炎和牙周病有关，这是慢性炎症的标志物。在干预研究中，维生素 D 补充剂也与炎症标志物 C-反应蛋白的剂量依赖性减少有关。

目前尚不清楚维生素 D 的作用是否需要钙，认为可能存在钙依赖性和非钙依赖性机制。一些前瞻性研究检测了循环25-(OH)维生素D的水平,发现与直肠癌、结肠癌或腺瘤的发生呈负相关。在这些研究的Meta分析中,以535例结直肠癌患者为基线,血清25-(OH)浓度>33 ng/mL(82 nmol/L)者与浓度<12 ng/mL(30 nmol/L)者相比,结直肠癌的发生率降低了50%($P<0.01$)。Meta分析中包括两个最大的研究,分别来自NHS研究和妇女健康倡议(WHI)研究,后者是一个随机安慰剂对照研究,36 282名绝经后妇女接受400 IU/d维生素D和1000 mg/d钙。NHS研究显示,以193例结直肠癌患者为基线,结直肠癌发病的相对危险性在血浆25-(OH)维生素D浓度的五分位数之间呈线性下降,与最低的五分位数相比,最高五分位数者结直肠癌发病风险降低了47%。同样,在WH1研究中观察到25-(OH)维生素D基线水平和结直肠癌发病风险之间呈负相关。然而,在7年的随访期后WHI研究的结果不支持补充钙和维生素D干预对结直肠癌发病具有保护作用,不过这项试验存在一些重要的不足之处。首先,维生素D剂量为400 IU/d可能是不够的,不足以使补充维生素D组和安慰剂组之间产生相当大的对比性。具体而言,预期增加血清25-(OH)维生素D的水平并增加至400 IU/d浓度约为3 ng/mL,相比之下,在25-(OH)维生素D的流行病学研究中,最高和最低五分位数之间的差异至少为20 ng/mL。其次,为进行钙干预,绝大多数妇女基线钙摄入量已超过1000 mg/d,根据观察性研究已超过获益的阈值水平。最后,7年的随访可能不足以显示其对肿瘤发病率的影响。长期随访的流行病学数据虽然有限,但表明钙和维生素D摄入对结直肠癌发病风险的任何影响都需要至少10年的时间才能显现出来。

总之,现有数据支持适度的钙摄入量可以预防结直肠癌,而维生素D预防结直肠癌的确切机制尚不清楚,但未来更高剂量维生素D的随机对照研究可能会提供更多信息。虽然结直肠癌与维生素D之间的关系尚未明确,但至少达到30 ng/mL的水平是很重要的,因为该剂量已被证明对其他健康状况而言是最佳的。

(四)B族维生素

B族维生素是碳代谢的一种组成部分,它影响肿瘤形成的过程,如DNA合成、修复和甲基化。基于这个前提,B族维生素,特别是叶酸和维生素B6与结直肠癌发病风险的相关性已经被研究。叶酸摄入量与结直肠癌或腺瘤患病风险相关的研究在很大程度上表明高叶酸摄入量通常与肿瘤发病风险的降低有关。具体而言,一个Meta分析发现肿瘤发病风险的降低与膳食叶酸有关,而不是叶酸补充剂。这一发现表明,除叶酸外的其他因素,或与叶酸联系在一起的因素才是真正的保护因素,或叶酸给予的形式可能影响其有效性。与叶酸缺乏可能诱发突变的实验数据相一致,低膳食叶酸也与P53突变而不是野生型结直肠癌发病风险的增加相关。叶酸假说也涉及MTHFR的作用,这是一个在关键代谢分支点上的酶,以牺牲胸腺嘧啶合成为代价,引导叶酸池中的同型半胱氨酸甲基化成为甲硫氨酸。MTHFR的一种功能性变异形式一直与结直肠癌的发病风险相关,特别是当考虑叶酸或乙醇的摄入时。MTHFR 的发现有助于进一步认识叶酸在结直肠癌发生过程中的生物学作用。

这一观察数据和支持机制的证据推动了多个叶酸(叶酸的合成形式)与具有腺瘤史的个体新发腺瘤风险的相关性随机对照研究的开展。与观察性研究相比,这些研究均倾向于不支持叶酸每天给予 500 μg 或 1 000 μg 的获益。事实上,一项试验表明过度摄入叶酸可能与复发性进展期腺瘤或多发性腺瘤发生风险的增加有关。这些研究表明,额外补充叶酸对于那些已经患有结肠肿瘤的人来说不太可能获益,甚至是有害的。然而叶酸的影响可能在基线叶酸缺乏的个体之间有所不同。我们最近的随机研究显示,尽管叶酸补充与复发性腺瘤的总体风险降低无关,但基线血浆叶酸浓度低的参与者在腺瘤复发中的风险显著降低,未来的研究也可能表明在使用叶酸补充剂之前测定基线血浆叶酸水平的作用。最后,有证据表明需要十多年的时间来观察叶酸对结直肠癌可能的预防作用,这个时间超过了短期随机研究监测腺瘤发展的时间。总之,大多数人应该接受推荐的每天 400 μg 的叶酸摄入量,但尚不清楚高剂量是否有益或有害于结直肠癌的预防。对于叶酸缺乏的人群,尤其是那些先前没有肿瘤发生史的人群,可以从叶酸补充剂中获益以预防结直肠癌。

维生素 B6 参与多种细胞功能,因此除了碳代谢的角色外还可能具有抗肿瘤作用。值得注意的是,大多数研究都将较高的维生素 B6 摄入量或更高水平的吡哆醛 5′-磷酸,即维生素 B6 的主要循环形式,与结直肠癌发病风险降低 30% ~40% 相关联。在许多研究中,维生素 B6 与罹患结直肠癌风险之间的负相关性甚至比在叶酸所观察到的更为明显;在大量摄入乙醇的个体中,该风险降低的可能性是最大的。膳食维生素 B6 摄入量也可能更多的与突变结直肠癌发病风险的下降相关。值得注意的是,有一些数据表明维生素 B6 增加结直肠癌患病的风险。显然,需要进行干预性研究来阐明维生素 B6 是否确实降低了结直肠癌的发病率。总之,根据目前的证据,不建议增加维生素 B6 的摄入量来预防结直肠癌。

(五)抗氧化剂和其他微量营养素

一些其他微量营养素,包括硒、β-胡萝卜素和维生素 A、维生素 C 和维生素 E 在其抗氧化或抗炎特性及观察性研究结果的基础上,都被认为具有抗肿瘤作用。其中相关性最强的为硒,大多数研究已经证实趾甲或血浆样品中硒水平与大肠腺瘤的发生呈负相关。此外,在一项参与者给予啤酒酵母形式硒的研究中也观察到补充硒后结直肠癌发病率减少了 50%,并具有显著统计学差异,而腺瘤的发病率虽有下降但未达到统计学差异。然而,专门设计观察抗氧化剂补充剂与抗肿瘤效应相关性的随机研究却没有得到相同的观察结果。最近,一项男性单独口服硒(每天 200 mg)或联合维生素 E(每天 400 IU)的随机、安慰剂对照研究,没有发现包括结直肠癌在内的任何预设肿瘤终点风险的下降。一项芬兰男性吸烟者单独口服维生素E(每天50 mg)或联合β-胡萝卜素(每天20 mg)的随机、安慰剂对照研究,没有发现这些微量营养素降低了结直肠癌的发病率,但引起了人们对与胡萝卜素摄入量相关的肺癌和缺血性心脏病风险增加的担忧。针对先前曾患腺瘤者分别给予胡萝卜素补充剂,维生素C、维生素E和胡萝卜素补充剂组合,或富含抗氧化剂的水果和蔬菜饮食的一项随机、安慰剂对照研究没有显示腺瘤复发的风险有所下降。针对抗氧化剂补充剂包括胡萝卜素、维生素A、维生素C和维生素E随机对照研究的Meta分析没有发现这些营养物质降低了胃肠道肿瘤的发病率。总之,抗氧化维生素补充物似乎不能预防结直肠癌。

因此,认识了各种膳食成分之间的相互作用和协同效应,研究者试图明确结直肠癌与饮食关系模式,而不是反与特定的营养素或微量营养素之间的关系。与"只包括少量的红肉和精制碳水化合物"的"谨慎饮食"相比,NHS式的包括大量红肉和高度精制的碳水化合物的"饮食"使结直肠癌的发病风险明显增加。这些结果也在对其他人群饮食模式的分析中得到很大程度的支持。这种饮食模式潜在的抗肿瘤获益可能与高胰岛素血症或炎症有关。总之,虽然与特定的营养素组分或微量营养素的相对重要性和相关机制尚不确定,但考虑总体饮食模式对改变结直肠癌的发病风险影响可能更为重要。

二、生活方式

(一)乙醇饮料的饮用

乙醇和肿瘤之间的关系一直备受争议,但大多数证据表明大量摄入乙醇会增加结直肠癌的发病风险。已经观察到大多数的前瞻性队列和病例对照研究中,乙醇摄入量与结直肠腺瘤和肿瘤发生风险之间存在相关性。HPFS研究显示,每天饮用超过2杯乙醇饮料的男性患结直肠癌的风险,比每天饮用少于0.25杯乙醇饮料的男性高2倍。在NHS和HPFS研究中也证实了饮用大量乙醇饮料者结直肠腺瘤患病风险的增加。对包括近500 000名参与者的8个前瞻性队列研究(包括NHS和HPFS研究)进行汇总分析表明,与少量乙醇摄入相比,摄入超过30 g/d乙醇者罹患结直肠癌的多变量风险为1.24[95% CI(1.07,1.42)]。在包括近500000名参与者的EPIC队列研究中也观察到类似的相关性。这种相关性不会与其他结直肠癌的危险因素相混淆,并且分别在直肠和结肠癌及针对特定类型饮料(啤酒VS葡萄酒)的分析中通常都能被观察到。值得注意的是,最近的一项研究的确表明与微卫星低度不稳定性(MSI-L)及MSI-H的结肠癌相比,乙醇与直肠癌的发生尤其相关。因为大多数研究都将结直肠癌的发病风险与最高水平的乙醇摄入相关联,所以不清楚摄入少于每天30 g(每天约2杯乙醇饮料)的乙醇是否会影响结肠癌的发病。乙醇促进肿瘤发生的机制尚未明确,但乙醇降低叶酸水平的能力却引起了人们的兴趣(参见本节相关部分)。此外,乙醇可能拮抗甲基代谢,导致DNA异常甲基化。最后,乙醇可抑制肿瘤免疫监视,延缓DNA修复,改变胆汁酸的成分,或诱导细胞色素P-450酶活化肝致癌物。总之,建议将减少乙醇摄入量作为预防结直肠癌的一种手段,尤其对于那些大量摄入乙醇的个体。

(二)吸烟

将吸烟与肿瘤发病率和死亡率联系起来的经典研究,并没有将吸烟与结直肠癌的发病风险联系在一起,最有可能是由于烟草暴露和结直肠肿瘤形成之间30~40年的长期滞后性相关。烟草释放一系列致癌化合物,包括多核芳香烃、杂环胺、亚硝胺和芳香胺等,它们可以通过循环系统或直接摄取到达结肠黏膜。烟草的使用一般与结直肠腺瘤发病风险的增加有关。该相关性形成所需的时间比结直肠癌要短。

烟草和结直肠癌发病风险相关性的研究结果在最近一项结肠腺瘤研究的Meta分析和三项肿瘤研究的Meta分析中得出了总结,这些研究大抵都得出了类似的结论。其中一项Meta分析研究了4个剂量反应变量,其中每一个变量都产生了显著的统计学结果:每天卷烟消耗增加40支,则患结直肠癌的风险增加38%;持续时间每增加40年,则患结直肠癌的风险增加20%;每年增加60盒香烟,则患结直肠癌的风险增加51%;吸烟起始年龄每延迟10年,则患结直肠癌的风险降低4%。有趣的是,过去曾吸烟者中结直肠癌的发病率也比目前吸烟者更高,这与不可逆的早期事件发生相一致,如遗传损伤。不过最近的一项前瞻性研究表明,戒烟至少31年的吸烟者不再有结直肠癌发病率增加的风险。与结肠癌相比,直肠癌与吸烟的相关性似乎更强,就如同与MSI-H肿瘤和MSI-L肿瘤相比一样。根据美国人口归因风险的研究估计,15%~20%结直肠癌的发生可归因于吸烟;患直肠癌的比例可能高于结肠癌。总之,因为晚年戒烟不一定能消除结直肠癌发病的风险,所以劝阻青少年和年轻人吸烟是至关重要的,并说服吸烟者尽可能早地戒烟。虽然目前不推荐,但对吸烟者进行结直肠肿瘤更为细致的筛查可能是合理的,因为目前吸烟者被诊断为腺瘤的风险较不吸烟者大约增加2倍,并且患结直肠癌而死亡的风险更高。

(三)体重和体脂分布

病例对照和前瞻性研究一致认为体重超重[或体重指数(BMI)超标;kg/m^2]与结直肠癌发病风险的增加有关。HPFS研究显示BMI与结直肠癌患病风险直接相关,BMI最高五分位数男性与最低五分位数男性相比,结直肠癌发病风险高出近2倍。在NHS研究中,BMI>29 kg/m^2的妇女罹患结肠癌的风险增加了1.5倍,结直肠癌(>1 cm)的发病风险增加了2倍。最近完成的包括93812例结直肠癌患者的56个病例对照和队列研究的Meta分析显示,与BMI<23kg/m^2的个体相比,BMI为23.0~24.9kg/m^2、25.0~

27.4 kg/m²、27.5～29.9 kg/m²的个体患结直肠癌的风险分别增加了14%、19%和24%。男性与体重指数的相关性比女性更密切，与结肠癌发生的风险比直肠癌也更为密切。对于直肠癌，仅在男性观察到较弱的相关性。在前瞻性研究的独立 Meta 分析中，结直肠癌发生风险随着腰围的增加而增加（腰围每增加 10 cm，男性结直肠癌发生风险增加33%，女性增加16%）。腰臀比（WHR）的增加也与男、女性结直肠癌发生风险的增加有关。

肥胖增加结直肠癌风险的机制尚不清楚。然而，胰岛素的促有丝分裂特性、肥胖相关的胰岛素抵抗和相关的高胰岛素血症可能参与结直肠癌的发病机制。胰岛素也可以通过增加生物活性胰岛素样生长因子（IGF）-1 的水平，直接或通过降低 IGF 结合蛋白水平从而导致游离 IGF-1 的增加来促进结直肠癌的发生。在医师健康研究（PHS）中，当两极的五分位数（最高 VS 最低）相比较时，随着血浆 C-肽（胰岛素分泌标志物）的增加，结直肠癌的发病风险增加了2.5倍，并且大多数其他研究支持这种联系。包括1 078例结直肠癌患者的最大前瞻性研究发现，C-肽水平的增加与男、女性结直肠癌发病风险增加相关。脂联素（胰岛素增敏脂肪因子）的水平与结直肠癌发生的风险成反比，而 HPFS 研究中脂联素水平最高五分位数与最低五分位数的男性相比，结直肠癌发病的相对危险度只有0.40[95% CI(0.22,0.74)]。

糖尿病患者罹患结直肠癌的风险也有增加。这可能不仅与先前所说的肥胖代谢后果、体能活动不足和胰岛素抵抗有关，而且也与疾病相关的高血糖有关。然而，支持高血糖和结直肠癌存在相关性的证据之间并不一致。糖化血红蛋白（HbA1 c）是一种比直接测量血糖更稳定的能提前6～8周预测血糖水平的指标。嵌套在 EPIC 队列的一个大型前瞻性病例对照研究中，HbA1 c 水平的增加与女性而非男性结直肠癌发病风险的适度增加有关。HbA1 c 还与其他3个小研究中的结直肠癌发病风险的增加相关。不过，其他一些研究并未显示 HbA1 c 与结直肠癌或腺瘤发生的风险相关。

基于这些发现，肥胖，特别是向心性肥胖，似乎会影响结直肠癌的发病风险。增加胰岛素抵抗的因素，如腹部肥胖和久坐的生活方式，结合饮食因素可刺激胰岛素分泌，并可能引起高胰岛素血症，这增加了结直肠癌发病的风险。

(四)体力活动

较高水平的体力活动和结肠癌发病风险降低之间关联的观察结果一直是最一致的。在前瞻性队列和病例对照研究中已经观察到较高水平体力活动与结直肠癌发生之间的负相关性。在 HPFS 研究中，我们也发现体力活动与结直肠癌发生的风险成反比，体力活动最高五分位数与最低五分位数的男性相比，RR 为0.53[95% CI(0.32,0.88)]。同样地，在 NHS 研究中消耗>21 代谢等效任务时间[Methionine,(MET)-小时]/周的女性与消耗<21(MET-小时)/周的女性相比，罹患结直肠癌的 RR 为0.54[95% CI(0.33,

0.90)],此外,更高水平的体力活动与结肠腺瘤,特别是进展期病变发病风险的降低有关。该相关性在许多不同设计的研究中、在针对男女性的不同人群中,通过统计控制各种其他生活方式的因素后都得到一致的结果。由于潜在的复杂生活方式特征可能会使上述的负相关性有所不同,所以一个令人信服的发现是不论在休闲时间还是职业活动时都能观察到该负相关性。

总体而言,这些研究的结果表明体力活动频率和强度与结直肠癌发病风险之间存在一个剂量-效应的相关性。在最近的一项对52个研究的Meta分析中显示,参加体力活动者与较少体力活动者相比结直肠癌的发病风险降低了20%~30%,甚至更高水平的体力活动可能会进一步降低发病风险,即便是中等水平的体力活动(如快走每周3~4 h)也与实质性的获益有关。体力活动的增加降低肿瘤发生风险的机制尚不清楚,但可能部分涉及胰岛素水平的降低和全身炎症反应。虽然结肠动力并没有明确地与结肠癌发生的风险有关,但体力活动也可以增加结肠动力。体力活动对肿瘤预防作用也可以部分地通过降低腹部肥胖来调节。尽管如此,有证据支持维持高水平的体力活动,即使在没有体重显著减轻的情况下,也能降低结直肠癌的发病风险。总之,除了维持健康体重外,常规的体力活动与结直肠癌发病风险下降显著相关。

三、药物治疗

(一)阿司匹林、非甾体抗炎药和COX-2选择性抑制剂

从20世纪80年代开始,一些病例对照研究及前瞻性队列研究,一致地将使用阿司匹林与较低的结直肠癌和腺瘤发病风险相关联。临床观察和病例系列研究随后也证实了随机对照研究的结果,并证明非甾体抗炎药如舒林酸和COX-2选择性抑制剂塞来昔布能减少FAD患者腺瘤性息肉的负荷。有关阿司匹林的4个随机、安慰剂对照研究提供了强有力的证据,证明阿司匹林能直接抑制散发性癌变,每个研究都表明短期使用阿司匹林降低了曾有结直肠肿瘤史患者腺瘤复发的风险。虽然两个大型研究(PHS研究和妇女健康研究)未能证实阿司匹林能够保护机体免患结直肠癌,但出现这样的结果可能是由于使用了低剂量的阿司匹林治疗和随访时间的不足相关。为了支持这一解释,NHS和HPFS研究及对其他两项随机研究数据的二次分析发现,长期服用高剂量阿司匹林可以预防结直肠癌。根据NHS参与者的独立分析结果,在阿司匹林代谢受影响的UGT1A6多态性的女性中,高剂量的阿司匹林与腺瘤形成呈负相关,且剂量依赖关系也很明显。

最近的3项随机研究表明,对有腺瘤史者COX-2选择性抑制剂塞来昔布和罗非昔布能够预防腺瘤复发。在塞来昔布预防腺瘤的研究(APC研究)中,接受塞来昔布治疗3年的患者腺瘤的复发减少了33%~45%。遗憾的是,APC研究发现心血管事件剂量依

赖性地增加了 3 倍，这在罗非昔布的研究中也得到了证实。此外，在 APC 研究中，一个按计划 5 年的疗效分析发现既往动脉粥样硬化性心脏病史是与塞来昔布相互作用的唯一相关心血管事件的风险因素。总而言之，这些数据表明塞来昔布对于心血管疾病低风险的个体是相对安全的。不幸的是，许多结直肠癌的危险因素（如体重指数、体力活动）与心血管疾病的危险因素相互重叠。

对于阿司匹林，非甾体抗炎药和 COX-2 选择性抑制剂降低结直肠肿瘤发病风险已经有许多作用机制被提出。不过，最令人信服的假说是与这些药物抑制 COX-2 的能力有关。COX-2 在结直肠肿瘤中的特异性作用得到多方面证据的支持。①破坏 COX-2 抑制了 APC 突变小鼠息肉的发育。②COX-2 宿主基因的表达对小鼠移植瘤的存活是必需的。③COX-2 在结直肠腺瘤和肿瘤组织中的表达水平逐渐升高。④COX-2 表达显著上调，即使在 APC 小鼠和人类结直肠癌患者形态正常的黏膜中也存在显著上调。

最近在一个常规服用阿司匹林的大队列研究显示，阿司匹林降低了过表达 COX-2 而非 COX-2 表达弱或不表达的结直肠癌的患病风险。这些数据表明，阿司匹林可能通过抑制 COX-2 影响腺瘤和肿瘤的形成。尽管如此，阿司匹林和非甾体抗炎药还有其他与环氧化酶无关的抗肿瘤机制，如抑制 NK-κB、通过激活 P38 激酶诱导细胞凋亡及如前所述多胺的分解代谢等。

美国预防服务工作组（USPSTF）考虑了先前的证据，就阿司匹林和非甾体抗炎药预防结直肠癌达成共识。USPSTF 的结论是，总的来说阿司匹林和非甾体抗炎药用于处于罹患结直肠癌平均风险水平的无症状成人预防结直肠癌是弊大于利的。就 COX-2 选择性药物和非甾体抗炎药的使用而言，对潜在心血管事件如同胃肠道溃疡和出血的风险一样是特别受到限制的。尽管阿司匹林似乎有一个更有利心血管的特性，但出血性中风和消化管出血仍然是一个问题，特别是对于长期使用者。USPSTF 确实主张进一步研究阿司匹林的风险效益分布以达到预防肿瘤的目的。最近的一个国际共识小组得出了类似的结论，主张在高危人群中使用阿司匹林进行更多的研究，其益处可能大于危害。

与诊断为不可切除疾病的患者相比，虽然根治性手术患者一般预后良好，但他们仍然处于该疾病复发和死亡的高风险状态。最近通过对 1 279 例参与 NHS 和 HPFS 研究的Ⅰ期、Ⅱ期和Ⅲ期结直肠癌患者的研究以明确阿司匹林的使用是否会影响预后，结果发现在诊断结直肠癌后使用阿司匹林与提高患者的生存率有关。与未使用者相比，在诊断后定期服用阿司匹林的患者降低了 29% 的结直肠癌特异性死亡率及 21% 的总体死亡率。因此，阿司匹林除了防止肿瘤发生外，还可能会影响结直肠癌的生物学行为。

总之，阿司匹林和 COX-2 选择性抑制剂可以降低结直肠癌的发病风险。目前，由于考虑其相关的毒性，不建议在一般人群中日常用于预防结直肠癌。然而，在特定的人群使用其相关的潜在获益可能超过风险。

(二)绝经后激素

结直肠癌的发生率在50～54岁之前(即绝经前妇女)比之后(即绝经后妇女)要低。这一观察结果促进了绝经后激素是否能降低结直肠癌发病风险的研究。雌激素被认为能够改变胆汁酸组成,调节结肠运输,并减少有丝分裂样IGF-1的产生。结直肠上皮表达雌激素受体,其可能被与年龄相关启动子的高甲基化所调控。结肠癌还表达雌激素受体-β,这可能调节外源性雌激素对肿瘤生长的效应。大多数前瞻性研究显示绝经后激素的使用与结直肠癌发病风险之间存在负相关性。根据NHS研究的数据,绝经后激素的使用与结直肠癌发病风险降低有关[RR0.65,95%CI(0.50,0.83)]。这些结果在有关流行病学研究的两个独立Meta分析中得到证实。

随后在近17000名绝经后妇女中进行的WHI雌激素加孕激素随机安慰剂对照研究中证实了上述观察结果。在该项研究中,经过5年多的随访,雌激素和孕激素联合治疗降低了37%的结直肠癌发病风险。然而,该结果被一个发现所稀释,即在接受雌激素联合孕激素的妇女诊断为结直肠癌时的分期比接受安慰剂的患者更晚。相反,WHI雌激素单独应用的研究没有显示出任何对预防结直肠癌的益处。这与大多数观察性研究一致,即雌激素联合孕激素治疗,而不是雌激素单独治疗与结直肠癌发病风险的降低有关。值得注意的是,最近的一项研究也确实观察到长期单用雌激素治疗,而不是雌激素加孕激素联合治疗与结直肠癌发病风险的降低有关。

总之,尽管绝经后激素治疗似乎与结直肠癌发病风险的降低有关,但目前还不清楚究竟是雌激素单独治疗还是雌激素加孕激素的治疗是最佳的。此外,由于绝经后使用激素增加了乳腺癌和心血管事件的风险,因此风险和益处的相关平衡不支持推荐绝经后使用激素作为预防结直肠癌的一种手段。

基于我们所描述的饮食、生活方式和药物等风险因素,通过调整某些环境影响,结直肠癌的一级预防有很大潜力。对于饮食因素,虽然特定营养元素的作用存在争议,但考虑饮食模式作为一个整体可能有助于制订建议。例如,一些研究表明,高摄入红肉和加工肉类,高脂肪乳制品,高度精制的谷物和淀粉及糖与结直肠癌的发病风险升高有关。因此,将这些饮食替换为家禽、鱼和植物蛋白作为蛋白质的主要来源;单不饱和脂肪酸和多不饱和脂肪作为脂肪的主要来源;未精制的谷物、豆类和水果作为碳水化合物的主要来源可能降低结直肠癌的发病风险。不论每个组分的独立获益或其确切的抗癌机制是否建立,这种获益都可能持续下去。尽管许多补充剂的作用,包括维生素D、叶酸和维生素B6在很大程度上是不确定的,但补钙可能至少是有益的,尤其是对膳食钙摄入量低的人群。维生素D摄入量为每天1 000～2 000 IU可能会改善整体健康状况,并有可能降低结直肠癌的风险。

第二节　二级预防

如果没有在进展早期发现,结直肠癌可能是一种致命的疾病。在美国,2009 年有 146 970 例结直肠癌新发病例,49 920 例死于结直肠癌,因此预防这种相对常见的肿瘤是降低其发病率的关键。事实上,一些专家将美国结直肠癌发病率的适度下降归因于筛查 50 岁以上一般健康人群和将原发性前体病变腺瘤性息肉切除所做出的努力,但有证据表明 50 岁以下未筛查人群中结直肠癌发病率亦有所增加。对于能够发现肿瘤和腺瘤性息肉的检测方法而言,其对结肠病变有不同的检出率,其中 CT 结肠成像与结肠镜检查具有最好的检出率,此外结肠镜检查还有对病变部位切除和取样的作用。二级预防(也称监测)意味着患者已经患有结直肠癌,正在采取积极的措施来预防肿瘤,通常是异时性肿瘤的复发。用于一级筛查的研究一般不再适用于二级预防,因为直接观察剩余结肠的任何病变是这些高危患者的唯一选择。当然,有关健康、均衡的饮食(即低脂肪、高纤维、富含 w-3 油和维生素 D 或钙)和有规律地运动等一级预防策略仍然适用于二级预防,然而仅有这些措施是不够的,因为生物学行为和遗传因素可能对促进肿瘤复发占主导地位,而通过结肠镜检查的监测对防止肿瘤复发和死亡是至关重要的。在炎症性肠病如溃疡性结肠炎患者中,罹患结直肠癌的风险在 8 ~ 10 年后开始增加,并以每年约 1% 的速度增加,特别是在全结肠炎患者中。在溃疡性结肠炎患者中,治疗原发性结直肠癌的唯一选择是结肠切除术。因此,对于这些患者来说,二级预防是不必要的。

复发性肿瘤发展的主要风险是遗传,不太可能是环境因素所致。在既往有结直肠癌史的患者中,异时性肿瘤的发生风险会升高,可能类似于一个未患肿瘤者有一位 45 岁以下罹患结直肠癌的一级亲属的风险级别(终生风险为 33%)。初始肿瘤的治疗不影响第二肿瘤的发生,也就是说,虽然手术切除和放化疗可以治疗原发性肿瘤,但它们不能阻止继发异时性肿瘤的发生。因此患者需要一个专门和一致的监测计划,以减少他们死于异时性结直肠癌的风险。二级预防的时机对于预防复发性进展期疾病是至关重要的,因为这对患者的生存是不利的。提供的建议通常是经验性的,但在某些情况下是基于肿瘤的生物学行为。一般来说,建议每年行结肠镜检查,对病变进行切除和取样。

一、家族性结直肠癌综合征的二级预防

家族性结直肠癌综合征是由于关键生长途径中种系突变而导致息肉和肿瘤生长加速,罹患异时性肿瘤的风险特别高。该综合征包括腺瘤样综合征(例如,FAP、MYH 相关

息肉病、Lynch 综合征和家族型 X 综合征)，可以形成发育异常的息肉，发生结直肠癌及错构瘤综合征(例如，幼年性息肉病、考登病、Peutz-Jeghers 综合征和增生性息肉综合征，均有不同风险发展为结直肠癌)的风险极高。有必要指出，这些综合征除了结直肠癌外，还会带来罹患其他肿瘤的风险，因此这成了除结直肠外对其他肿瘤进行监测的基石(表 9-1)。

表 9-1 家族性结直肠癌综合征及其表型和肿瘤的相关性

家族性结直肠癌综合征	涉及基因	非肿瘤相关性	肿瘤相关性
FAP 和变异体，包括 MYH 相关息肉病	APC、MYH	先天性视网膜色素上皮肥大、韧带样、牙齿异常、表皮样囊肿	结直肠、十二指肠壶腹、髓母细胞瘤
Lynch 综合征与变异体(HNPCC)	hMSH2、hMLH1、hPMS2、hM-SH6	皮脂腺腺瘤和癌，角化棘皮瘤(MuirTorre 综合征)	结直肠、子宫内膜、卵巢、肾、输尿管、膀胱、胃、小肠、胶质母细胞瘤、胰腺癌
家族型 X 综合征	未知	无	结直肠癌
幼年性息肉病(JPS)	SMAD4 + BMPR1A + ENG + PTEN+?	罕见的先天性异常出血性毛细血管扩张症	结肠、胰、胃、十二指肠癌
Bannayan - Riley - Ruvalcaba 综合征	PTEN+?	大头颅、内脏及皮肤错构瘤、男性阴茎色素沉着、桥本甲状腺炎	类似于考登病? 类似于 JPS
考登病	PTEN	面部毛乳头瘤、皮肤丘疹、甲状腺肿、纤维囊性乳腺病、小脑神经节细胞瘤病	甲状腺髓样癌、乳腺癌
Peutz - Jeghers 综合征	LKB1/STKI1	皮肤黏膜黑变病	小肠、胃、胰腺、结肠癌
增生性息肉综合征	未知	增生性息肉，锯齿状腺瘤	结直肠癌
遗传性混合性息肉病	CRAC1	无	结直肠癌

注:“?”表示现阶段研究中尚不明确的内容。

结肠镜检查是家族性结直肠癌综合征二级预防的唯一内镜检查方法。通过监测患者并将其归类为息肉病的标准。①结肠中存在多发息肉。②结直肠癌发病年龄轻，特别是年龄<50 岁的患者。③具有提示家族综合征的明显家族史。④基于遗传试验的综合征证据。

在某些情况下，如果呈现的表型不明确，则很难确定未来潜在的风险。例如，MYH相关息肉病是常染色体隐性遗传的，因此与大多数其他家族性结直肠癌综合征不同的是，其结直肠癌的家族史通常是不存在的。目前临床上有多发性结肠腺瘤的患者可能存在FAP或其变异体，并且这些患者通常接受全结肠切除术，而不需要进行结直肠癌的二级预防。但减弱的FAP或MYH相关息肉病的表型可能不被认为与前者相同，最初的原发肿瘤可能仅是区域性切除，如散发性结直肠肿瘤。此外，Lynch综合征没有癌前病变表型，因此必须使用其他识别方法，包括家族史、种系遗传试验、DNA错配修复基因的免疫组织化学表达的初始肿瘤检测（表9-2），或检测MSI。因为没有识别出罹患肿瘤的风险，或者虽然罹患肿瘤的风险被识别，但患者可能拒绝行结肠次全切除术来进行二级预防，因此许多Lynch综合征患者因罹患初次结直肠癌仅接受了局部结肠肠段切除术。虽然结肠镜检查被证实在提高Lynch综合征患者的生存方面是有效的，但它并不能100%地提高生存率。因此，许多Lynch综合征患者会在初次结直肠癌节段性手术时要求保留部分结肠，可能是由于他们对该疾病是否需要切除结肠存在怀疑或缺乏认识。同样，节段性切除通常也是一些错构瘤综合征的手术标准，因为其具有罹患结直肠癌的不同风险，如增生性息肉综合征。增生性息肉综合征可能通过遗传学无蒂锯齿状腺瘤路径形成巨大的、近端增生性息肉。对许多错构瘤综合征来说，由于肿瘤复发的性质不同，通过结肠镜检查进行二级预防通常已经足够。而当息肉负荷很高时，仅通过结肠镜检查就不能充分和彻底地取样确定异时性肿瘤的发生，应强烈建议结肠切除术。

表9-2 结直肠癌二级预防的推荐监测时间间隔

疾病	监测间隔
散发性结直肠癌	在初始肿瘤切除后的3～6个月内行结肠镜检查，如果可能的话，术前最好进行结肠镜检查。初次肿瘤切除术后1年行结肠镜检查，如果检查正常，后续检查可延长至3年。如果术后3年的检查是正常的，结肠镜检查可以延长到每5年1次
FAP和变异体，包括MYH相关息肉病	每年结肠镜检查和结肠息肉切除术；如果息肉负荷高，应考虑手术切除结肠其余部分
Lynch综合征与变异体（HNPCC）	任何残留结肠的结肠镜检查（至少）。种系突变阳性患者需考虑切除剩余的结肠
家族型X综合征	剩余结肠的结肠镜检查；如果息肉负荷高，应考虑手术切除结肠剩余部分
幼年性息肉病（JPS）	剩余结肠的结肠镜检查
Bannayan – Riley – Ruvalcaba综合征	剩余结肠的结肠镜检查
Peutz-Jeghers综合征	剩余结肠的结肠镜检查；如果息肉负荷高，应考虑手术切除结肠剩余部分

续表 9-2

疾病	监测间隔
增生性息肉综合征	剩余结肠的结肠镜检查；如果息肉负荷高，应考虑手术切除结肠剩余部分
遗传性混合性息肉病	剩余结肠的结肠镜检查

注：FAP 为家族性腺瘤性息肉病；HNPCC 为遗传性非息肉性结直肠癌。

用于家族性结直肠癌综合征二级预防的结肠镜检查的时机主要是经验性的：对于大多数综合征来说，建议每年进行一次结肠镜检查（表 10-2）。然而对某些患者而言，每年检查一次的间隔可能会显示肿瘤进展，这些情况大都发生于 Lynch 综合征患者。Lynch 综合征遗传损伤的性质、DNA 错配修复功能的丧失及敏感生长调节基因的后续靶向性似乎促进了肿瘤的快速发展，但仅发展到息肉阶段的，如同一个 FAP 患者结肠镜检查所见的则很少。此外，由于缺乏 KRAS 活化突变，一些 Lynch 综合征的肿瘤是扁平的，没有外生的形式。因此，在 Lynch 综合征中不仅肿瘤形成较快，而且结肠镜检查不仔细会使形成的肿瘤会被遗漏。在发生 Lynch 综合征的情况下，详细评估每个患者的病史，以及仔细检查结肠，可能比一年一次的结肠镜检查更有必要。

如果有至少一个 Lynch 综合征的特点，专家建议每年检查：相同期别的 Lynch 结直肠癌患者，与非 Lynch 结直肠癌患者相比具有更好的生存率。其含义是，尽管能够发现肿瘤，但在每年的结肠镜检查中发现肿瘤后通过治疗仍然可以获得更好的生存。虽然家族性结直肠癌综合征二级预防的目标是在早期阶段发现病变以防止患者疾病的恶化，但 Lynch 综合征患者的异时性肿瘤通过适当的治疗，包括结肠切除术仍然可以获得良好的预后。此外，越来越多的证据表明，Lynch 综合征患者发展为结直肠癌，以及散发性结直肠癌患者的肿瘤显示 DNA 错配修复对标准的以氟尿嘧啶为基础的化疗无效，并且生存率没有提高。因此，如果发现病变，用结肠镜检查进行二级预防和手术切除是这些高危患者的主要治疗方法，因为化疗可能无法提高生存率。

化疗预防已作为一些 FAP 患者结肠镜检查二级预防的辅助手段。应该指出，化疗预防不是结肠切除术的替代手段，然而有证据表明，在接受 COX 抑制剂的患者中腺瘤前体的数量和大小在变少和变小。若停止 COX 抑制剂，则息肉的数量和大小将恢复到其治疗前的水平，表明药物必须存在才能发挥作用。COX 抑制剂并不能预防年轻 FAP 患者前体息肉的发生，也不清楚它们是否能够预防 FAP 患者异时性肿瘤的发展。

二、散发性结直肠癌的二级预防

不符合家族性结直肠癌综合征诊断标准的结直肠癌患者被称为散发性结直肠癌，但其异时性结直肠癌的发生风险是升高的，很可能是一个未患肿瘤者有一位 45 岁以下罹患结直肠癌的一级亲属的风险级别(终生风险为33%)。因此,通过结肠镜检查来监测复发性肿瘤的二级预防是非常重要的,就如前所述的家族性结直肠癌综合征患者的一级或二级预防监测一样。

在散发性结直肠癌患者中可能会出现异时性结直肠癌的原因。①患者有一个未被确认的家族性结直肠癌综合征。②息肉切除术或手术切除后可能出现残留肿瘤。③患者有改变局部结肠环境的强烈危险因素存在,如肢端肥大症中过量的血清生长激素。④患者有不符合家族性结直肠癌综合征的遗传风险因素。

为了有助于识别家族性结直肠癌综合征,临床医生应该获取详细的,并考虑患者所在家庭的所有类型肿瘤和息肉的家族史。例如,肢端肥大症等疾病应该被考虑在内,但个人遗传因素难以被量化。

残余肿瘤被描述为是由于边缘切除不充分或外科手术中未被识别的广泛性疾病的存在所致,可以通过结肠镜(圈套息肉切除术和内镜黏膜切除术)及手术进行切除。在结肠镜摘除的情况下,建议在比较短的时间间隔内重新进行结肠镜检查,如每隔几周至每2个月1次,对该部位重新评估。也建议该部位可被识别,如用染料标记,用于下一次结肠镜检查以确保对切除部位黏膜的精确观察。必须注意切除的病理标本,包括寻找血管或淋巴侵犯的迹象、无肿瘤边缘及肿瘤的分级。如果不能获得一个独立的和清晰的标本用于明确病理,那么推荐手术切除,然后在1年内进行结肠镜检查用于疾病监测。在手术切除后复发的情况下,结肠镜检查应结合影像学检查,如腹部CT扫描,因为肿瘤可能在结肠腔外复发。应通过结肠镜检查确认手术肠端相吻合;在某些情况下,随机活检吻合口送病理检查以排除腔面复发。

对于散发性结直肠癌二级预防的建议是基于原发肿瘤发生时间的长度。如果可能的话,患者最好在手术之前,且在初始原发性结直肠癌切除后,都应该进行清晰的结肠镜检查以排除同步的肿瘤和息肉。在原发肿瘤切除术后1年内,应进行另外一次结肠镜检查,仔细观察吻合口及剩余的黏膜以发现先前检查中可能遗漏的病变。对散发性结直肠癌患者如果这种检查未发现阳性病灶,则下一次结肠镜检查通常可以在原发性肿瘤手术切除3年后进行。如果结肠镜检查再次阴性,则结肠镜检查的二级预防可以延长至每5年1次(表10-2)。

结直肠癌的二级预防主要是通过结肠镜观察家族性或散发性结直肠癌患者剩余的结肠。用于一级预防的常规筛查模式在二级预防中没有作用。临床医生的一个关键作用是确定患者是否有家族性结直肠癌综合征,如果发现异时性病变,或有散发性疾病,则可通过结肠镜检查和随后的结肠切除术每年进行监测,患者可在逐步延长的间期内进行监视。应积极确定家族性结直肠癌的线索。确定Lynch综合征患者是非常重要的,因为他们的结直肠癌可能发展很快,他们的二级预防监测应该比每年1次更加频繁。一个称职的医护人员密切随访是必要的,这有助于预防复发。

》参考文献《

[1]钟薏. 结直肠癌的中西医结合治疗[M]. 北京:科学出版社,2020.

[2]魏东. 腹腔镜结直肠手术图谱[M]. 北京:中国科学技术出版社,2019.

[3](美)Howard Ross, Sang W. Lee, Bradley. J. Champagne, Alessio Pigazzi, David E. Rivadeneira 作;党诚学,袁达伟译. 机器人结直肠手术学[M]. 北京/西安:世界图书出版公司,2020.

[4]吴印爱. 中华直肠肛门重建外科手术学[M]. 郑州:河南科学技术出版社,2019.

[5]程向东,李德川,应杰儿. 消化道肿瘤临床诊治策略[M]. 杭州:浙江大学出版社,2019.

[6]张海涛,耿辉,张洪涛. 腹腔镜胃肠外科手术要点[M]. 上海:上海交通大学出版社,2019.

[7]詹玮,刘静,廖欣. 实用结直肠癌及器官转移的诊断及治疗[M]. 郑州:郑州大学出版社,2019.

[8]李心翔. 结直肠肿瘤腹腔镜手术学新理念新技术[M]. 上海:复旦大学出版社,2018.

[9]宋枫,高峰. 现代结直肠外科诊疗学[M]. 长春:吉林科学技术出版社,2019.

[10](日)绢笠,佑介. 日本静冈癌中心大肠癌手术[M]. 王利明,张宏主译. 沈阳:辽宁科学技术出版社,2019.

[11]蔡三军. 大肠癌[M]. 上海:上海交通大学出版社,2020.

[12]李兆申. 消化道癌可治也可防大肠癌[M]. 上海:上海科学技术出版社,2019.

[13]于海涛. 普外科临床精要[M]. 武汉:湖北科学技术出版社,2018.

[14]龚均,董蕾,王进海. 实用结肠镜学. 2 版[M]. 北京/西安:世界图书出版公司,2018.